# アルツハイマー病が予防できる

原著者
W.R.Shankle, M.S., M.D.
D.G.Amen, M.D.

訳者
石橋 哲
大谷 良

医歯薬出版株式会社

PREVENTING ALZHEIMER'S : WAYS TO HELP PREVENT, DELAY, DETECT,
AND EVEN HALT ALZHEIMER'S DISEASE AND OTHER FORMS OF MEMORY
LOSS

Daniel G. Amen, M.C. and William Rodman Shankle, M.S., M.D.

Copyright © 2004 by William Rodman Shankle, M.S., M.D. and Daniel G. Amen,
M.D.

Japanese translator Ishibashi Satoru, M.D. and Ohtani Ryo, M.D.

Japanese translation rights arranged
with Daniel G. Amen, M.D. and William Rodman Shankle, M.S., M.D.
c/o Sanford J. Greenburger Associates, Inc., New York
through Tuttle-Mori Agency, Inc., Tokyo

William Rodman Shankle, M.S., M.D., and
Daniel G. Amen, M.D.

# Preventing Alzheimer's

Ways to Help Prevent,

Detect, Diagnose,

Treat, and Even Halt

Alzheimer's Disease

THE BERKLEY PUBLISHING GROUP
Published by the Penguin Group
Penguin Group (USA) Inc.
375 Hudson Street, New York, New York 10014, USA
Penguin Group (Canada), 10 Alcorn Avenue, Toronto, Ontario M4V 3B2, Canada
(a division of Pearson Penguin Canada Inc.)
Penguin Books Ltd., 80 Strand, London WC2R 0RL, England
Penguin Ireland, 25 St. Stephen's Green, Dublin 2, Ireland (a division of Penguin Books Ltd.)
Penguin Group (Australia), 250 Camberwell Road, Camberwell, Victoria 3124, Australia
(a division of Pearson Australia Group Pty. Ltd.)
Penguin Books India Pvt. Ltd., 11 Community Centre, Panchsheel Park, New Delhi–110 017, India
Penguin Group (NZ), Cnr Airborne and Rosedale Roads, Albany, Auckland 1310, New Zealand
(a division of Pearson New Zealand Ltd.)
Penguin Books (South Africa) (Pty.) Ltd., 24 Sturdee Avenue, Rosebank, Johannesburg 2196, South Africa
Penguin Books Ltd., Registered Offices: 80 Strand, London WC2R 0RL, England

Copyright © 2004 by William Rodman Shankle, M.S., M.D., and Daniel G. Amen, M.D.
Cover design © by Jae Song

Every effort has been made to ensure that the information contained in this book is complete and accurate. However, neither the publisher nor the authors are engaged in rendering professional advice or services to the individual reader. The ideas, procedures, and suggestions contained in this book are not intended as a substitute for consulting with your physician. All matters regarding your health require medical supervision. Neither the authors nor the publisher shall be liable or responsible for any loss or damage allegedly arising from any information or suggestion in this book. The opinions expressed in this book represent the personal views of the authors and not of the publisher. While the authors have made every effort to provide accurate telephone numbers and Internet addresses at the time of publication, neither the publisher nor the authors assume any responsibility for errors, or for changes that occur after publication.

All rights reserved. This book, or parts thereof, may not be reproduced, scanned, or distributed in any printed or electronic form without permission. Please do not participate in or encourage piracy of copyrighted materials in violation of the author's rights. Purchase only authorized editions.

PRINTING HISTORY
Perigee trade paperback edition / June 2005

PERIGEE is a registered trademark of Penguin Group (USA) Inc.
The "P" design is a trademark belonging to Penguin Group (USA) Inc.

ISBN 0-399-53160-2

The Library of Congress has cataloged the G. P. Putnam's Sons hardcover as follows

Shankle, William Rodman.
    Preventing Alzheimer's : ways to help prevent, detect, diagnose, treat, and even halt Alzheimer's disease and other causes of memory loss / William Rodman Shankle, Daniel G. Amen.
    p. cm.
    Includes bibliographical references and index.
    ISBN 0-399-15155-9
    1. Alzheimer's disease—Prevention.   I. Amen, Daniel G.   II. Title
RC523.S525   2004
616.8'3105—dc22
                                      2003066431

PRINTED IN THE UNITED STATES OF AMERICA

10  9  8  7  6  5  4  3  2  1

## 原著『PREVENTING ALZHEIMER'S』によせられた推奨のことば

優れた二人の研究者による最先端の情報が紹介されていて，実に素晴らしい．
―― Library Journal

アルツハイマー病とその類縁疾患の，診断／治療／発症遅延について，今日，一般読者のために書かれた最も一般的で，読みやすい認知症の医学書である．
―― Charles Parker, D.O.

『アルツハイマー病が予防できる』は，実用的で最新の情報が記載されている．ぜひ一読をお勧めする．私たちは，アルツハイマー病がどの程度人に害を与えるかを理解し，その危険から逃れるための予防をするべきである．この本は，それを実践するための最適な参考書といえる．
―― William H.Frey Ⅱ, Ph.D.

この優れた本は，明確で臨床に根ざした情報を紹介していて，さらにこれほどいろいろな情報を網羅しているのは驚きである．小生は，最新の医学情報を背景とした「付録集」と「サプリメントの紹介」が気に入っている．『アルツハイマー病が予防できる』は，私たちの机上に置かれるのはもちろん，多くの患者さんに推薦されるべきものだ．
―― Thomas M. Brod, M.D.

「もの忘れ」という危険性を理解するために読むべき本であり，少しでも予防しておくことが病気にならないために重要です．
——Mark Kosins, M.D.

私たちの社会が現在，認知症を避けられないと考えているのは信じられないことだ．患者と社会にとって，この本のなかで紹介されている概念は有益となろう．
——Steven Richard Devore Best, M.D.

新鮮でわかりやすい解説は，かえってわれわれに恐怖心を煽ることもある．しかし，そのことでわれわれはどのように年を重ねていけばよいか，またどのように健康管理し記憶力を保持するかをはっきりと理解することができる．
——Scott L. Fairchild, Psy.D.

アルツハイマー病に取り組み患者の健康を支える方々にとって，適切で理解しやすい情報源となる．
——Dr. Anthony Clark, medical director

この本はわれわれに希望と励みを与えてくれる．肉親にアルツハイマー病や認知症の患者さんがいる場合は，この本を必ず購入すべきだ．私自身，そういった家族の方々には，この本を薦めているし，自分自身にとっても予防につながる．実践的な本なので，読めばすぐに行動に移せる．
——Earl R. Henslin, Psy.D., B.C.E.T.S.

アルツハイマー病と向き合うにあたり，新鮮で斬新なアプローチが可能だ．この本を読むことで，様々なアルツハイマー病とその類縁疾患と向き合う読者に勇気を与え，記憶障害が悪化している方々にとっても対処法がみつかるであろう．
　── Matthew S. Stubblefield, M.D.

病気が進行する可能性がある方々，親がアルツハイマー病とその類縁疾患に罹患したその子どもにあたる方々は，この本を購入すべきだ．非常に丁寧に記載され，心の助けとなり，希望を与える．私自身，この本を薦めることに悦びを感じている．
　── R. George Christie, M.D., F.R.C.P

解決法を導いてくれる励みになる実用的な本だ．この本を読んで私はこれまで行ってきた予防というものの概念を大きく変えることになった．
　── Timmen L. Cermack, M.D.

現在病院で行われている治療をするだけでなく，その他の治療法も試みる必要があり，結論の出ていない治療法にも関心を向けるべきである．医師，一般読者，あらゆる人にこの本を推薦したい．
　── Philip Cohen, M.D., F.R.C.P.(C), A.B.N.M.

読みやすく，様々な情報が紹介されている．この本を読めば，アルツハイマー病を正しく理解し，対処するのに実践的で有用なアプローチができるでしょう．
　── William C. Klindt, M.D.

臨床的特徴，診断，最新の研究について，詳細で最新の情報がたくさん紹介されていて，この本に陳述されていることからアルツハイマー病とその類縁疾患認知症を予防する手だてがみいだせる．『アルツハイマー病が予防できる』は，公的機関に大いなる恩恵を提供し，次世代の新たな研究に対する多くの問いかけに，いつくもの答えを用意している．このような努力を祝福したい．

―― Barton J. Blinder, M.D., Ph.D.

# 日本の読者へのメッセージ

**原　淳子**　シャンクル　クリニック
　　　　　メディカル　ケア　コーポレーション

　日本における高齢問題またそれに付随する認知症問題は，少子化とあわせ米国のそれよりも深刻なものとなっています．団塊の世代の高齢化にともない，65歳以上人口が急激に増加，2020年には総人口の20％，2050年には30.7％をも占めると推定されています．残念ながら急速な高齢化を止めることはできませんが，本書『アルツハイマー病が予防できる』で紹介されているように，認知症問題に関しては様々な取り組みが可能です．今後「認知症の予防と遅延」を，私たち個人として，また社会システムのなかで，どのように実現することができるかが重要な課題となってくるでしょう．

　私自身も，米国において認知症研究や医療ビジネスといった第三者的立場からだけでなく，夫であるシャンクルの両親の認知症ケア，日本にいる両親の高齢化と，読者のみなさんと同じように，様々な形で認知症に関わっています．シャンクルや私自身が認知症になったらどうしようといった心配もないわけではありません．そういった日々の体験のなかで，やはり一番大切だと実感するのは，認知症に関する正しい理解です．それが基本となって，効果的な予防・早期診断・治療，また 介護・医療政策 や社会的サポートがはじめて可能となります．

たとえば，アルツハイマー型認知症（以下，アルツハイマー病）ですが，「アルツハイマー病になると何もするすべがない」「とりあえず薬だけ飲んで」といった古い観念にもとづいた言葉を，患者さんや家族の方々だけでなく，医師や他の医療従事者などからもよく聞きます．高齢者に記憶障害がみられると，すぐにアルツハイマー病とハンコをおされ，「とりあえず」の薬が処方されるといった状況を何度も目にしました．10年前までであれば，多分これがアルツハイマー病の現実だったのでしょうが，現在ではかなり状況が異なっています．近年の医療技術の発達や新薬の開発により，症状を緩和する薬もありますし，早い段階であればあるほどその効果が大きいこともわかっています．また現在，アルツハイマー病を根本から遅らせる（治療する）ことのできる薬も開発されつつあり，その社会的・経済的効果がかなり期待されています．
　私たちのシャンクルクリニックでもそうであるように，「早期に診断できてよかったですね」「最適な治療法を一緒に選択していきましょう」といった会話が，もっと聞かれてもよいのではないでしょうか．

　「認知症に関する正しい理解」と一言でいってしまえば非常に簡単なことのようですが，実際にどれくらいの人が認知症，またその予防効果を正しく理解しているのでしょうか．

　現在，認知症といえばアルツハイマー病が代名詞のようになっていますが，脳梗塞や脳卒中などが起因となる脳血管性認知症，レビー小体病，パーキンソン病，前頭葉型認知症，またうつ病や代謝異常など様々な疾病が認知症を引き起こします．たとえば，うまく治療されていない重症度の糖尿病が原因となって認知機能に障害がみられる場合は，糖尿

病による認知症となりますし，うつが原因となっている場合は，うつ病による認知症（仮性認知症）となります．もちろん，治療法も異なります．この場合には，糖尿病が原因ならば糖尿病をまず治療するべきでしょうし，うつ病が原因となっている場合はうつが改善されるにつれ認知機能障害も改善されるでしょう．また，原因が異なれば，その初期症状も進行過程も異なります．

　アルツハイマー病では，正常老化とともに機能が低下する作業記憶（作動記憶ともよばれる）とは異なる短期記憶に，最初に障害が現れます．その後，（合併症がなければ）平均8～10年かけてゆっくりと進行し，進行にともない他の認知機能にも障害が現れてきます．

　アルツハイマー病と誤診されがちなレビー小体病であれば，初期段階で視覚認知にも障害が現れ，アルツハイマー病よりも急速に進行していきます．パーキンソン病では，かなり重度にならないと認知障害が現れないということもあります．

　このように，認知症を正しく理解することで，早期発見，正しい診断につながりますし，効果的な治療にもつながっていくのです．同時に，患者・家族と医師や医療従事者の両者間のオープンなコミュニケーションも無視できない潤滑要因になるでしょう．患者として，どのような治療が，何のために行われているのかといった情報を積極的に知ることも重要となってきます．

　先にも述べましたように，それぞれ疾病により，進行度合いも合併症状や行動問題も異なります．正しい診断があれば，どの進行段階で，どのようなケアを提供すればよいかといった準備もできてきます．これは家族による介護だけではなく，介護施設などのプログラムを組むのにも役立つでしょうし，ケアプランにも十分に影響してきます．また最終的

には，介護に必要なコストを組むのにも非常に役立ってきます．

　次に個人のもつ認知症のリスク要因を知る（理解する）こと，またそれを見逃さないできちんと治療することも大切です．リスク要因とはいっても，遺伝的な要因は別として，ほとんどが生活習慣の見直しや，食事，運動といった簡単な日々の生活改善でリスクを軽減することが可能です．また，これらのリスク要因に関する知識を活かすことで，すでに認知症を患っている患者さんのリスクをさらに軽減してあげることもできるでしょうし，どのようなことに気をつけてケアを行えばよいか，何を定期的にモニターすればよいかといった目安にもなります．定期的にモニターしていれば，小さな変化にも気がつくでしょう．症状が小さいうちに治療したり，対策をたてたりすることも可能となってきます．

　「人間40歳を過ぎたら進化から見放されるから，やっぱり自分で自分のケアはしっかりしないといけないな」と，テニスに出かける夫がよく冗談まじりでいうのですが，認知症に関する正しい理解と積極的な姿勢で，「今できる課題」として認知症の予防やケアに取り組んでいきたいと思っています．

# 序　文

## リザ・ギブソン　リザ・ギブソン記念基金創設者

　この本を手にする多くの人はまず驚くと思います．恐れを抱くというわけではなく，アルツハイマー病がどのような病気で，それは誰にでも起こりうるということに気づくからです．
　この，まるで凶悪なテロリストのような病気は，誰にでも起こりえますし，私たちの脳内に勝手に侵入し，私たちの生活を一変させてしまうのです．団塊の世代はそろそろ自分の死について考え始める頃ですが，誰も自分の弱さをさらけ出してしまうようなアルツハイマー病にはかかりたくないでしょう．
　幸いにも，私たちはその病気に対して何もできないわけではありません．
　私の祖母はアルツハイマー病によって亡くなりました．そして母もまた徐々に記憶力が障害されていきました．母は完全に記憶を失う前に，自分の病気の経過を教育のために役立つよう伝えるように私に頼みました．そのときには，むしろ疑問を抱いたものです．母は祖母の告別式で，自分にどんな運命が待っているかを考えながら，顔を覗き込んでいました．私は母を見て，不思議に思ったものです．私の子どもはどうなるのだろう？　私の運命はどうなるのだろう？　母の次は私が記憶を失うのだろうか？　私の三人の子どもが，私が記憶をなくすかどうかを尋ねたとしたら，正直なところ私はわからないと答えると思います．

本書の著者であるウィリアム・ロドマン・シャンクル博士とダニエル・エイメン博士のお陰で，自分の病気への危険性を理解しきちんと管理することができるということを知りました．あなたの家族にアルツハイマー病や認知症の方がいようがいまいが，目標は脳を強く健康に保つことにあります．

　この本には，大事な記憶を失うため，いつもの生活ができなくなってしまうアルツハイマー病を予防し，その発症を遅らせるためのすべての方法が記載されています．

　世の中には，あり余る情報や誤った情報があふれているため，多くの人が困惑しがちですし，この病気を知ろうとする私たちのような人にとっては失望する情報がたくさんあります．しかしこの本では，特定の栄養補助食品（サプリメント）やダイエットに至るまで，いくつかの予防法が紹介されています．さらに何をどの程度どの段階で摂取するべきかという情報が非常にわかりやすく書かれています．この病気についてよく耳にする質問に対し，簡潔で正確な答えが用意されているのです．

　私たちは十分な準備もできないまま時代の波に流されています．ロナルド・レーガン大統領の場合でさえそうだったように，家族のなかにアルツハイマー病をかかえた人たちは，金銭的にも精神的にも感情的にもかなり無理をして何とかしようとします．そして，この「もの忘れ病」の方が家族内にいることへの恥ずかしさは，依然として強いのです．このようにアルツハイマー病は，患者本人だけでなく家族全員を疲労困ぱいさせてしまいます．

　私がリザ・ギブソン記念基金を立ち上げたのは，このようなわけがあってのことです．私たちの家族は，母がアルツハイマー病と診断を受けたとき，その恐怖で全身から力が抜けたようになりました．当時，私たちが本当に必要とする助けやサポートを見出すことは困難で，「どう

したらいいか？」わからなかったものです．

　私たちは同じような状況の家族を手助けしたいと思いました．認知症として新たに診断された方やその家族のために，安心して入ることのできるコミュニティセンターである「リザプレイス」を，治療や介護を目的に創設したのです．それは苦悩のどん底にある家族に，病気について多くのことを知ってもらい，前向きに取り組む姿勢を喚起させる場となったのです．

　（訳注：「リザプレイス」は，アルツハイマー病とその類縁疾患の患者，家族のために設立されたコミュニティで，医療福祉活動は勿論，多くの正確な情報，社会的サポートを提供しています）

　そのような前向きなコミュニティでの生活のなかで，私は母の愛と彼女の精神力を垣間見て，ただただ感心したものです．彼女は，自分の生い立ちを私に尋ね，それを覚えようとしました．いつもリザプレイスでは他の家族の方に助けられ，私がどうすべきかを教えてもらったものです．母の病も今となっては末期となりましたが，母を見るといつも私は，母との約束を守るため，最善をつくそうと思うのです．

　リザプレイスでの私たちの信条は，早期診断をすることです．ここでは，ほんのささいな記憶障害を発見するため，基礎的読解力を評価する検査を行っています．伝統的な治療法に加え，その他の最新の治療法を伝えられると考えています．厄介な病気に，前向きに対処できると信じています．そして，診断を受けた患者とその家族の双方をサポートできると信じています．

　そのようなわけで，シャンクル博士とエイメン博士の仕事に感銘を受けました．彼らは，世界的に名高い科学者であると同時に，親切で心の優しい医師で，この病気に果敢に取り組み，家族とも親身に交わり，いつかは治すことができるという奇跡を信じています．この二人の博士

は，筋の通らないことは口にせず，絶望という暗黒の世界に対し，希望を導こうとしています．

　母は，私が幼い頃，寝るときにはいつも背中をさすり子守唄を歌ってくれました．母の好きな歌は，『ケセラセラ』で，優しい歌声でした．今となっては，考えられないことですが．

　適切な言葉はいつも私に力を与えてくれます．もちろん，将来，何が起こるかわからないし，未来がどんなものなのか予測なんて到底できるものではありません．

　この本を読むことによって，未来を変えるための明らかな方法があるわけではありません．ただ，以前より熱心に，重要なことは何かを考えることでしょう．人がゆっくりと年齢を重ねるということに気がつくことが大事なことなのです．年齢を重ねれば，筋肉，皮膚，記憶力ともに衰えますし，人生に終わりはつきものです．

　私たちは，大切にしてきたモノ，愛した追憶，訪れたところ，この地球上のどこかで自分の魂を永遠に置いておきたいと感じたモノ，そういったモノを心の奥にしまい込んでおきたいと感じているに違いないのです．そのようなことをしたいがゆえに，アルツハイマー病を解決しようとする底力を，この本から得られるかもしれません．

　執筆にあたり，ご尽力下さった，ダニエル・エイメン博士，ウィリアム・ロドマン・シャンクル博士に陳謝いたします．

　みなさま，読まれる際には，深呼吸をしてください．

アルツハイマー病が予防できる
目次

- ●原著『PREVENTING ALZHEIMER'S』によせられた推奨のことば …v
- ●日本の読者へのメッセージ……………………………原　淳子　ix
- ●序文………………………………………………リザ・ギブソン　xiii

## 第1章　認知症は予防ができる

あなたができること ………………………………………………… 6
最新の予防や治療には最新の情報が必要 ………………………… 7

## 第2章　脳の様々な機能

神経細胞の活動 ……………………………………………………… 18
それぞれの部位が担う役割 ………………………………………… 19
前頭葉と前頭前野 …………………………………………………… 20
側頭葉 ………………………………………………………………… 20
頭頂葉 ………………………………………………………………… 22
後頭葉 ………………………………………………………………… 23
脳の健康維持には何が必要か ……………………………………… 23
脳神経細胞の誕生と死 ……………………………………………… 31
どのように疾患は脳機能を障害するのか ………………………… 32

## 第3章　記憶を失う7つの原因
　　　　どのように記憶障害が始まるのか？

アルツハイマー病とその類縁疾患を早くみつけるには？……… 36
パート1　脳変性疾患 …………………………………………… 39
パート2　脳血管性認知症 ……………………………………… 60
パート3　認知症の原因になりうる悪性腫瘍（がん）や抗がん剤 … 66
パート4　頭部外傷による認知症 ……………………………… 68
パート5　感染や免疫が関与する認知機能障害 ……………… 72
パート6　アルコール関連認知症および他の毒素 …………… 78
パート7　神経細胞の代謝に影響を与える疾患 ……………… 83

## 第4章　自分自身の危険性を知ろう
　　　　シャンクル-エイメン認知症早期発見質問表

シャンクル-エイメン認知症早期発見質問表 ………………… 88

## 第5章　認知症の危険性を減らす方法

EBMレベル1：集団研究－最も信頼性が高い ………………… 97
EBMレベル2：症例対象研究－2番目に信頼性が高い ……… 98
EBMレベル3：症例研究－3番目に信頼の置ける研究 ……… 99
EBMレベル4：動物実験－4番目に信頼の置ける研究 ……… 99
EBMレベル5：試験管内，細胞，組織での研究－最も信頼性が低い … 100
年齢・性別・遺伝的危険因子 ………………………………… 100
βAPP遺伝子，ダウン症候群とアルツハイマー病 …………… 105
プレセレニン遺伝子（PS1とPS2）とアルツハイマー病 …… 106
環境的危険因子 ………………………………………………… 106

悪性腫瘍（がん）とその治療 ……………………………………… *111*
心血管病 ……………………………………………………………… *114*
脳血管障害（脳の血管に異常がある人） ………………………… *122*
教育と職業 …………………………………………………………… *127*
頭部外傷 ……………………………………………………………… *133*
ホモシスチン ………………………………………………………… *138*
ホルモン ……………………………………………………………… *140*
パーキンソン病 ……………………………………………………… *145*
てんかん，抗てんかん薬 …………………………………………… *146*
睡眠時無呼吸症候群 ………………………………………………… *149*
喫煙 …………………………………………………………………… *150*

## 第6章　認知症を予防する方法

アセチル−L−カルニチン ………………………………………… *157*
アルコール …………………………………………………………… *158*
αリポ酸 ……………………………………………………………… *159*
アスピリン …………………………………………………………… *161*
キャッツクロー ……………………………………………………… *163*
コリン/レシチン …………………………………………………… *163*
コエンザイムQ10 …………………………………………………… *164*
デヒドロエピアンドロステロン …………………………………… *166*
食習慣によるカロリー制限：オメガ3脂肪酸と抗酸化作用剤 …… *167*
エストロゲン ………………………………………………………… *177*
運動 …………………………………………………………………… *181*
イチョウ葉エキス …………………………………………………… *184*
ヒト成長ホルモン …………………………………………………… *185*

目次　xix

メラトニン……………………………………………………………186
精神活動………………………………………………………………187
非ステロイド系抗炎症製剤…………………………………………190
ホスファチジルセリン………………………………………………193
スタチン………………………………………………………………195
ヴィンポセチン………………………………………………………197
ビタミン………………………………………………………………199

## 第7章　正確に診断する方法

評価するに当たって…………………………………………………210
薬物の問題……………………………………………………………219
身体所見………………………………………………………………221
検査……………………………………………………………………222

## 第8章　認知症の治療法

早期の治療：一般的に推奨される事柄……………………………232
アルツハイマー病による軽症認知障害の治療……………………238
脳血管性認知症に対する治療法……………………………………243
軽度のレビー小体病を治療する……………………………………247
軽度の前頭側頭型認知症の治療……………………………………251
軽度の頭部外傷の治療………………………………………………253
うつ病による仮性認知症の治療……………………………………255

## 第9章　将来の治療法

大網移植手術（2004年）……………………………………………260
シャント手術（2005年）……………………………………………271

遺伝子情報の今後（2005年） ················· *272*
ワクチン（2008年） ························· *273*
成長因子（2008年） ························· *275*
神経新生（2009年） ························· *278*

## 第10章　介護者の方々へ

まずは自分に酸素マスクを装着しましょう ············· *283*
認知症の人を介護する ························ *288*
団体，組織 ································· *289*

●付録A：PreventAD.com ···················· *297*
●付録B：必要な情報のみつけ方 ················· *301*
●付録C：脳SPECT画像に関するよくある質問 ········ *307*
●参考文献 ································· *311*
●用語集 ··································· *317*
●予防・治療情報へのネットワーク ················ *329*
●予防に役立つ製品 ·························· *335*
●索引 ···································· *337*
●謝辞 ···································· *345*
●著者紹介 ································· *347*
●訳者あとがき ····················· 石橋　哲　*351*


カバー・表紙：田端鉄平

目次　xxi

# アルツハイマー病が予防できる

第 1 章

# 認知症は予防ができる

　アルツハイマー型認知症（AD，以下「アルツハイマー病」で統一）は，その症状が現れる30年ほど前から脳内での変化が始まっているといわれています．アルツハイマー病の主な原因物質と考えられている $\beta$（ベータ）アミロイド蛋白が，人によっては30歳頃から脳内に蓄積され始めます．そのため，認知症（痴呆）を防ぐにはより早い時期からの予防が重要となってきます．早くから予防を行いアルツハイマー病の発症を十分に遅らせることで，症状を発症させずにすむことも可能なのです．
　現在米国では，2世帯中1世帯がアルツハイマー病の患者を抱えているといわれています．全米ではアルツハイマー病患者の総数は約500万人と推計されており，65歳を過ぎるとアルツハイマー病になる確率が，5年ごとに倍増していきます．85歳では，2人に1人がアルツハイマー病と

いう計算になります．

　アルツハイマー病に関する費用ですが，平均8〜10年の罹患期間を通して，その治療や介護に約20〜40万ドル（約2,400〜4,800万円）以上の支出が家族にかかってきます．米国全体では年間1兆ドル（約120兆円）の費用がかかっていると見積もられています．このように莫大な費用ですが，アルツハイマー病患者のいる家族に降りかかってくる厳しい精神的・社会的苦痛とは比較になりません．アルツハイマー病患者は外見は健康に見えるのですが，正常な理解力を失っているため常時介護が必要となりますし，そのような状態が何年も続くため，家族にとっては大きな負担になります．

　この原稿を執筆している私たちシャンクルとエイメンは40代後半ですが，それぞれ重度の記憶障害を患っている家族を抱えています．そして，20年以上にわたりアルツハイマー病とその類縁疾患（ADRD）を専門にしてきました．

　これまで，私（シャンクル）は，7,000人を超える認知症患者の診断や治療を行ってきました．数年前，モリーン・レーガンさん（訳註：アルツハイマー病を患ったレーガン前米大統領の長女）を称えるアルツハイマー協会の催しで，「アルツハイマー病はその人の心と人間性を失わせるだけでなく，家族をも破滅させる」という協会役員の言葉が，こんなにも早く自分自身に降りかかってくるとは思いもしませんでした．

　私（エイメン）は，最近，前頭側頭型認知症といわれる病気で認知症によって親友，キャシーをうばわれました．この病気は彼女の人格を崩壊させてしまいました．家族の中心であった明るい活気に満ちた彼女が，2年もたたないうちに，知らない誰かになってしまったのです——エネルギッシュで包容力のある彼女から，親しんだ人々と出かけたり一緒に過ごしたりすることに全く興味を示さなくなり，独りで何時間も座

り続けている彼女へと，最後には介護施設に入所せざるをえず，そこで亡くなりました．また叔父は，過去の頭部外傷と重症の睡眠時無呼吸が原因と考えられる認知症を患っており，私も，同じ境遇の家族が抱える多くの問題と日々向き合っています．

　アルツハイマー病とその類縁疾患は，多分最も恐れられている疾病であり，私たちは，誰もがこの診断を受けないですむことを心から願っています．これらの疾患は，早期に始めれば様々な予防対策がたてられます．そのため，この本を通して，みなさんやご家族が実際に活用できるアルツハイマー病とその類縁疾患の予防や進行防止対策を紹介していきたいと思います．これらの情報は，できるだけ長く脳の活性化を保たせ，家族の重荷になるような介護や介護施設を必要としないようなライフスタイルを継続する手助けになるでしょう．

　もちろんアルツハイマー病が恐ろしい病気であるという事実は無視できませんが，多くの人はアルツハイマー病であるという事実を認めたがりません．これは往々にして，アルツハイマー病になれば何のなすすべもなく，早期に発見してもよい予防効果は得られないといった誤った認識にもとづいています．このような一般的な認識に反し，近年の医学や科学の知識を用いれば，アルツハイマー病とその類縁疾患の発症や進行を平均6年遅らせることができます．つまり，症状を発症せずに生涯を過ごすことも可能なのです．また，このような進行防止により発症人口を半分に減らすこともできるのです．これらの医科学的発展により，私たちは「進行を遅らせることによる発症予防」といった概念に集約される恩恵を受けることができ，それにより脳内の変化の進行を十分に遅らせることができれば，症状が出るほどの大きな変化にならず，何の障害もなく人生をまっとうできるのです．

　この「進行を遅らせることによる発症予防」という概念は，加齢とと

もに発病しやすくなる多くの病気にも非常に役立ちます．人は40歳にもなれば，すでに種を保存する（子どもをつくる）という進化論的な目的からははずれてしまい，その後の生物学的な機能維持は私たち自身の問題となるわけです．日々脳の細胞は新たに作られていますが，歳とともに壊れていく細胞のほうが多くなり，脳機能は衰退していきます．このような細胞，組織，器官への障害を起こす様々な原因から逃れることが，加齢に伴う病気の発症や進行を予防することなのです．

## あなたができること

　本書では，アルツハイマー病とその類縁疾患を予防し，可能な限り長く発病を遅らせることのできる最新の脳研究の結果をわかりやすく紹介しています．また，遺伝子による影響についても紹介しています——家族の一人にアルツハイマー病になる危険性があるのであれば，他の家族も早めに検査をして積極的な予防をすることをお薦めします．さらに，サプリメント，運動，メンタルトレーニングなどにより，肉体や精神を健康に保つ新たな方法を本書において紹介しています．それらの方法に従うことで，読者はアルツハイマー病とその類縁疾患の早期チェック，そして発症と進行を劇的に遅らせることのできる治療法などを有効に取り入れることができます．

　つまり，本書を活用することにより，以下のことが可能になります．

- 自分自身のアルツハイマー病とその類縁疾患の危険性を特定する
- 家族のアルツハイマー病とその類縁疾患の危険性を特定する
- アルツハイマー病とその類縁疾患の発症予防のための，脳を健康に保

つ方法を実践する
- アルツハイマー病とその類縁疾患の進行を食い止めるための，早期発見・早期治療を実践する
- アルツハイマー病とその類縁疾患の最適な評価法や検査法を理解する
- 認知症患者をもつ家族のための有用な情報やサポートを提供する

　この本にはたくさんの脳SPECT画像（脳血流シンチグラフィ）を掲載しています．この特殊な画像は，脳の活動や血流を画像化する核医学の技術で，脳の活動具合を判断し，早い時期からの正確な診断を可能にするだけでなく，治療の効果や病気の進行具合を判断することもできます．さらに，医師以外の方にも認知症の脳の状態を目で見ながら理解するのに役立つだけでなく，最適な治療を行うことによってどのように脳の機能が改善するかをはっきりと見ることができます．

## 最新の予防や治療には最新の情報が必要

　認知症や加齢に関していろいろな知見が増え，様々なことがわかってきました．若いときに発症する病気と違って，歳とともにかかりやすくなる病気はたくさんの原因が積み重なって発症します．例えばアルツハイマー病は，脳の嗅内皮質という記憶をつくる領域において，新たな神経細胞が作られるより失われるほうが早くなったときに記憶障害の症状を現し始めますが，この神経細胞が失われる原因は一つではありません．

　以前は，脳では神経細胞が新たに作られることはないと考えられていました．1990年代に，シャンクルは，人間の脳でも生後，新たな神経細

胞などの脳細胞が作られていることを発見しました[1,2]．続いて，フレッド・ゲージは人間や霊長類において，生きている間はずっと大脳皮質の神経細胞が新たに作られ続けていることを証明しました[3]．それゆえ，脳の各領域は比較的神経細胞の数が保たれる傾向にあり，失われる神経細胞と同じ数だけ神経細胞は作られていたのです．しかし，新たに作られる神経細胞の数が，死んでいく神経細胞の数に追いつかなくなると，脳の機能は低下し始めます．

アルツハイマー病の例でいえば，嗅内皮質という場所の神経細胞が3分の1以下に低下すると，近時記憶障害（最近のことが思い出せない症状）が始まります．

脳の加齢に伴う病気を効果的に予防するには，脳の細胞はどのような原因で死んでしまうのかを理解することが必要です．アルツハイマー病で脳細胞が死んでしまうのは，以下のようにたくさんの原因が重なり合っているからです．以下にあげる原因の解説は，改めて第3章で解説します．

1. 脳の細胞に有害なフリーラジカル（活性酸素）という化学物質が多くなる：脳をフリーラジカルから守る抗酸化作用の低下が一部関与しています
2. グルタミン酸という神経伝達物質が過剰になる：脳に障害が起こったときに大量に放出され，この過剰なグルタミン酸がさらに脳細胞にダメージを与えます
3. βアミロイド蛋白とよばれる物質が蓄積される：この蓄積により脳細胞同士の連絡が途絶え，脳の回路がショートしてしまいます
4. このβアミロイド蛋白が強い炎症反応を引き起こし，さらに脳にダメージを与えます

5．タウ蛋白の捻れ：脳の神経細胞の骨格となるタウ蛋白が捻じ曲がると，神経細胞が機能しなくなります．ときには神経細胞の機能を完全にブロックしてしまい，細胞を殺し，神経原線維変化とよばれる状態を引き起こします

## アルツハイマー病の現在わかっている客観的データ

　アルツハイマー病に対して有効性が認められるという結果の出た物質は数多くありますが，アルツハイマー病の予防で最も大事なことは，その人に合った，その人に最適な予防法・治療の組み合わせをみつけることです．私たちは，アルツハイマー病の危険に対し，それぞれの人にどのような予防法が適しているかを考えた効率の高い治療法を紹介していきます．

　まずこの第1章では，予防に有効性が認められた物質としてどのようなものがあるのかをご覧下さい．詳しくは，後の章で紹介します．

1．ビタミンE[4,5]やイチョウ葉エキス[6,7]は（おそらくαリポ酸[8]も），病気の進行を遅らせる確かな効果がある
2．前述したグルタミン酸を抑制する物質は，明らかに病気の進行を遅らせる[9]
3．エクセロン（リバスチグミン），アリセプト（塩酸ドネペジル），レミニール（ガランタマイン）などのコリン分解酵素阻害薬〔訳注〕は，アセチルコリンという記憶に重要な働きをする神経伝達物質の働きを補強し，アルツハイマー病の進行を半年から3年以上遅らせることができる[10]．より早期に治療を始めれば，進行を遅らせる効果も強い

（訳注：日本でアルツハイマー病に対し医療保険の適応があるのは，2008年1月現在アリセプトのみです）
4．大人数の集団を対象にした10の研究のうち9の研究は，少量の非ステロイド性抗炎症製剤（例：イブプロフェン200〜400mg）を2年以上服用することにより，80歳以下の人がアルツハイマー病になる確率を半分にすることができるというデータを示している[11-14]
5．現在，アルツハイマー病の本質の原因であるβアミロイド蛋白の蓄積を防ぐことのできる非ステロイド性抗炎症製剤は，イブプロフェン（商品名ブルフェン），スリンダク（商品名クリナックス），インドメタシン（商品名インダシンなど）のみである
6．アスピリンのアルツハイマー病に対する効果を検討した多くの研究では，少量服用（一日75mg以下）することによりアルツハイマー病の危険を33〜50％程度低下させることができるという結果を示している
7．きちんと計画された運動療法を実践することにより，病気の進行を遅らせ，介護施設の入所を遅らせることができる[15,16]
8．毎日の運動はおそらく病気の進行を遅らせる[17]

　残念ながら，体内で作られる細胞障害を防ぐ働きのある抗酸化物質は，歳とともに減っていきます．ビタミンE，ビタミンC，コエンザイムQ10，イチョウ葉エキスなどの抗酸化作用があるサプリメントの摂取で補いますが，これらは細胞に対してそれぞれ異なった作用を発揮します．一つの抗酸化剤でこと足りるということにはなりません．
　たいていの人は年齢とともに運動する機会が減りますが，運動することは脳に対してよい効果がたくさんあるのです．例えば，運動することで，神経栄養因子という新たな脳細胞を作る働きのある物質が増加しま

す．さらにこの物質は，神経細胞同士の結合（シナプス結合）をより強固にする働きももっています．また，運動することで筋力や心臓の機能が改善するため，脳の深い部位まで血液が届くようになります．この脳の深い部位は，加齢とともに血流が低下しやすく，細胞が障害を受けやすい部位なのです．カナダで行われた，65歳以上の正常な認知機能の方4,615人を対象にした研究では，通常の運動をすることで認知症になる危険性が半減できたとしています[18]．

　アスピリン，ブルフェン，ナイキサン，その他のリウマチ薬などの炎症を抑える作用（抗炎症作用）のある薬は，アルツハイマー病発症の危険を55％減らすことができます[11]．しかしながら，少量でも高容量服用でも効果は同程度のため，その抗炎症作用自体がアルツハイマー病の発症予防効果に関与しているわけではないかもしれません．これらの薬剤のいくつかは，炎症を抑える作用に加えて，$\beta$アミロイド蛋白の産生をブロックする働きもあるようです．ある研究では，少なくとも2年間抗炎症薬を服用し続けた80歳以下の人で，平均して3.5年，記憶障害や認知障害を遅らせることができたということが示されています[19]．

　本書では，高血圧，ストレス，アルコール，タバコなどの生活習慣に関連した因子と，アルツハイマー病予防の関係についても紹介していきます．アルツハイマー病を予防するためにはバランスのよい生活を心がけることが必要です．他の動物であれば体調を崩すほどの多忙で栄養の偏った生活を私たちはしています．健康に歳を重ねるためには，今から生活習慣を改善していかなければなりません．それができれば，脳細胞へのダメージを与える多くの原因が排除でき，結果的に認知症を予防することになります．

　最後に，早期発見・早期治療が功を奏したアルツハイマー病の例を紹介します．

●ステーシーの早期診断の例

　ステーシーは学校の先生で，夫に検査を勧められて54歳のときに受診しました．彼女は，授業でいつものように教えることがむずかしくなり，ささいなことに対して激怒するようになり，生徒や同僚から敬遠されるようになっていました．さらに他の先生との打ち合わせや請求書の支払いを忘れ，32年間も生活した町で2回も道に迷いました．今までの彼女では考えられないことでした．そして，このような症状を，先頃アルツハイマー病で父を亡くしたことによるストレスと不安のせいにしていて，彼女のかかりつけ医もストレスが原因であると考えていました．しかしステーシーの夫と娘はステーシー自身よりも，彼女のそのような行動を心配していました．夫が最も心配していたのは，妻が早期のアルツハイマー病なのではないかということでした．なぜならアルツハイマー病は遺伝的影響を強く受け，歳とともに誰にでも出現しうる病気だからです．娘が最も心配していたのは，将来自分もアルツハイマー病になってしまうのではないかということでした．

　ステーシーは，認知症を判断する一般的な検査と，血液検査を行いました．さらに，脳の活動を評価するのに最も洗練された方法である脳SPECT（脳血流シンチグラフィーによる画像診断）も行いました（図1.1-2）．その脳SPECTで，側頭葉と頭頂葉の活動性が低下している（本書にて後で述べますが，アルツハイマー病の特徴的な所見です）ことがわかりました（図1.3-4）．

　ステーシーは，この本で後述するアルツハイマー病治療を開始しました．コリン分解酵素阻害薬，少量のビタミンE（200単位/日），ビタミンC内服，毎日の運動，行動スケジュール管理などの治療の組み合わせにより，2か月後には劇的に物忘れが改善し，授業も教えられるようにな

### 図1.1-2 正常脳のSPECT画像

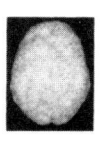

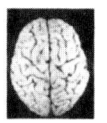

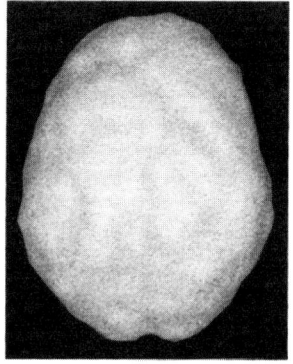

上から見た画像．すべての脳が左右対称に活動している

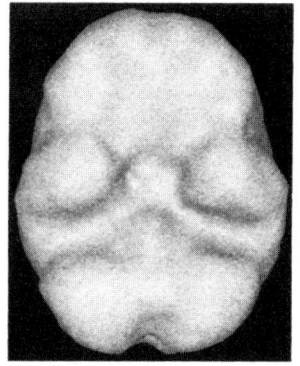

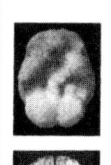

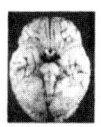

下から見た画像．すべての脳が左右対称に活動している

注）大きな写真の横の小さな写真は，本書の図はすべて実像と正常脳とを比較しやすくするために，正常脳図を小さく掲載しています

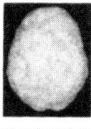

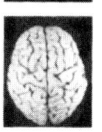

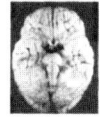

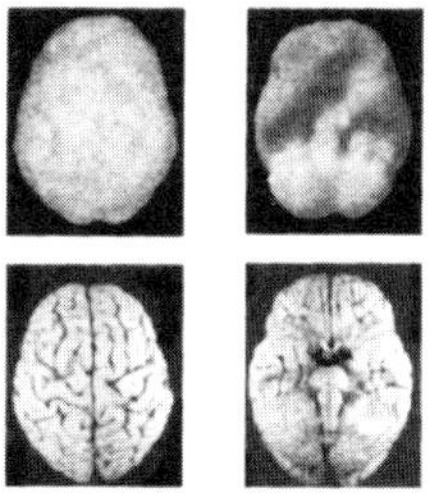

上から見た正常脳のSPECT画像

上から見た実際の脳

下から見た正常脳のSPECT画像

下から見た実際の脳

りました．最近の行事も忘れることなく，道に迷うこともなくなりました．彼女は自信を取り戻し，以前体験した物忘れをよく理解するようになり，夫も心配やストレスから解放されました．娘と兄弟たちは，自分たちのアルツハイマー病発症の危険性についてカウンセリングを受け，

図1.3-4　ステーシーの脳SPECT画像

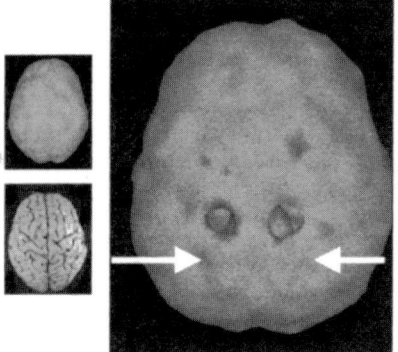

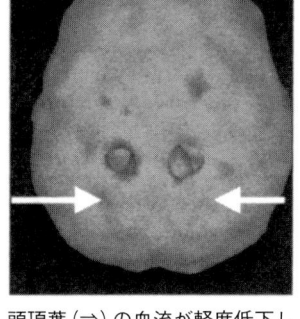

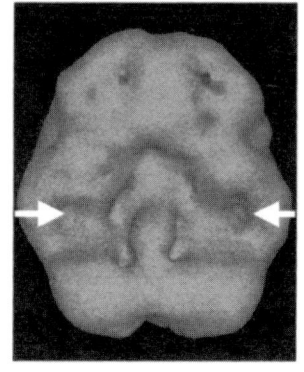

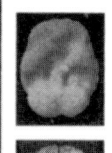

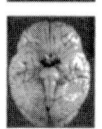

頭頂葉（⇒）の血流が軽度低下している　　側頭葉（⇒）の血流が軽度低下している

アルツハイマー病を予防する最善の方法を始めました．

　アルツハイマー病が早い段階でみつかるということは，わるいニュースであると同時によいニュースでもあります．わるいニュースとは，誰も脳，精神，人格を蝕む恐ろしい病気と診断されたくはないということです．一方，よいニュースとは，診断が早ければ早いほど最適な治療ができるため，病気が進行してからみつかった場合にこうむるような被害を防ぎやすくなるのです．

　ステーシーの例は，本書に書かれている基本的な方法によって，アルツハイマー病の早期の診断や治療，または予防がどれほど有効であるかを示した例です．残念ながら，ステーシーのような軽度の認知機能障害をもつ95％の人，また中等度の認知機能障害をもつ75％の人は，かかりつけ医でも見逃されてしまうといわれています．さらに，かかりつけ医の75％は，適切な診断基準を使って正確に診断していません．つまり，この悲惨な病気を扱うには，かかりつけ医だけに頼っていてはいけない

のです.まず「進行を遅らせることによる発症予防」という概念をよく知ることが最も重要です.

第2章

# 脳の様々な機能

　脳はすべての臓器のなかで，最も複雑で多彩な機能をもった臓器といえるでしょう．それはまさに，人の生涯を司っているといえます．脳は私やあなたの個性を決定づけるものでもあり，あなたを取り巻く世界を創造する力ももち合わせます．さらに思考，感情，記憶，深慮，行動，学習，恋愛，仕事など，人が人である所以ともいえる様々な働きに直接かかわります．体重のたった2％（1.4kg）に過ぎないのに，消費カロリーの20％を占めます．脳には1,000億を越える神経細胞が存在し，入力される情報を分析し，その情報に対し，どう対応すべきかを決定し，それに対し身体を動かすように指令を出します．記憶に破綻をきたした脳を理解する前に，私たちは健康な脳について知る必要があるのです．

## 神経細胞の活動

　脳は他の臓器と同様に，神経細胞などの「細胞」から構成されています．他の細胞と同様に，神経細胞にも細胞膜，遺伝子を含む核，エネルギーを産生するミトコンドリアなどがあります．ただ他の細胞と異なる点は，細胞膜から2種類の枝を伸ばしている点です．一つは樹状突起といわれるもので，神経細胞は植物の木のように伸びた樹状突起を有しているのが特徴です．もう一つは軸索といわれ，10,000～40,000か所で枝分れをしています．入力された情報は樹状突起を介し神経細胞に入り，出力情報は軸索から外に出されます．このような樹状突起や軸索は，変化し成長するといわれています．

　神経細胞の主な役割は，活動電位（脱分極による細胞の興奮）を産み出すことです．一つの神経細胞の活動電位は，他の多くの神経細胞を刺激する稲妻のような役割を演じます．刺激を受けた神経細胞は，次に，接合している他の神経細胞を興奮させる活動電位を産生し，特別な脳機能を構成する神経細胞ネットワークを構成していくのです．活動電位は時速96kmで軸索を流れ，その軸索はミエリンとよばれる蛋白質で包まれているので，高速で流れることが可能になります（跳躍伝導）．ミエリンで絶縁されていないと，10分の1ほど遅く伝わることになります．

　10,000～40,000もの突起を伸ばした軸索は，他の軸索とシナプスとよばれる部分で，電気的・化学的な接合を形成しています．シナプスはマッシュルームのような形状で神経伝達物質を含み，この神経伝達物質は，神経を興奮させたり鎮静させたりする作用があります．それぞれの神経細胞には，グルタミン酸，ギャバ（GABA），ドーパミン，ノルエ

ピネフリン，セロトニン，アセチルコリン，ヒスタミンなどのうちそれぞれ1種類の神経伝達物質が含まれています．興奮性神経伝達物質であるグルタミン酸は脳神経細胞の75％がもっていて，抑制性神経伝達物質であるギャバ（GABA）は，20％がもっています．活動電位が軸索終末に達すると，シナプスからシナプス（シナプス間隙）に何千という神経伝達物質分子が放出され，他の神経細胞の受容体に接合し刺激を伝えます．

## それぞれの部位が担う役割

　脳は主に，前頭葉，側頭葉，頭頂葉，後頭葉に分類されます（図2.1）．一般的な考えとして，脳の後ろ半分は，頭頂葉と後頭葉ですが，一部，側頭葉も含まれます．情報をまとめたり，分析したり，何をすべきか決定したり，計画したり実行に移すのは，脳の前半分が役割を担っています．これらの機能や問題を次に説明します．

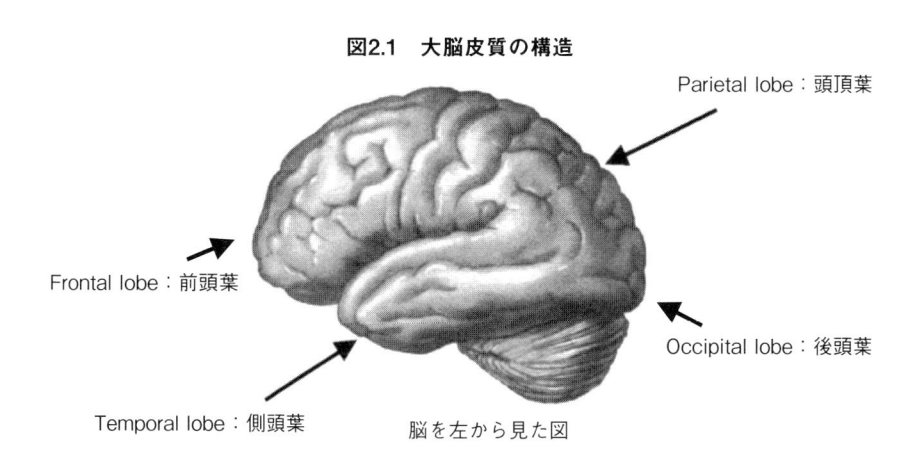

図2.1　大脳皮質の構造

Parietal lobe：頭頂葉
Frontal lobe：前頭葉
Occipital lobe：後頭葉
Temporal lobe：側頭葉
脳を左から見た図

## 前頭葉と前頭前野

　前頭葉（脳の前半分）は3つの重要な部位を含んでいます．運動皮質は，歩いたり，咬んだり，指先を動かしたりなど身体の運動を司る部分，前運動皮質は，運動の動きを計画する部分，前頭前野は，計画，判断，衝動の調節，気持ちの表現など実行機能にかかわる部分です（図2.1）．

　前頭前野は，人の脳の30％と最も多くの部分を占め，他の動物と比較すると，チンパンジーは11.0％，犬は7.0％，猫は3.5％ですので，人で特に多くの部分を占めていることがわかります．前頭前野は，人類にとって最も重要な部位といえるでしょう．失敗から学んだり，計画を立てたり，目標に到達するまでの計画を立てたりといった能力も前頭前野です．前頭前野が働いているとき，私たちは考えたり，感情を抱いたり，適切に感情を表現したり，考えをまとめたりしているのです．

　前頭前野に問題が生じると，判断を誤ったり，衝動的になったり，注意が及ばなかったり，うまくまとめられなかったり，経験から学べなかったり，混乱したり，時間を計算できなかったり，思いやりがなくなったりします．これらの問題は，前頭側頭型認知症の初期やアルツハイマー病の進行期にしばしばみられます．

## 側頭葉

　側頭葉は，聞いたり読んだりといった言語の入力や，社交性，短期お

よび長期の記憶の獲得，気分を安定させるといったことにかかわっています．

　嗅内皮質と海馬は，側頭葉の内側に位置し，新たに得られた情報を記号化し，数週間かけて蓄積します．これらの領域が障害を受けると，過去数週間以内に学んだ経験を忘れてしまい，このような症状はアルツハイマー病の初期によくみられます．

　側頭葉内側，海馬前方に扁桃体というアーモンドのような形状をした部位があります．扁桃体は，恐怖，怒りなど激しい感情によって強く活性化され，強い感情は，海馬神経細胞内に多くの情報を送り，経験によって学んだことを適切に活かせるようにします．襲われたり，よい性交をもったり，最近耳にしたことを思い起こしたり，といった感情が伴う刺激的なことを容易に思い出すようになるのです．扁桃体は，ある種の経験に基づく記憶を強調することによって，将来，自分の人生を安全に送れるように，適切に素早く反応するようになります．扁桃体が正しく働くと，論理にかなった思慮深いやり方で物事に対応できるようになります．過剰に活動した状態では，外的刺激に対しても過剰に反応することがあります．活動状態が低いときは，予測を誤まったり不適切な反応をしてしまいます．例えば，妻の親友が亡くなった際，妻からそのことを聞いて思わず笑ってしまうような場合，扁桃体は正しく働いているとはいえません．また，側頭葉下面には，人の顔を認識する働きがあります．

　また，側頭葉が障害されると，短期および長期の記憶障害，読んで理解することの障害，会話中に正しい言葉が出てこない状態，分類したり理解するのが困難になる状態，社会的ルールを誤ったり憤激することがたびたびある状態，宗教的・道徳的に偏見をもつ状態になることがあります．

## 頭頂葉

　頭頂葉は一般に感覚を司っていて，触覚，圧覚，振動覚，痛覚，温覚などの情報をまとめています．手のひらにおかれた櫛，コインなどを触っただけで認識できるのも頭頂葉が働いているからです．右頭頂葉は，身体の左側から情報を受け取り，左頭頂葉は右側から受け取ります．空間のなかで動くものを見たり，物体を認識するといった視覚的処理も行われています．さらに，方向感覚や空間のなかで自分がどこに存在するのかを認識したり，頭のなかで地図を思い浮かべたり作成したりするのも頭頂葉です．以前に読んだものを思い出しながら理解したり，数学にみられるような記号による作業を実行したり，心のなかで思いを巡らせたりもします．

　アルツハイマー病では，障害が側頭葉から頭頂葉へと広がっていきます．頭頂葉には地誌的感覚を司る機能があるので，その部分が障害されたアルツハイマー病の患者では，方向がわからなくなり，運転に支障が出たり道に迷ったりします．自分がどこにいるのかわからなくなったり，視覚的追視が困難となり，眼鏡を置いた場所や駐車した車の場所を思い出せなかったりします．さらに服を着ることが困難になったり，左右がわからなくなったり，数学や読み書きができなくなったり，コピーしたり描いたり切ったりといった日常の動作ができなくなります．場にそぐわず否定したり拒絶するのも障害を受けた頭頂葉の症状であり，運転中や会話中など真剣に取り組むべき状況で症状が出たりします．

## 後頭葉

　脳の後方に位置する後頭葉は視覚情報を司る部分で，色，大きさ，線，深さなどを同定する役割があります．視覚情報は，まず網膜に入り視神経を刺激します．左半分の視覚情報は，交差し右後頭葉の視覚野に収められます．この後頭葉で光と影が区別され，色合いが調合され，視覚の基本的な要素（線，形，角度など）が理解されます．

　物事の動きを追うような視覚から認識された情報は，後頭葉から側頭葉に移動します．

　後頭葉が障害されると視覚情報処理が巧くいかなくなり，幻視，錯覚，失明といった症状を引き起こします．また，後頭葉の一側に障害が生じると，その反対側が巧く視覚処理できなくなるため，例えば，左後頭葉が障害されると，右側がよく見えなくなります．後頭葉の障害は，特徴的な興味深い後遺症を引き起こすことがあります．その一つが盲視です．盲視になると，見えないはずの部分に何か動くようなモノを認識してしまうのです．レビー小体病といわれる認知症は，このような症状から発症することがあります（表2.1）．

# 脳の健康維持には何が必要か

## 燃　料

　どんな生物でも，成長し機能し修復するには燃料が必要ですが，脳は

表2.1 脳機能のまとめ

| | 前頭前野 | 側頭葉 | 頭頂葉 | 後頭葉 |
|---|---|---|---|---|
| **機　能** | | | | |
| | 判断 | 聴力 | 方向感覚 | 視覚 |
| | 情動 | 読書力 | 感覚認知 | 色覚認知 |
| | 集中力 | 会話 | 空間認知 | 水平方向の認知 |
| | 計画する | 短期記憶 | 物をつかむときなどの視覚認知 | 垂直方向の認知 |
| | 自己監視 | 長期記憶 | 触ることで物を判別する | |
| | 問題解決 | 見たものを認識する | 空間のなかでの自分の位置を認識する | |
| | 批判的に考える | 怒りを抑える | 右と左を区別する | |
| | 思いやり | 物品呼称 | 地図を読んだり作ったりする | |
| **障害による症状** | | | | |
| | 判断力低下 | 近時記憶障害 | 方向感覚がなくなる | 視野障害 |
| | 衝動性 | 読書ができない | 服をうまく着られない | 物体の輪郭がつかめない |
| | 集中力の低下 | 言葉が浮かばない | 右と左がわからない | 幻覚 |
| | 計画できない | 言葉の調子がわからない | 病識が乏しい | 錯視 |
| | 経験したことを学べない | 突発的に怒り出す | 位置感覚が悪くなる | 盲視 |
| | 錯乱 | 物品の認識ができない | 計算や読み書きができない | 機能盲 |
| | 時間管理ができない | | 空間無視，見ているものに気づかない | 実際より，大きくあるいは小さく見えてしまう |
| | 失敗を繰り返す | 宗教などに夢中になる | 描いたり，切ったり，真似して描くことができない | 色を認識できない |
| | 感情が乏しい | | | |

ブドウ糖と酸素を燃料とし活動しています．他の臓器と異なり，脳神経細胞はブドウ糖以外の燃料が使えないために，ブドウ糖が届かないとすぐに致命的になってしまいます．酸素はエネルギー産生に使われ，酸素なくしてミトコンドリアは生命活動を維持するだけのエネルギーを産生できません．以上のことから，ブドウ糖と酸素が脳に行き届くことが，脳の活動には必須であるといえます．

## 刺 激

　人の脳は，遺伝的なプログラムに従って発達していくのですが，幼少期に適切な刺激を受けると，とてもよく成長・発達し，高齢になっても機能を維持することができます．正しく神経細胞が刺激を受けると，効率的に活動するようになり，人生において多くのことを学ぶことができるといえます．刺激の生理機能には，長期増強現象（LTP）といわれる要素が必須で，それによってよい刺激を得た神経細胞は，効率的に仕事をこなします．単純で繰り返される刺激に比べ，神経細胞やシナプスに様々なよい変化を引き起こすといわれています．
　長期増強作用は，より大きな神経終末を作り出し，損傷に対しより抵抗力をもち，さらに神経細胞間で電気活動が滑らかに伝わるようになります．長期増強作用が働くと刺激を受けた神経細胞は，より少ない刺激でも信号を産生して伝えられるようになり，より効率的なエネルギーのやりとりが可能になってきます．例えば，モーツアルトのように演奏したいと願うピアニストには，指が正しく動くように神経間に刺激が加え続けられることによって，徐々にそれに近い動きができるようになってくるのです．目標に向け正しく刺激が続くことで，神経細胞は相乗作用をもつのです．

ピアニストが十人十色であるように，脳は受けた刺激を解釈するのではなく，単純に翻訳しているといえます．ある人が偉大なピアニストであろうがなかろうが，脳にとっては関係ないのです．それゆえ不完全なピアノの弾き方で指を使い続けても，その人は不完全な状態のまま，それなりのピアニストになれるのです．仮に完全なるピアニストを目指すのであれば，誤った癖をとり，いい加減な練習はやめ，正しく練習し続けることです．脳自体は，正しく実践されようが誤って実践されようが関係なく刺激を受け，そのままの形が表現されるのです．

脳にとってベストな刺激とは，身体的にも物理的にも正しく有意義に実践され，間違ったストレスのない状況です．

## 身体運動

身体運動は健康な脳を維持するために重要です．適度な運動は心臓の働きを高め，血液の巡りをよくし，脳への血流も保持して代謝を高めるといえます．運動することで，有害物質や環境から受ける神経細胞への障害を減らすことが可能になります．例えば，インスリンの働きが弱くなると高血糖を生じ，その結果糖尿病になりますが，これは運動によって改善します．運動にはストレスがあると放出されるコルチゾールホルモンを適切な状態に調整し，高いストレス状態においても側頭葉の短期記憶力を保持する働きがあるといわれています[20]．実際，アルツハイマー病の患者は，コルチゾールホルモンが高値を示すことが多いのです[21]．運動によって血液の性状が改善し，血圧もコントロールされ，脳血管障害や虚血性心臓疾患の発症を減らすとされています．さらに身体の，調整能力や敏捷性も高めます．運動をすることで身体そのものが健康を維持しやすくなるといえるでしょう．

ホノルルで行われた臨床研究では，40～60歳で高血圧のコントロールが不十分な場合は，認知症の発症が多いとされました．中年期に，収縮期血圧が160mmHg以上，拡張期血圧が90mmHg以上の場合，70歳以降で認知症を発症する確率は，血圧が正常範囲の人と比べると，3.8～4.8倍高いと報告されています[22]．

　運動はさらに，新たな神経細胞を作り出すという神経新生に刺激を与えることも知られています．ラットを用いた動物実験による研究でも，前頭葉や海馬において，運動した動物のほうにより新しい神経が作られていることがわかっています[23]．人生のなかでよい刺激を受けると，神経細胞間のネットワークが密になり，脳内の機能を維持するための力が増しますが，運動は格好のよい手段といえるでしょう．脳自体が成長し，自己修復する必要があります．読書や音楽，芸術の創造，書きものなどをすることで，脳の特別な領域が刺激され成長するのです．

　運動をしないと身体への血液の巡りもわるくなります．一酸化窒素は，血管の強さに関与しており，血管の細胞壁に多くみられます．運動をすることで血管壁で圧を感受しますが，規則的な運動がされない場合，血管壁は弱り，障害を受け，十分な酸素やブドウ糖を維持できなくなってしまうのです．仮に脳の深部に十分な栄養源が行き届かなくなった場合，手足の協調性は衰え，複雑な思考ができなくなります．規則的に身体を動かすことは，アルツハイマー病とその類縁疾患に対し，大きな予防法となり得るのです[18]．

　75歳以上の高齢者を対象とした臨床研究であるシドニー高齢者研究によると，運動をすることがアルツハイマー病とその類縁疾患の発症の危険性を減らすことが明らかにされました[24]．この事実は，運動を習慣にすることの重要性を示していて，今からでも遅くはありません．

## 精神運動

　身体運動が脳に対し，実に大きなよい効果をもたらすことが示されましたが，精神運動もしかりです．精神運動とは，新たな知識を学ぶことで脳を効率的に刺激する方法です．例えば，ジョー医師は，何年にもわたり毎日，乳房を撮影し続けましたが，その場合，特に新たな情報は必要とされなかったといえます．脳は次から次へと新たなモノを獲得するたびに要領よくなっていきます．新たな医学的技術，新たな趣味，新たなゲームなど，新たに何か学ぶとき新たなネットワークが構築され，その機能は維持し改良されていきます．
　精神活動の原則ともいえる「使うか失うか」という概念は，聖職者を対象とした臨床研究から，その答えを見出すことができます．この研究では，801人の修道女，司祭，牧師のなかから，精神活動性の程度と認知機能の関係について5年間にわたり調査されました．その結果，精神活動が高く維持されている人はアルツハイマー病の発症が3分の1になり，そのなかでもさらに精神活動が高い人は，加齢に伴う認知機能の低下の程度が半減しました[25]．
　新たな興味のもてるものを学ぶために授業を受けたり，新たな技術を習得するのに必要なことをみつけて実践することは，海馬や嗅内皮質など短期記憶を司る部位が刺激され，何を学ぶのか選択するなど判断力を必要とする場合には，前頭葉が刺激されます．
　園芸，裁縫，トランプ，読書，印刷，パズルなどを行い，繰り返し精神が刺激されることで脳の活動が高まり，アルツハイマー病に罹患する危険性が少なくなる可能性があります．そのよい例として，ミュージカルチームの制作者であるアラン・ジェイ・ラーナーをあげることができ

ます．

　ラーナーは，『ブリガドーン』『マイ・フェア・レディ』『キャメロット』『ペイント・ユア・ワゴン』など数々のミュージカル作品を監督した後，アルツハイマー病になりました．彼は，名前や住所は思い出せなくなったのですが，90歳代になっても彼自身の作品についてはその一端を演じることができたのです．彼にとって，ピアノを奏でたりミュージカル作品を作り上げたりと頻繁に使われた脳機能は，明らかに認知症によるダメージから逃れることができたと考えられます．

　このように，新たな技術を身につけることは，海馬や嗅内皮質を刺激するだけでなく，様々な脳の障害に対し抵抗をもつようにもなります．この規則の例外は，テレビを観るという行為くらいでしょうか？　一日に何時間もテレビを観ている人ほど，アルツハイマー病に罹患しやすいという報告すらあるのです．ただし，この研究ではテレビ番組の種類については検討していません．ただ受け身で観るのではなく，新たなことを学べる番組であればアルツハイマー病の危険性を高めないと私たちは考えています．

　学ぶという行為は，神経細胞にとって本当によい効果をもたらすとされ，知識は日常は脳内に保管され，必要なときに取り出されるのです．脳には1,000兆を越える神経シナプスがあり実に多くの回路が存在していますが，使わなければ活動性が低下して働きがわるくなります．例えば，中高年の人が大学で何かを学ぶ場合は，しばらく学術的なことを学ぶ脳の回路を使っていなかったため，昔のようにスムースに学ぶことができず，講義を理解するのにも時間がかかってしまいます．さらに，このような能力は年齢に依存しており，歳をとると細胞の活動性も低下しているため，18歳の若者と比べると融通が利かなくなってきます．

　しかしいくつかの点で，歳を重ねたことによる有利な点もあります．

50歳を過ぎていても学術的な学問を続けている人の場合，前頭葉がより発達しています．実行，管理をするときに前頭葉には，判断を下したり，深く考えたり，刺激を受け入れる働きがあります．前頭葉が発達した人は，何が重要なことか判断し，その経験に基づき新たな知識を身につける術を知っているのです．18歳という年齢は，単に記憶するだけなら中高年者に勝っていますが，どのような判断をすればよいのかという点では，中高年者のほうが優れた結果を出すことが多いのです．

## 社会的交流

　見落とされがちですが，社交性を増すことも脳の刺激には重要です．社会的相互関係を築くことで，他の人と協議したり協調したり妥協したりする能力を身につけるようになり，善悪の判断や状況に応じた反応ができるようになります．このような高度な能力は，前頭葉内でコントロールされており，前頭葉の発達は，子どもが両親に対し，「いいえ」と言うようになる2歳前頃から始まり，50歳頃まで続くとされています．
　子どもをほったらかしにしておくと，人格や学習能力，行動などに影響が及びます．さらに親からほっておかれた子どもは，大人になってから認知能力，記憶能力，社会適応能力などの点でさまざまな悪影響が出てしまいます．初老期の社会性について調べた研究では，社会性基盤がしっかりした老人は，適応力が優れ，感情も安定しているという結果が出ています．社会適応能力が増すと，脳内，特に前頭葉が活性化します．つまり，他人から何らかの影響を受けることで，脳内でフィードバックが生じ，自分自身をみつめようとする力が保持されるのです．逆に，前頭葉という非常に重要な回路が使われないと社会適応能力が衰えて，判断力が低下し，自殺することも多くなります．

## 脳神経細胞の誕生と死

　脳には，成長・発達するだけではなく，規則的に自己修復する機能があり，損傷を受けると自分で修理しようとします．修理の必要な自動車とは随分と趣が異なりますね．脳を構成している神経細胞および樹状突起，軸索，シナプスは，ときにグリア細胞の助けをかりながらも，新たに作られて機能が保持されているのです．

　脳内には1,000億を越える神経細胞が規則的に機能していて，神経細胞の数が1/3を下回ると，回路に代償が効かず機能低下を引き起こします．アルツハイマー病では，海馬や側頭葉嗅内皮質がまず始めにやられはじめ，最初の症状はただ歳をとっただけと思われがちですが，実はすでにかなり脳は障害されているのです．

　人の脳では新たに神経細胞が作られることはなく，死んだ神経細胞を置き換えることはできないため脳損傷は不可逆的で，老年期の神経疾患も進行を抑えることはできないと多くの神経科学者たちは考えていました．脳神経科学の研究が次々と素晴らしい発展を遂げるなか，脳内で新たな神経細胞を作り出すために必要とされるデオキシリボ核酸（DNA）が，成人脳でも産生されることが明らかになりました．その発見以降，神経が再生する力を病気の治療にも応用しようと，多くの科学者が脳神経の研究に携わるようになり，この分野の知見は加速的に発展しています．

　神経新生とは，神経が再び生まれ変わることを指し，生誕の循環は死によって始まります．みなさんは大晦日から元旦にかけ少しはお酒を飲まれるでしょう．家に帰り，寝て，朝起きたときには過度の飲酒のため

数千の神経細胞が亡くなるといわれています．元に戻り，定常状態になるのには時間が必要です．神経新生とは，障害を受けた神経細胞に置き換わる新たな神経細胞が生まれる現象で，成長因子の助けを受けながらなくなるまで新たな神経細胞を作り続けるとされています．さらに脳内では，新たな神経細胞がある程度作り出されると，それ以上数が増えないように古い神経細胞の自殺（アポトーシス）が起こるのです．このアポトーシス（プログラム細胞死）も，新たな神経細胞が形成されるという働きが契機となり，恒常性を保つように常にコントロールされるのです．

　この脳内の自己修復能力は，シナプス可塑性，神経新生，神経細胞死などといった言葉で表現されます．脳内の環境は単純に神経細胞の数をバランスよく一定の数に調節しているのみならず，1,000兆を超すシナプスがうまく連動するようにも整えられています．

---

## どのように疾患は脳機能を障害するのか

正常な脳の機能が理解できたら，次は病気になるとどのように神経細胞のネットワークが壊れていくのかを理解しましょう．

- アルツハイマー病（特に側頭葉，頭頂葉）やてんかん（側頭葉）では，ネットワークを構築する神経細胞の数が減少します
- 抑うつ状態，精神機能の欠落，身体の過労により，ネットワークを構築するシナプスの数が減少します
- アルコールを飲み過ぎると，神経細胞の活動電位が低下します
- パーキンソン病，糖尿病，抗がん化学療法，放射線療法では，神経細

胞体がやられて活動電位が起こりにくくなります
- 高血圧，心疾患，脳血管障害，頭部外傷では，脳内の軸索が損傷して活動電位が伝わる速度が極端に下がったり，伝わらなくなったりします

第3章

# 記憶を失う7つの原因
## どのように記憶障害が始まるのか？

　脳のほんの一部が障害を受けただけで，認知症は始まります．認知症は，原因となっている病気によって障害を受ける部位が決まっていて，変化が始まってから数年後，脳の障害がある程度大きくなって初めて最初の症状が現れます．

　症状は，脳のどの部分が主に障害を受けるかによって決まり，症状が一つの時点では，軽度認知障害（MCI；mild cognitive impairment）と診断されます．この最初の症状が出たときにアルツハイマー病とその類縁疾患（ADRD）と診断が可能なわけです．しかし，もし軽度認知障害

の原因となる病気がきちんと診断されず，効果的な治療が行われなければ，さらに進行して，脳の他の部分にも障害が広がります．脳の他の部分にも障害が及ぶと，その部位に相当する新たな症状が出現し，二つ以上の症状をもつ段階に入ります．これが「認知症」といわれる病態です．つまり認知症とは，進行する2種類以上の知能障害によって，社会，家族，仕事などの環境で，いつものことができなくなる状態と定義されます．

　アルツハイマー病とその類縁疾患は，原因によって初期の症状は異なりますが，認知症が進んで脳が広範囲に障害されれば，最終的にはすべて同じような症状になりますし，脳の画像上の変化も同じように見えてしまいます．つまり，認知症が進行してしまうと，原因となっている病気の診断はさらにむずかしくなってしまうのです．高血圧，糖尿病，心疾患，脳梗塞などの病気は少し治療が遅れただけで手遅れになることがあるのはご存知かと思いますが，アルツハイマー病とその類縁疾患についても同様なのです．

## アルツハイマー病とその類縁疾患を早くみつけるには？

　アルツハイマー病とその類縁疾患の予防で最も重要なことはなるべく早期に正確な診断をすることで，そうすれば治療はそれほどむずかしくはありません．がんも早くみつかれば，痛みもなく健康で寿命をまっとうする治療ができることはよく知られています．糖尿病も血糖値が高いというだけの段階で発見できれば，完治することはできなくてもずっと健康でいられます．アルツハイマー病とその類縁疾患も同様に，十分に早くみつけて治療すれば，介護に頼らず自立した人生を送ることができ

るのです．このように，生きている間に症状が出ないぐらい進行を遅らせることができれば，実際には「治癒」したのと変わりはありません．

　アルツハイマー病とその類縁疾患の治療は大きく進歩していますが，95％の患者は最初の症状が出て4年以上もたってから診断されるといわれています[27]．この時期では，認知症はすでに進んでいて，介護が必要な状態です．この時期に診断されるということは，糖尿病でいえば，合併症を起こして眼が見えなくなり，人工透析が必要になり，足の感覚がなくなるという末期の症状に相当します．最近は，糖尿病，高血圧，心疾患，がんなどの高齢者に多い病気は，毎年の健康診断で早く発見されて効果的な治療が受けられるようになっています．アルツハイマー病とその類縁疾患も早く治療すればとてもよくなるのに，なぜ症状が進み，誰にでも物忘れがわかるようになってから診断をうけるのでしょうか？

　アルツハイマー病とその類縁疾患の治療は，効果が乏しいと考えられがちです．しかしそれは，多くの患者は病状が進行してから治療を始めるからであって，実は効果的な治療があることは知られていません．アルツハイマー病とその類縁疾患だけでなく，どんな病気でも進行してから治療を始めたのでは，効果は乏しいのです．また，認知症と診断されたくないために検査が遅れがちになってしまうことも原因の一つです．

　進行を遅らせることが発症を予防するうえでいかに効果的かということをしっかりと理解するために，まずどのように記憶障害が始まるか，あるいは記憶を失う7つの原因は何かを理解することから始めましょう（表3.1）．

　スペースの関係から，表に示したすべての疾患を紹介することはできませんが，最も一般的な疾患を中心に紹介します．

**表3.1 軽度認知機能障害や認知症をきたす一般的な原因**

| |
|---|
| 1．脳変性疾患 |
| 　　アルツハイマー病 |
| 　　レビー小体病 |
| 　　パーキンソン病 |
| 　　前頭側頭型認知症 |
| 2．脳血管障害 |
| 　　大きな脳梗塞 |
| 　　多発性脳梗塞 |
| 　　深部白質の脳梗塞 |
| 3．悪性腫瘍（がん）とその治療によるもの |
| 　　脳腫瘍 |
| 　　転移性脳腫瘍（他の臓器からの転移） |
| 　　化学療法の副作用 |
| 　　放射線療法の副作用 |
| 4．頭部外傷 |
| 5．感染性，免疫性疾患 |
| 　　多発性硬化症 |
| 　　慢性疲労免疫不全症候群 |
| 　　プリオン病（クロイッツフェルト-ヤコブ病や狂牛病） |
| 　　ヘルペス脳炎 |
| 　　エイズ |
| 　　髄膜炎，脳炎，脳膿瘍 |
| 6．アルコールやその他の毒素 |
| 7．脳細胞の代謝に影響を及ぼす疾患 |
| 　　うつ病 |
| 　　甲状腺疾患 |
| 　　糖尿病 |
| 　　低血糖 |
| 　　腎疾患 |
| 　　肝疾患 |
| 　　肺疾患 |
| 　　水頭症 |
| 　　てんかん |
| 　　低酸素 |
| 　　ビタミンB欠乏症（ビタミン$B_1$，$B_{12}$，葉酸） |
| 　　高カルシウム血症 |
| 　　高ホモシスチン血症 |
| 　　エストロゲン低下 |
| 　　テストステロン低下 |
| 　　コルチゾール低下あるいは高値 |

## パート1　脳変性疾患

　変性疾患は神経細胞やその周辺の細胞を破壊し，その障害が脳のある決まった部位に現れる病気です．ある程度の障害は脳が自然修復しますが，最終的には修復が間に合わないぐらい大きな損傷を脳に与え，神経細胞の数は減少していきます．しかし最初の症状は，その部位の神経細胞の数が3分の1程度に減少して初めて現れます[28]．例えば，アルツハイマー病では，最もダメージを受けやすい嗅内皮質という場所が10〜50年かけて変化して，初めて「もの忘れ」といった症状が出るのです．このときには，すでに嗅内皮質の30〜60％の神経細胞が失われています[29]．

　最初の症状をたまに自覚する時期が，とても大きなストレスを感じる時期です．なじみのある場所に行こうとしても，どのように行けばいいのか思い出せないことがあり，数日前の重要な会話を忘れてしまうこともあります．そして，変性疾患では脳の破壊は徐々にしかし確実に進みますので，最終的にはそのような症状を一日中自覚することになります．

　ほとんどの脳の変性疾患は，神経細胞が弱くなる40歳頃から変化が始まりますが，まだこの頃は症状はありません．40歳を過ぎると，代謝能力が落ちてエネルギーを十分補えなくなり，さらに細胞に有害なフリーラジカル（遊離基．強い酸化作用をもつ）を取り除く働きのある抗酸化物質もあまり作られなくなり，細胞を守る力が弱くなっていきます．

　フリーラジカルによって細胞が死亡する過程で，アポトーシス（プログラム細胞死）という現象が重要と考えられています．アポトーシスとは，細胞自身が自分を死に至らせる細胞死のことをいいます．つまり，

血行不良などで細胞が死んでしまうのとは違うわけです．フリーラジカルはある種の蛋白質を活性化させ，脳細胞のアポトーシスを誘導する遺伝子のスイッチをいれてしまい，細胞が自ら死を選択します．このようなアポトーシスという現象は，アルツハイマー病，パーキンソン病，レビー小体病，前頭側頭型認知症，ハンチントン病，脳梗塞，てんかんなど様々な病気で起こることが知られています．

　変性疾患のかかりやすさは，遺伝的・生活習慣的要素にも強い影響を受けます．そのため家族に病気の方がいた場合，似たような遺伝子をもっているために，他の家族もその病気になりやすい傾向があります．また，生活習慣的要素については，生活習慣を改善すれば，生活習慣病の危険を減らせるだけではなく，遺伝的な危険性も予防することができます．

　このような生活習慣と遺伝との関係は，アフリカ人のアルツハイマー病がとてもよい例です．アポリポ蛋白Ｅ遺伝子のうちＥ4という種類のものをもっている場合は，アルツハイマー病にとてもなりやすいといわれています（第5章参照）．そのアポリポ蛋白Ｅ4遺伝子をもったアメリカに住んでいるアフリカ人は，アルツハイマー病の危険性が高くなりますが，サハラ砂漠以南に住んでいるアフリカ人は，アポリポ蛋白Ｅ4遺伝子をもっているにもかかわらずアルツハイマー病にはなりにくいことがわかっています．つまり，遺伝的な危険性は同じですが，サハラ砂漠以南に暮らしているアフリカ人のほうがよく運動しますし，低脂肪食を摂取しているという違いがあるからです．アポリポ蛋白Ｅ4遺伝子は，血液中のＬＤＬコレステロール（悪玉コレステロールといわれています）を増やし，動脈硬化を促進してしまうため，心疾患や脳梗塞の危険性も増してしまいます．アフリカ人が元々もっているアポリポ蛋白Ｅ4遺伝子による病気発症の危険は，運動や食生活の改善はによって減らす

ことができるのです．

　変性疾患のなかでも，アルツハイマー病，レビー小体病，パーキンソン病，前頭側頭型認知症が，軽度認知障害や認知症をきたす最も一般的な病気ですので，これらの疾患を中心に紹介します．

## アルツハイマー病

　1906年にドイツのアルツハイマー（Alois Alzheimer）医師が，50歳の女性患者を初めて報告しました．彼女の夫は，妻の記憶力がとてもわるくなり，さらに夫が浮気をしているのではないかと執拗に疑うようになったと訴えました．アルツハイマー医師は，彼女が道具の使い方はわかるのに，その名前がどうしても思い出せないという症状があることに気づきました．例えば，コップを見せるとミルクを入れるものということはわかるのですが，数分たっても「コップ」という言葉が思い出せないのです．名前が思い出せないために，彼女は会話の途中で物を表現するときに言葉に詰まってしまいます．彼女が亡くなった後に，アルツハイマー医師は当時では高性能だった顕微鏡を使って彼女の脳を観察し，神経細胞の周囲に神経線維が絡まった特徴的な構造物があることを発見しました．これが現在アルツハイマー病（AD）の特徴といわれている，神経細胞の周囲に存在する老人斑と神経細胞内の神経原線維変化です[30]．

　アルツハイマー病は以下の5つの段階で進行すると一般的には考えられています．

- ステージ1　10〜50年間：アルツハイマー病の病変は，側頭葉の内側に位置する嗅内皮質という場所だけに認められます．ステージ1の期

間は，嗅内皮質の神経細胞が3分の1以上残っているので，症状はありません

- **ステージ2　2〜4年間**：嗅内皮質の神経細胞は3分の1以下に減ってしまい，すぐ近くに位置する海馬といわれる部位にも変化が現れ始めます．この段階では，新しい経験，出来事，会話を記憶することができなくなって，数分あるいは数週間後には忘れてしまうようになり（近時記憶障害），「軽度認知障害」といわれる症状になります．また，嗅内皮質とつながっている感情や経験をつかさどる脳の他の部位にまで障害が及ぶと，怒りやすくなったり，怖がりになったり，不安が強くなったり，閉じこもったりという精神症状が出始めます

- **ステージ3　2〜8年間**：頭頂葉，側頭葉のなかの連合皮質とよばれる部位にまで障害が及び，軽度認知障害から認知症の段階に進みます．連合皮質は，人の表情，目の色，声といった単純な情報を認識するそれぞれの脳の部位からの情報を，文字通り連合・統合していて，人の顔の違いを認識したり，その人の名前を思い出したり，動作を思い出したりしています．連合皮質の神経細胞が3分の1以下になると，物の名前や知人の顔を思い出せなかったり，会話を理解するのがむずかしくなったりといった症状が出ます

- **ステージ4　2〜6年間**：連合皮質が連絡している前頭葉にも変化が広がり，認知症はますます進行します．前頭葉は，頭頂葉や側頭葉から聴覚，視覚，触覚といった情報を受け取っていますし，また感情に関する情報も受け取り，それらを統合してあなた自身の個性を作り出す働きをしています．私たちが誰かと会って話すとき，目を見ているだけでなく，眼の色，顔の感じ，声の特徴，言葉の意味，相手の印象などなどたくさんのことを同時に認識してますが，これらは前頭葉の働きの一部です．アルツハイマー病が進行して前頭葉の神経細胞が3分

の1以下になると，そのような常識的な情報を誤って認識してしまいます．例えば，窓の外の影を見て泥棒だと思ってしまうとか，胃が痛いのはノミが這っているからだ思ってしまうとか，夫が女性と会話しているだけで浮気をしていると確信してしまうといった具合です．このような誤解は妄想といって，誤解が間違っていると自覚させることは不可能です．

　以上のように，このステージまで進むと，被害妄想，不安，恐れ，怒り，疑い，孤独感，抑うつなどの感情障害が強くなります

- **ステージ5　2〜5年間**：さらに病気が進行して，運動皮質などにも変化が広がると，アルツハイマー病の最終段階です．飲んだり食べたり，歯を磨いたり，お風呂に入ったり，服を着替えたり，トイレに行ったり，歩いたりといった動作はすべて運動皮質によって行われています．つまり運動皮質に障害が及ぶと，転倒して骨折したり，うまく飲み込めないため肺炎になったり，排尿障害のため尿路感染症になったりするのです．最終的には，感染症にかかりやすくなり，死亡します

**アルツハイマー病の原因は何か？**

　$\beta$アミロイド蛋白が蓄積することによる神経への毒性，それから神経細胞内に神経原線維変化が起きて神経細胞の働きがわるくなること，以上の二つが大きな原因と考えられています．

- **$\beta$アミロイド蛋白の蓄積**：アミロイド前駆蛋白（APP；amyloid precursor protein）は，脳の発達や修復に使われる正常の蛋白質です．アミロイド前駆蛋白が役目を終えると，37個の無害な断片に分解されて，この断片はもう一度アミロイド前駆蛋白を作るために再利用さ

れます．しかし，アルツハイマー病の脳では，βセクレターゼ，γセクレターゼといった二つの酵素が異常に上昇しています．これらの酵素はアミロイド前駆蛋白を，37個でなく40個あるいは42個の有害な断片へと分解してしまいます．この断片がβアミロイド蛋白の正体です．特に42個の断片（アミロイドβ42）は，アルツハイマー病の原因の中心となると考えられています．

この42個の断片は，脳内で塩分や水分と結合して，不規則に交差した繊維状の蛋白質になります（アミロイドβ42複合体）．この複合体は二つの方法で脳にダメージを与えます．正常な蛋白質の塊は年とともに皮膚に現れるシミのように無害ですが，アミロイドβ42複合体に関しては老人斑（脳の神経突起の変化によって生じる老人性変化の一種）を形成してしまい，老人斑は脳の回路を再生する働きを阻害して，脳の機能が低下してしまいます（図3.1）．

もう一つは，アミロイドβ42複合体は神経細胞のカルシウム濃度を上げてしまい，神経細胞を過剰に興奮させ，アポトーシスとよばれる細胞死を引き起こします

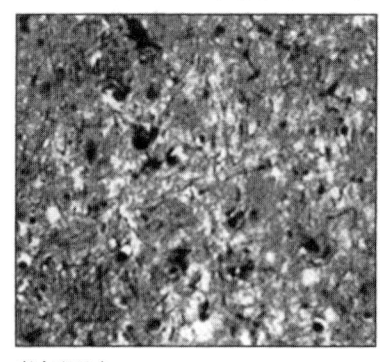

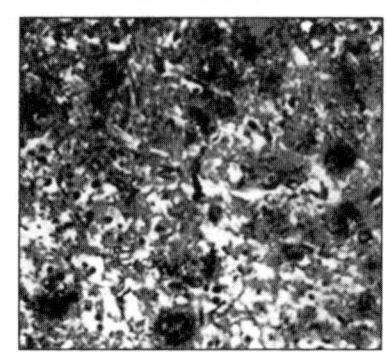

**図3.1　正常脳（左）と異常なプラークが沈着した脳（右）**

老人斑はない　　　　　　　　　たくさんの老人斑を認める

図3.2 神経原線維変化（neurofibrillary tangles）の作られ方

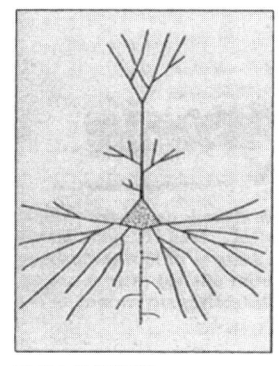

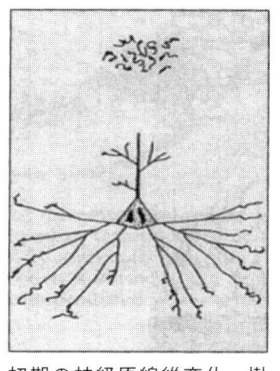

正常な神経細胞　　　　初期の神経原線維変化．樹　　神経原線維変化が進行して，
　　　　　　　　　　　状突起がねじれている　　　　死亡した神経細胞

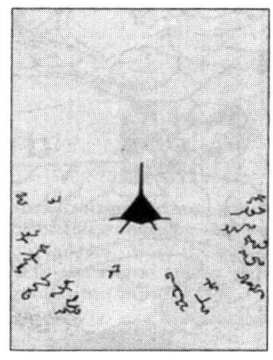

- **神経原線維変化**（neurofibrillary tangles）：もう一つ神経細胞内に起こる変化も，アルツハイマー病の特徴的な変化です．神経細胞の形を保つ骨格となる蛋白はタウ蛋白とよばれ，顕微鏡で見ると神経細胞の特徴的な構造を保つための鋼鉄製の骨格のように見えます．例えば，17番染色体の変異が起こると，このタウ蛋白がねじれ神経細胞内の物質の運搬ができなくなり，最終的に神経細胞は小さくなって死んでしまう現象がみられます．このタウ蛋白がねじれたことによる神経細胞の死骸が神経原線維変化とよばれますが，アルツハイマー病の脳ではこの変化がとても多く認められ，脳は正常に活動をできなくなります（図3.2）

## アルツハイマー病の早期症状

　たいていのアルツハイマー病患者は，最近の出来事や体験を忘れてしまうといった症状が最初に出ます．具体的には，名前や約束を忘れるとか，医師が変更したばかりの薬を飲み忘れるとか，家族の記念日や最近

訪れた場所を忘れるとかいったことです．

　このような最近の記憶を忘れることを近時記憶障害といいますが，近時記憶障害によって，いままでできた仕事をこなせなくなったり，慣れた場所で道に迷ったり，何かをするときにその方法を思い出せなくなったりといった症状が現れます．近時記憶は嗅内皮質に保存されますが，アルツハイマー病ではまずこの部位に変化が現れ，神経原線維変化もまずは嗅内皮質に現れることが知られています．そのため，最初に近時記憶障害を自覚するのです．

　まず，いくつかの情報を脳がキャッチすると，それらの情報を嗅内皮質がまとめて海馬へ回し，いくつかの場所を経て再び嗅内皮質に戻します．この一連の流れがあってはじめて，新しくものごとが記憶されます．つまり，嗅内皮質が障害されると，新しく記憶したいことが，脳内での情報伝達回路をうまく回れなくなってしまうのです．これが最初に現れる近時記憶障害の原因です．

　アルツハイマー病の患者は家族や友人に，都合のよいことだけ覚えていると誤解されがちです．多くの家族が，「夫は結婚式のことをよく覚えているので記憶力が低下したとは思えない．最近のことを思い出したくないだけなのです．夫が何回も同じ質問をするのは，私の言うことにまじめに耳を傾けてないからだと思います．あるいは，私への興味や愛情をなくしたのかもしれません」と訴えます．

　このように患者がわざと忘れた振りをしていると誤解されやすいために，夫婦が互いに傷ついたり，怒ったり，大きなストレスを感じてしまったりするのです．悪気があるわけではありません．このような新たな情報を記憶できない人に対して，周りの人はどんなことが起こっているかを理解する必要があります．アルツハイマー病では，嗅内皮質や海馬が障害を受け，昔のことは覚えていても新しい記憶を覚えておくこと

ができないのです．言い方を変えれば，最近の会話や出来事を脳が記憶していないので，わざと忘れているのではなく，本当にそれらはなかったことになっているのです．このようなアルツハイマー病の根本的なメカニズムをきちんと理解すれば，なぜ最近のことなのに覚えていないのかという誤解を招きやすい行動を理解し，協力することができます．

　一方でアルツハイマー病は，最初は昔の記憶が保たれているため夫が以前のことはすべて覚えているのに，という妻の訴えはうなずけます．昔の記憶は，脳の他の部位に保存されているため，妻が昨日言ったことは覚えることができなくても，新婚旅行のときに妻が言ったことは覚えています．そのため，昔の出来事を思い出すときには，夫は病気でないように見えてしまいます．アルツハイマー病が進行して，脳の他の部位にも変化が広がると，昔の記憶も最近の記憶と同様に思い出せなくなりますが，進行していないうちは昔の記憶は簡単に思い出せます．

## アルツハイマー病の診断

　最近は脳の画像化技術が発達してきたので，様々な病気を早い段階で正確に診断できるようになり，アルツハイマー病に関しても病初期に発見することが可能になりました．さらに，治療効果の判定や病気の進行具合を評価するのにも画像検査は役立ちます．

### ●症状が出現する前にアルツハイマー病が発見できたトニーの例

　トニーは59歳の店主で，店は繁盛していました．自分自身に記憶障害などの症状は全くありませんでしたが，自分の母が最近アルツハイマー病で亡くなったため，自分に万が一の危険性があるのであればその予防法を知りたいと考えていました．そこでシャンクルの「認知度チェックテスト」（＜付録A＞参照）を行いました．トニーも妻も記憶に関して

総合的には何の問題もありませんでしたが，そのテストでトニーの近時記憶が，同年代と同水準の教育レベルの人と比べて低下していることがわかり，さらに検査が必要と考えられました．

　そこでシャンクルは，アルツハイマー病とその類縁疾患の有無を正確に判断するために，血液検査と脳の画像検査を行いました．血液検査ではアルツハイマー病の危険性が増すアポリポ蛋白E4遺伝子を一つ持っていることが判明しました．画像検査では，海馬や嗅内皮質が25％程度萎縮していました．画像を読影する際，早期に障害を受ける海馬や嗅内皮質に関して細心の注意を払わなければ，早期のアルツハイマー病をみつけるのはむずかしいのです．MRI（核磁気共鳴画像）の読影結果では異常がないという放射線科医のコメントでも，もし海馬や嗅内皮質が萎縮しているかどうか注意深くみていない場合は，アルツハイマー病の可能性はあるのです．

　シャンクルは，海馬や嗅内皮質およびその周辺の部位の活動具合を調べるためにSPECT（スペクト）を行いました．その結果，MRIで萎縮していた海馬や嗅内皮質は，脳の活動自体も低下していることがわかりました（図3.3）．

　トニーは自分では全く気づいていませんでしたが，認知症のテストで近時記憶障害があるということがわかり，さらにMRIで海馬と嗅内皮質が萎縮しており，第二ステージのアルツハイマー病と診断されました．彼は現在，老人斑や神経原線維変化が作られるのを防ぐ働きもあるエクセロン（コリン分解酵素阻害薬）を内服し，神経細胞がアポトーシスにより死亡するのを防ぐ目的で抗酸化剤も使っています．半年後，認知症のテストをもう一度行ったところ，近時記憶は改善していました．

　トニーの例では，トニー自身がアルツハイマー病になる可能性を危惧して自ら検査を希望したこと，さらにSPECTでの脳活動の低下の具合

図3.3　トニーのSPECT画像

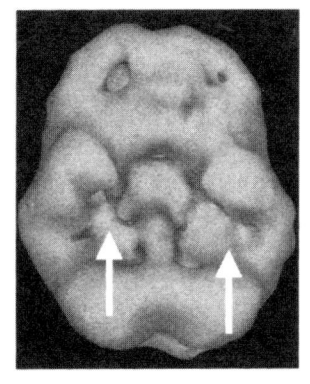

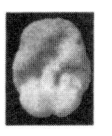

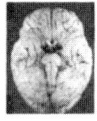

下から見た図
両側の側頭葉の活動性が低下している

が第二ステージとそれほど進行していないアルツハイマー病であったことが幸いしました．最新のアルツハイマー病の治療がどのように効果をもたらすかということは，SPECTと認知症のテストを使って評価することができます．彼の現在の症状が改善したということだけでなく，脳がアルツハイマー病により障害されていく度合いを少なくとも数年間は遅らせることができました．そして，さらに効果的な治療法が新たに開発されれば，いまのように自覚症状がない状態をずっと続けることができるかもしれません．糖尿病や高血圧の患者が早く発見され効果的な治療がなされれば症状を自覚することがないように，アルツハイマー病に関してもトニーのような方法で，記憶障害の患者を自覚症状なく人生を送ることができるようにすることは，不可能ではないと考えています．

　トニーの場合がまさに「進行を遅らせることによる発症予防」の典型的な例です．もしご家族にアルツハイマー病の患者がいるのであれば，50歳になる前に記憶力の検査をすることをお薦めします．

## レビー小体病

　レビー小体病（LBD）は，おおむね70歳を越えたあたりの高齢者に発症することが多く，軽度認知障害や認知症の10～20％を占める病気で，1912年に神経内科医であるレビー（F.H.Lewy）医師が最初に提唱しました．脳の特定の領域にレビー小体という異常な沈着物が溜まる変性疾患です．このレビー小体は，$\alpha$シヌクレインという蛋白質からなっていて，この$\alpha$シヌクレインはパーキンソン病においても重要な原因の一つと考えられています．

### 早期の症状
早期のレビー小体病は，記憶障害以外に下記のような症状も出現します．

- 体や手足の動かし始めがむずかしくなる
- 以前よりも動作がゆっくりになる
- 首周りや腕，足などの筋肉がこわばってしまう
- 頭や手足が安静にしているのに震えてしまう
- 幼児のように小刻みな歩行になってしまう
- 体のバランスが取りづらくなり，よろけたり転倒したりする

　さらに，早期のレビー小体病では幻覚などの視覚障害も自覚しますが，これは脳の後頭葉の視覚中枢にレビー小体が沈着しやすいことが原因です．小人のような人が鮮明に見えたりしますが，病変によるものなのです．

ドーパミンを遮断する薬が，統合失調症の患者や高齢者の幻覚に対して使われますが，精神症状があるからといってレビー小体病に使用すると，極端に動きづらいなど症状が悪化します．なぜなら，脳内のドーパミンがもともと極端に低下しているため動きづらさが出ているわけだからです．板のように全く動かなくなったり，ときには昏睡状態になってしまうのです．まれですが，薬によるそのような症状は薬を中止しても改善しないことがあります．

　また，レビー小体病では日中の錯乱や傾眠，夜間の睡眠障害といった意識状態の異常をきたしますが，これは意識状態を調節している脳幹にもまたレビー小体が蓄積するためです．数秒の間に，はっきりとした意識状態から昏睡状態になるような激しい変動を起こす患者さんも報告されています．しかしながら一般的には，ある日ははっきりとしているのに，翌日は極端な混迷・傾眠状態といったような状態になるようなことが多いようです．

　さらに進行すると，前頭葉にレビー小体が溜まり注意力や集中力が低下したり，側頭葉の海馬にレビー小体が溜まり近時記憶障害が出現します．しかし，近時記憶障害よりも注意力や集中力の低下が目立ちます．

　このように，前頭葉，頭頂葉，後頭葉が最初に障害されますが，これらの変化はSPECTやPET（ペット）では早くから変化が見つかります．MRIでは，これらの領域の神経細胞がかなりの障害を受けたあとでないと異常が見つかりません．

## ●レビー小体病が発見されたアドリアーノの例

　アドリアーノがシャンクルのところに受診したときには，すでに2年以上も症状を自覚した後で，他の神経内科医からはアルツハイマー病と診断されおり，アリセプト（コリン分解酵素阻害薬）を内服していまし

たがあまり効果はありませんでした．彼女の最初の症状は，話しかけてくる人々が小人に見えるという幻覚，友人とのつきあいに無関心になる，そしてときどき突然意識が混濁するというものでした．進行してからは尿失禁をするようにもなりました．

　診察してみると，彼女は体がふらふらするため車椅子を必要としていましたし，表情に乏しく，独り言を言うもののほとんど会話をしようとはしませんでした．アドリアーノは，一般的な物の写真を見てもそれが何かを理解することができないのですが，最近の出来事はよく覚えていました．

　脳SPECTでは，後頭葉，頭頂葉，前頭葉の活動性が高度に低下していて，レビー小体病であることは明らかでした（図3.4）．そこで，シャンクルは記憶障害に対して，レビー小体病に効果のあるエクセロンという他のコリン分解酵素阻害薬を処方しました．

　3か月後，彼女はシャンクルのところに歩いて来院し，幻覚がなく

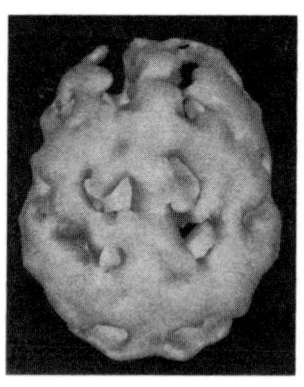

図3.4　アドアーノのSPECT画像

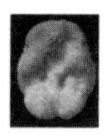

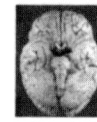

上から見た図
後頭葉，頭頂葉，前頭葉の活動
性が低下している

なったこと，トイレも自分でできるようになったことをはっきりとした声で報告しました．そして，頼んでもいないのにシャンクルの身だしなみを見て，もう少しきちんとするように言ってみせたのです．

　認知症性疾患のなかで，レビー小体病は脳内の神経伝達物質であるアセチルコリンが最も低下する病気です．したがって，アセチルコリンを増やす働きのある薬でしばしば症状がとてもよくなります．同じコリン分解酵素阻害薬でも，レミニールとエクセロンは，アリセプトに比べ脳内のアセチルコリンの上昇作用が強いため，レビー小体病に対する効果はより強い傾向があります（第8章参照）．

## パーキンソン病と認知症

　パーキンソン病（PD）は，歩行，物を握る，立つ，しゃがむ，話す，食べるなどの運動をつかさどる脳の特定の領域で，神経伝達物質であるドーパミンを作り出す神経細胞が減少することによって発症します．

　パーキンソン病は，最初はほとんど認知症になることはありませんが，85歳ぐらいになるまで何の注意も払っていないと，三人に二人は認知症になる可能性がありますし，毎年5％の割合で認知症になる可能性が増えていきます．実際に，パーキンソン病の患者は，人口統計と比較して認知症症状をもっている人が3〜5倍いるようです．

### 早期症状

　パーキンソン病はまず体の動きに関する症状が必ず現れます．以下がパーキンソン病の特徴的な症状です．

- 動き始めがむずかしくなる．ものを見つめるときに瞬きが減るという

第3章　記憶を失う7つの原因：どのように記憶障害が始まるのか？　53

のも関連した症状です
- 一度動き出すと今度は止めるのがむずかしくなります
- 筋肉が硬くなり，スムーズに動かなくなる．周りが苛立つぐらい小声になったり，寝返りが少なくなったり，体のバランスが不安定になったり，転倒したりします
- 何もしていないのに，頭や手足が小刻みに震える．ときには薬を丸めているような動きに見えることがあります
- 歩行が幼児のように小刻みになります

**診　断**

　パーキンソン病の診断は，専門医師による病歴聴取や診察が最も重要で，それによって多くの場合は診断されます．

**●パーキンソン病に合併した認知症のジョーの例**

　ジョーは73歳で，4年前からパーキンソン病を患っていました．彼は動きづらさを和らげるためにテニスやゴルフを行い，さらに読書も熱心に行いました．彼の妻は，最近夫が質問しても返事に時間がかかるようになったり，日中に寝てしまうことがあったり，わけもわからずすぐに怒るようになったりすることに対して困惑していました．ジョーは自分はもう歳だし，日中に寝ることぐらいはあると，ほとんどの場合，言い訳をし，ときには怒ることもありました．しかし妻は，今までの夫とは違うという印象を強くもっていました．

　ジョーを診察すると，典型的なパーキンソン病の症状があり，腕の筋肉が硬くなり，動作の開始が遅く，また緩慢でした．しかもジョーの場合，精神的な反応もゆっくりでした．テストをしてみると，近時記憶が軽度ですが低下し，テストに回答する速度や会話の速度もゆっくりでし

た．脳SPECTでは，パーキンソン病で影響を受けやすい大脳基底核の活動性が低下しているだけではなく，記憶や流暢な会話をつかさどる前頭葉の活動性も低下していました．

　SPECTやテストの結果に加えて，彼が怒りやすく，混乱しやすく，昼夜逆転しやすくなった症状も加味して，パーキンソン病によるドーパミンとノルエピネフリン（ノルアドレナリンともいわれる）が低下した状態と判断しました．

　脳内のドーパミンとノルエピネフリンを増加させる働きのあるウェルブトリン（非定型抗うつ薬，日本未承認）の内服を容量を調節しながら開始したところ，すぐ怒る，混乱しやすい，日中すぐ寝てしまうなどの症状は数か月後には改善しました．以前のように生活することができるようになったのです．

## 前頭側頭型認知症

　単一の疾患ではなく，文字通り前頭葉あるいは側頭葉の機能が低下するいくつかの疾患が総称され，前頭側頭型認知症（FTD）という病名がつけられています．この疾患は運動を制御する基底核や，血液中へのホルモンの分泌を制御する視床下部を含めた脳の深部（皮質下ともいわれることがある）が障害されます．

　認知症患者の約10％は，この前頭側頭型認知症が原因です．多くは65歳以下という若い年齢で発症し，2～15年ぐらいかけて徐々に進行し改善することはありません．一方，アルツハイマー病の大部分は65歳以降に最初の症状が現れることが多いのです．

　前頭側頭型認知症の最も一般的な原因は，神経細胞の骨格であるタウ蛋白の異常といわれています．17番染色体に存在する遺伝子の突然変異

**図3.5 典型的な前頭側頭型認知症のSPECT画像**

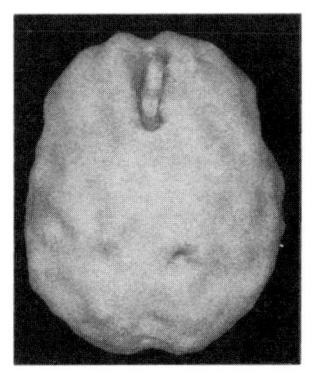

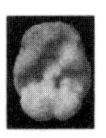

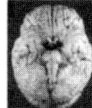

上から見た図

が見つかっており，この変異によりタウ蛋白がらせん状にねじれてしまい，神経細胞の中心から伸びている軸索，樹状突起，シナプスへ物質を運搬する流れが途絶えてしまいます．この神経細胞内の内から外への運搬が途絶えるため，神経細胞は生き残ろうとして伸ばしている突起を引っ込めてしまうのです．最終的には，このような変化では十分対応できず神経細胞は死んでしまい，タウ蛋白がねじれて絡まった状態になり，この変化が神経原線維変化といわれています．

前頭側頭型認知症は，以下の4つの症候群の症状を併せもちます．

1. **前頭葉型認知症**：周りの人がどのように感じるか全く考えることができず，社交性を欠いた行動をとり，以前は楽しんでいた行動をやめてしまう，あるいは無気力，無関心といった症状が現れます
2. **原発性進行性失語症**：左大脳半球の側頭葉が中心に障害され，徐々に言葉が失われます．認知症が出現する2年ほど前に言語の症状を自覚します
3. **皮質基底核変性症**：連合運動ができなくなり，眼球運動障害も出現

し，眩しい光や大きな音などの刺激に筋肉が過剰に反応します．また，自分の体の一部を認識できなくなります
4. **筋萎縮性側索硬化症**：休んでいるときでも特定の筋肉が勝手にピクピクと動き，続いて力が入らず筋肉自体が徐々に減ってしまい，手足の力が入らないだけでなく，飲み込みづらさ，しゃべりづらさ，声のトーンの変化なども自覚するようになり，最後には呼吸機能も低下します

### 早期症状

前頭側頭型認知症の共通した早期症状は以下の通りです．

- **無気力**：生活上のあらゆることに完全に無関心になります．普段の行動に全く意義を感じないため，何かを行おうとする気力がなくなる状態です
- **社交性の欠如**：この症状もまた，多くの前頭側頭型認知症の早い段階でみられます．公衆の面前で服を脱ぐ，考えていることをすべて口にしてしまうとかといった，常識から外れた行動をとるようになります．これは，前頭葉の障害によるものと考えられています．私たちの患者の一人は敬虔なクリスチャンでしたが，妻の話によると，見ず知らずの人，子ども，乳児，はてはメス犬など，彼が出会うすべての独身女性に性交渉を求めるようになったようです．また，警察官が万引きをして捕まった例もありますし，ロスアンゼルス法律事務所の重役が，ある日妻にヒッチハイクでアメリカを横断することにしたと伝え，そのまま出かけ，数週間後にカンザスで見つかった例もあります
- **失語症**：言葉が理解できなくなったり，しゃべることができなくなります．原発性進行性失語症ではよくみられる症状で，左側頭葉の言語

をつかさどる部位の障害と考えられます．失語症では，会話の数が著しく減ったり，会話中に自分からは話さなくなるといった症状が早期にはよくみられます．患者の配偶者は，相手が何の返事もくれなくなったのは，会話に興味がなくなったと誤解しがちです．あるいは，適切な言葉を思い出せないために会話がそっけないものになったりします．左側頭葉先端の障害では，呼称も障害されるため，例えば，時計を見ながら「時間を教えてくれるもの」と言うようにもなります

- **失行症**：複雑な動作ができなくなる症状で，特に皮質基底核変性症と前頭側頭型認知症でよくみられます．つまり前頭葉は，ドアを開けるといった簡単な動作から，フィギュアスケートをするといった複雑な動作まで，とにかく運動や行動を行うときに適切で滑らかで連続した動きを制御していますが，その前頭葉が障害されます．シャンクルの患者は，昔から船の模型を作ることが趣味でしたが，部品をうまく接着することができなくなりました．有名な建築家の患者は，建設不可能なビルをデザインするようになり，もはや抽象画のようでした

- **他人の手徴候**：自分の体の一部が自分のものと認識できなくなる奇妙な症状です．自分の腕を見ながら，「これは自分の腕なの？ 違うよね」と訴えたりします．皮質基底核変性症の早期によくみられます

- **常同行動**：意味もなく同じ言動を繰り返す症状です．この症状も皮質基底核変性症でよくみられ，うがいをする，笑う，しかめっ面をする，シャツのボタンをはめる，手を振る，握手をする，物に手を伸ばすなどの行動が過剰になります．基底核に障害があると前頭葉からの連絡を受け取れなくなり，これらの行動は意味もなく繰り返されるようになります．ずっとボタンをはめ続けたり，容器の蓋を必要以上に回し続けたり，物がもうそこにないのに手を伸ばしたり，食べ物を持っていないのに口に何かを入れようとしたり，喉に何もないのにう

がいを続けたりといった症状です

## ●前頭葉型認知症が早期に発見されたポーラの例

　ポーラは59歳の女性で，夫と一緒に教会での活動を積極的に行っていました．しかしながら，夫は最近彼女が教会の活動を途中でやめるようになり，さらに旅行で楽しそうにすることがなくなったと感じるようになりました．彼女は夫が心配していることを知っていましたが，無関心になったり途中であきらめるようになったりすることは，自分ではそれほど心配するほどのことではなく，歳をとったのだから当然のことであると説明していました．

　テストをしてみると，近時記憶は正常で，複雑な絵を描く能力も正常でしたが，F, A, Sで始まる単語を思い出しづらくなっていることがわかりました．ある研究によるとこの徴候は左前頭葉下面の障害による徴候のようです．さらに，並べられた単語を思い出すときに，正確に順番を覚えることができませんでした（前頭前野の障害による作業記憶の低下の徴候です）．血液検査と脳MRIは異常がありませんでしたが，脳SPECTでは前頭葉，側頭葉の血流が若干低下していました（図3.6）．

　治療を始めて8年が経ちましたが，ポーラの能力の低下はそれほど進行していません．実際に，作業記憶は注意欠陥・多動性障害の患者でよく使われるリタリン（精神刺激薬）という薬で改善しました．最近では，海馬の障害を示唆する近時記憶の低下も目立ってきましたが，認知機能障害に対して使われるアリセプトを処方することにより症状が改善しました．前頭側頭型認知症は，治癒させることはできませんが，適切な治療をすることにより何年にもわたって快適に生活できる能力を保つことができます．

　多くの家族にとって，前頭側頭型認知症の最も厄介な点は，しばしば

**図3.6　ポーラのSPECT画像**

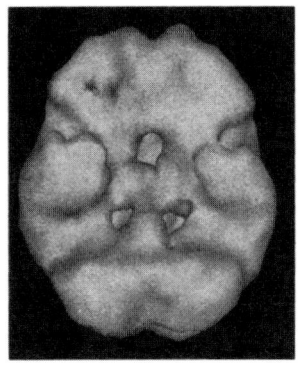

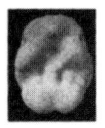

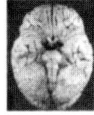

下から見た図
前頭葉, 側頭葉の活動性が低下している

自覚症状を欠くことです．前頭側頭型認知症の患者は病識が乏しく，向こう見ずな決定をしてしまったときも理性的に考えることができません．このような状況においても，早期に予防することでまともな人生を送れるようになります．

　前頭側頭型認知症は，一般的には2～15年かけて徐々に進行し，多くは6～12年で亡くなります．

# パート2　脳血管性認知症

　脳の血流が低下することにより認知症をきたす疾患が脳血管性認知症（VD）です．様々な疾患が原因になり，高血圧，糖尿病，心疾患，脳血管障害，喫煙，アルコール多飲，運動不足などが原因として一般的です．この脳血管性認知症はすべての認知症性疾患のうち15～25％を占め，とても頻度が高く，多くは50歳以降に発症します．また，40年以上

かけて突然わるくなったり，徐々に進行したりします．その進行具合は原因となる病気によって大きく影響されます．

　脳血管性認知症それ自体は遺伝性疾患ではないのですが，原因となる疾患は遺伝的素因をもつ場合が多く，家族内で発症する傾向があります．また，脳の単発の大きな脳梗塞や脳出血によることもあれば，小さな脳梗塞や脳出血がたくさんできることにより発症することもあります．それらすべてのタイプの脳血管性認知症の共通した発症メカニズムは以下の通りです．

１．血管が酸素や糖を含んだ血液を脳に供給できなくなる
２．これらの栄養がなくなると，脳細胞は数分以内にダメージを受ける
３．そして脳血流をすぐさま再開しないと脳細胞は死亡する

　大きな血管が詰まって血液供給できなくなると，より大きな障害が突然起こります．このような大きな脳血管障害は症状がわかりやすく，病院の救急室で治療されるため多くの方に認識されています．しかしながら，大きな脳血管障害は脳血管性認知症の原因としては少ないと考えられています．小さな脳血管障害が知らないうちに何年にもわたり蓄積されていくタイプのほうが一般的です．米国脳卒中協会によると，原因となる疾患をきちんと治療することにより，脳血管性認知症のかなりの部分が予防できるとしています．それらの原因とは以下の通りです．

- 高血圧の放置
- 糖尿病（血管が壊れやすくなる）
- 動脈硬化（コレステロールが上昇することにより，脳や心臓の動脈が硬くなる）

- 心疾患，つまり心不全や冠動脈疾患，心筋梗塞，不整脈により血の塊が脳に飛んだり，脳への血流を低下させたりする
- 心筋梗塞を治療するために行う，冠動脈の手術
- 喫煙（血管が細くなり，脳血流が低下する）
- カフェインの過剰摂取（同様に血管が細くなり，脳血流が低下する）
- 覚せい剤や麻薬（血管が細くなり，出血の原因にもなる）
- アルコールの過剰摂取（全脳血管障害の5％は，ワインを一日グラス4杯以上のアルコールを毎日摂取することが原因となる）
- 脳の広い範囲に血流を供給している頸部血管が細くなる
- 24時間以内に脳梗塞による症状が消失する一過性脳虚血発作
- 脳梗塞の罹患（米国では165,000人が毎年脳梗塞で亡くなっており，心疾患，悪性腫瘍に続き日本と同様の死因第3位．アルツハイマー病が4位である）
- ホモシスチン（後述）の上昇．これはアルツハイマー病の危険因子でもある

## 皮質下性脳血管性認知症

　皮質下性脳血管性認知症は，脳血管性認知症のなかで最も頻度の多い疾患です．これは，細い脳の動脈が血液を皮質下に供給できなくなることが原因で，しばしば50歳以降に発症します．また，症状は徐々に進行し，常に症状を自覚するわけではないため，本人は何年もその存在に気づかない場合が多く，発見が遅れる原因となっています．会話や旅行した場所を忘れることもあればしっかりと記憶していることもあり，以前と明らかに違うと判断することがむずかしいのです．
　皮質下の血流は，脳の表面の血管から供給されていて，血管は脳の表

面から垂直に脳内に侵入しています．この皮質下の領域は脳内では心臓から最も遠い場所で，次のようなことが起こると容易に酸素と糖の不足が起こります．

- 血管が細くかつ硬くなる
- 心臓の血液を送り出す力が弱くなる
- 血液が濃くなり，固まりやすくなる

これらの状況下では，まさに無数の小さな脳梗塞が何年にもわたり積み重なります．これらの小さな脳梗塞は一つ一つはほとんど症状を出しませんが，積み重なると病変ができた部位に応じた症状が，徐々に出現するようになります．

**冠動脈バイパスと皮質下性脳血管性認知症**

冠動脈が細くなると心臓の筋肉への血流が低下し，心筋梗塞が起こります．冠動脈バイパスは，細くなった冠動脈をバイパスし，心筋への血流を改善させ，心筋梗塞を防ぐための治療です．世界中で800,000人の患者が毎年この手術を受け，アメリカだけでも500,000人が手術を受けています．この手術では，ときに血の塊が脳に飛ぶことにより，脳梗塞や認知機能障害や錯乱などの合併症がしばしばみられます．これらは手術3か月後まで頻度が高いようです．

最近まで，冠動脈バイパスは認知症の原因とは考えられていませんでした．しかし，冠動脈バイパスの手術をした患者を5年ほど追跡調査してみると，皮質下性脳血管性認知症の危険性が増していることがわかりました．この危険性は冠動脈手術そのものによるもので，高血圧，加齢，糖尿病，脳血管障害，心疾患などの脳血管性認知症の一般的な原因

となる疾患とは独立したものでした．冠動脈バイパスを行った患者に関して，手術後に心臓から脳への血流がよくなっているのか，あるいはそれほどよくなっていないのかどうかはわかっていません．今後それを明らかにしていくためには，認知機能と心機能を手術前と後で測定したり，手術後も毎年検査をしたりして，統計をとる必要があります．明らかになれば，将来的には皮質下性脳血管性認知症の予防に役立つことでしょう．もちろん，他の脳血管性認知症の危険因子も十分に治療すべきです．

**早期症状**
皮質下性脳血管性認知症の病初期には以下の3つの症状がみられます．

1．作業達成困難：脳の深い部分（白質）の血流が減少するため，複雑な運動が障害され様々な症状が出現します
- 注意障害
- 無関心
- 判断障害
- 思考が緩慢になり，同じ作業でもより時間がかかる
- ある作業から他の作業への切り替えがむずかしい
- 複雑な作業がむずかしくなり，より簡単な作業のみ行う
- 言葉の表現がむずかしくなったり，言葉を発することがむずかしくなる

2．歩行障害：脳の最も深い場所は，足の動きを制御しているため，しばしば早期に歩行障害が現れます．歩行はゆっくりになったり，不器用になったりします

3．不器用：字を書いたり，食器を片づけたり，鍵を鍵穴に入れたり，

歯を磨いたり，裁縫をしたりする動作が，不正確になったりスムーズでなくなったりします

## 診　断

　この病気は，認知機能障害の存在と，脳梗塞あるいは脳出血の存在の二つが診断に必要です．アルツハイマー病と脳血管性認知症の危険因子は共通のものが多く，多くのアルツハイマー病の患者は脳血管性認知症も罹患しています．したがって，アルツハイマー病と診断された場合，脳血管性認知症の有無をきちんと診断するべきです．双方とも個別に診断可能ですし治療法も異なります．

　一般的には，脳に脳梗塞などの病変がない限り脳血管性認知症とは診断されません．診断の助けになるのは，認知症以外の神経学的症状があるかどうかと，認知機能が突然わるくなったり，少し改善したり，しばらく変化なかったりといったような不規則な経過をたどっているかということです．しかしながら，神経症状がない場合もありますし，徐々に進行するタイプも存在します．

### ●早期の脳血管性認知症が発見されたマークの例

　マークは58歳の男性で，営業の仕事をしていて顧客に大変気にいられていました．彼は，血圧が正常よりときどき高くなる程度の高血圧，食事療法でコントロールしていた糖尿病を患っていて，さらにはコレステロールが若干上昇していました．しかし，妻は彼が高血圧の薬をときどき飲み忘れることを気にしていました．彼は，口数が少なくなり，ときどきなんでもないところでバランスを崩したり，妻に向かって理不尽に怒るようになりました．

　シャンクルは彼から，仕事が以前よりも重荷になったとの訴えを聞き

ました．診察してみると，右手の筋力が若干低下し，右の口元が少し下がっていて，ある方向を注視させると眼振という眼球が細かく震える症状がみられました．認知機能の検査では，ケアレスミスが多く集中力がなく，例えば，三脚のようなあまりなじみのない物品の呼称がむずかしい，ということが判明しました．脳MRIでは，主に左の皮質下にいくつかの脳梗塞がみつかりました．

マークに対する治療はまず，妻にも協力してもらい高血圧の薬を朝夕きちんと内服し，栄養制限をきちんと行うことにより，高血圧，糖尿病，高コレステロール血症を正常化することから始めました．コリン分解酵素阻害薬の一つであるレミニールの内服で彼の注意力の低下はだいぶ改善しました．気分の変調も改善し，現在1年以上にもわたって症状は悪化していません．このように脳血管性認知症の危険因子を適切に治療することができれば，認知機能障害の進行は止まり，特に早期に診断できた場合は少し改善することもあります．

## パート3　認知症の原因になりうる悪性腫瘍（がん）や抗がん剤

悪性腫瘍（がん）は，体のあらゆる臓器でできる可能性があり，血液やリンパ節に沿って転移もします．肺，乳腺，腎臓，肝臓，心臓，前立腺，腸管，皮膚，骨そして血液のがんは，容易に脳に転移し，認知症の原因になります．将来的には治療法の進歩により，より多くのがんが治療可能となると思われますが，医療費は高騰するかもしれません．軽度認知機能障害や認知症は，長期にわたるがんの治療の副作用として出現することも多くなってきました．抗がん剤や放射線といったがんの治療はがん細胞も殺しますが，正常の細胞にも大きな影響を与えます．そし

て，これらの治療によって脳の一部が破壊されてしまうと，患者の生活レベルが低下します．放射線療法は，しばしば脳腫瘍の予防や治療のために脳に照射されますが，まさにこの治療は脳に直接ダメージを与えます．多くの抗がん剤は直接脳に入り，増殖しているがん細胞だけでなく，分裂している脳細胞にも影響を与えるのです．これらの治療は，がん細胞を標的に破壊することを目的としているものの，いつでも両刃の剣なのです．

**早期症状**

最近まで多くの悪性腫瘍（がん）患者は長期に生存できなかったため，悪性腫瘍（がん）の治療による認知機能障害はあまり問題とされませんでした．そのため，その特徴についてはよくわかっていないのが現状です．ただ，がん細胞が脳のどこに転移したかによって，どのような症状が出現するかが決まってきます．脳の放射線療法に関しては，脳の白質を中心に障害を与えるため，脳血管性認知症や前頭側頭型認知症と似た症状が出現し，放射線療法による認知機能障害はずっと続きます．例えば，副鼻腔に対して20年以上にわたり放射線療法を受けていた患者において，作業記憶の低下や，運動の不器用さや，判断力の低下が認められたことが報告されています．

---

# パート4　頭部外傷による認知症

想像以上に米国では頭部外傷の患者が多く，1年に200万人が頭部外傷を患ったと報告されています．頭部外傷による脳の外傷は，認知機能障害の原因になったり，よりいっそう認知機能を悪化させる原因にもなり

ます．特にアルツハイマー病の危険因子であるアポリポ蛋白E4遺伝子をもつ全人口の15～25％の人たちは特に危険で，この遺伝子をもった人が頭部外傷により意識障害を起こした場合，アルツハイマー病になる可能性が10倍も高くなります[32]．アポリポ蛋白E4遺伝子をもたない人は，頭部外傷を起こしてもアルツハイマー病になる確率は増加しません．プロフットボール，ホッケー，野球，サッカー選手は，たいがい1回は頭部外傷の既往があるか意識を失ったことがあります．つまり恐ろしいことに，このことは選手のうちの15～25％はアルツハイマー病の危険性が10倍になっているということを意味し，あるいは200万人のうち15～25％（30～50万人）が，毎年アルツハイマー病になる危険性が10倍になっていくことを意味します．

## 頭部外傷が脳にダメージを与える過程

1. 衝撃を受けた場所の血管が切れて出血し，炎症が起こり最終的には瘢痕化します．ダメージを受けた細胞が放出するフリーラジカルは，血管が切れているために取り除かれるのが遅れ，さらに周辺の組織がダメージを受けます
2. 衝撃を受けると，脳は反対方向に加速するため，衝撃を受けた側と反対側もダメージを受けます．これを，コントラ・クーとよびます．数年後にそのような人がSPECTを行うと，両方の場所（衝撃を受けた場所と，その反対の場所）の血流が低下していることがわかります
3. 脳が衝撃を受け揺り動かされたことにより，脳のなかの長いケーブルの働きをしている軸索が切れてしまいます．脳のある細胞は，これらを修復しようとしますが，新たなケーブルは，切れた軸索にき

ちんと接続されないことも多く，残念ながらあまり効果がありません．この場合，障害された場所の脳内の信号伝達は，遅くなったり途切れたりします

　エイメンは，数秒から数分の意識障害を伴う軽い頭部外傷を過去にしたことがあります．エイメンの脳をSPECTで調べると，考えていた以上にダメージを受けていることがわかりました．脳CTや脳MRIは，出血や脳組織の欠損などの直接的な脳の障害をみつけることができますが，SPECTやPETはさらに鋭敏により広範囲の異常をとらえることができるのです．

　頭部外傷によりアルツハイマー病の存在が明らかになることもあります．軽い頭部外傷の後に，記憶力が落ちたと初めて家族に気づかれた患者をたくさん診てきました．しかしながら検査をしてみると，これらの患者は頭部外傷だけでは説明できない認知機能障害をもっていることがときどきあります．アルツハイマー病の症状があまりに軽くていままでは気づかれていなかったということです．

　脳の性質と構造から考えて，たとえ頭部外傷は軽くても治療するべきです．意識障害がたとえなくても，脳がダメージを受けている可能性はあります．意識障害は脳幹や両側の大脳が障害を受けて初めて出現します．つまり，意識障害がなくても脳の他の部位は障害を受けている可能性はあるということです．

**早期症状**

　頭部外傷による認知機能障害では，以下の3つの早期症状が現れます．

1．衝撃を受けた側あるいは反対側の脳が障害を受けたことによる症

状：例えば，ある人が交通事故にあって頭部をフロントガラスにぶつけた場合，頭部の前方（衝撃を受けた側）と，後方（反対側）の脳が障害を受けます．その場合，感情が乏しくなったり，視野障害が出たり，集中力がなくなったりします
2. **軸索が広範に切れてしまったことによる症状**：誰かの名前がなかなか出てこない，計算に時間がかかる，鍵を鍵穴に入れるのに時間がかかるなど，精神活動が遅くなります
3. **頭蓋底部分の脳が障害を受けたことによる症状**：前頭葉や側頭葉の下面，小脳，下垂体，視床下部などの障害によります．脳が外傷により振られると，これらの部位が擦られます．一般的な症状は，不器用になる，顔や物を認識しづらくなる，近時記憶が弱くなる，すぐにカッとなる，睡眠障害，日中ボーとしてしまう，という症状です

## 診　断

　患者が以前頭部外傷を患ったということを知っていれば確実な診断が可能です．しかしながら，多くの人は特に子どもの頃の頭部外傷については覚えていません．私たちのクリニックを受診される患者には，十分過去の記憶を思い出していただくために，頭部外傷の既往があるかどうか5回ぐらい尋ねることもよくあります．

### ●頭部外傷が認知症の原因となったビルの例

　ビルに介護が必要になったのは65歳のときでした．彼は，無気力なうつ状態，自暴自棄，注意力が低下した状態でした．もともとかんしゃくもちであったため，何人かの妻と離婚し，子どもとも疎遠になっていました．彼と2年間つきあったガールフレンドは，その気性のため別れて

しまいました．彼の話を聞くと，高校生のときに交通事故にあっていることがわかりました．衝突事故の際，助手席にいたビルはシートベルトをしていませんでした．ビルはフロントガラスが割れるほど強く頭部をぶつけました．記憶を失ったかどうかは定かではありません．

　事故の前は学校の成績はよかったのですが，事故の後は成績が低下して一流大学進学の夢をあきらめました．「注意力が極端に落ちたんだ．」ビルは言いました．「何かするとすぐにぼんやりしてしまうんだ」．高校卒業後，父の職場に就職しましたが，父がビルの行動を常に監視しなければならない状態でした．ビルはすぐに仕事を休んでしまい，分担された仕事をやり遂げることができないのです．

　脳SPECTでビルの脳活動を評価し，大きな異常がみつかりました（図3.7）．前頭葉と側頭葉の活動がかなり低下していたのです．この結果から，何年も悩んできたことの原因が，ついにはっきりとわかったのです．抗痙攣薬，精神刺激薬，ニューロフィードバックとよばれる左前頭前野と側頭葉の電気活動を安定化させる治療により，彼の気性，性格，注意力は改善しました．ガールフレンドは，彼の気むずかしい気性がもともとのものではなく，頭部外傷による後遺症だということを知り，よりを戻しました．

　脳の障害される部位により，頭部外傷の症状は様々です．そして，SPECTやPETで障害部位を明らかにしてから，その部位に応じた治療を行うべきです．ただ最も効果的な治療は外傷を予防することなのです．私たちは脳の画像を見るたびに，特にアルツハイマー病の危険遺伝子を持った人は，いかに頭部外傷が危険か，いかに頭部を接触するスポーツが危険かをいつも認識させられます．もし，あなたの子どもがサッカーやフットボールやラグビーなど頭部を怪我する可能性のあるスポーツをやりたがったら，ゴルフ場やテニスコートに連れて行くことを

図3.7　ビルのSPECT画像（安静集中時）

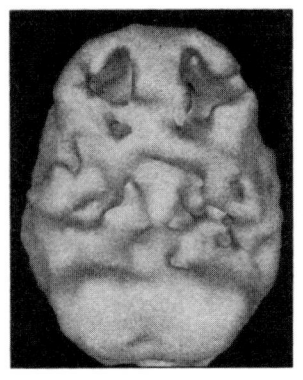

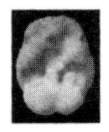

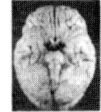

下から見た図
前頭前野，側頭葉の活動性が低下している

お薦めします．

---

# パート5　感染や免疫が関与する認知機能障害

　プリオンやウイルス，細菌，真菌などが脳に進入し，自分自身の免疫力や薬で治療できなかった場合，認知機能障害になることがあります．ウイルスなどは，細胞に入って細胞の働きを制御してしまいます．そして，細胞内で自分自身を増殖させ，さらにたくさんの細胞を占領してしまいます．通常は自分の免疫が多くの感染源を自分の体と違うものと認識して排除しようとしますが，免疫力が低下したり，感染源が多かったりすると，排除できなくなってしまいます．

　感染症は認知症の原因となるだけでなく，ときには潜在的な問題を明らかにすることがあります．「家族が肺炎で入院してから，せん妄のよ

うな症状が始まり，肺炎が改善してもその症状が残っています」と，訴える方がよくいます．そのような人は，症状が軽いため普段接している分には気づかなかっただけで，すでにアルツハイマー病やその類縁疾患を患っていたのかもしれません．

　以下が，認知症や認知機能障害をきたすことの多い感染症や免疫性疾患です．

- 多発性硬化症：脳の神経軸策を取り巻いているミエリンという物質がダメージを受け，様々な神経症状の原因となる
- 慢性疲労症候群
- プリオン病（クロイッツフェルト・ヤコブ病，狂牛病）
- 単純ヘルペスウイルス，サイトメガロウイルス，帯状疱疹ウイルス，ＥＢウイルス，ヒトヘルペスウイルス6
- エイズの原因となるHIV：この疾患はそれ自体によるものだけでなく，脳が様々な感染症に侵されやすくなります
- 心臓や脳の細菌感染症

　ここでは，慢性疲労症候群を主に取り上げます．診断がつかずに，間違った治療がなされていることが多いからです．

## 慢性疲労症候群

　慢性疲労症候群（CFIDS）は，免疫能力が低下しているため，普段は自分の免疫力が勝るはずの病原体に感染してしまうことが原因です．慢性疲労症候群の原因となる病原体は，EBウイルス，サイトメガロウイルス，ヒトヘルペスウイルス6が一般的です．残念ながら多くの医師は，

慢性疲労症候群の患者を診察しても，精神的な問題と考えてしまい，本当の器質的疾患とは考えないという診断ミスを犯しています．

つい最近，実際に多発性硬化症を発症する平均して4年前に，EBウイルスがみつかることが報告されました．多発性硬化症患者でみつかることのあるEBウイルスは慢性疲労症候群の原因病原体としても一般的です．つまり，慢性疲労症候群は多発性硬化症のように精神的なものでなく，本当に器質的な病気（あるいは何種類かの病気の総称）と考えられます．診断の客観的証拠としては，免疫不全状態を合併していることです．症状は人によって異なりますが，うつ状態，不安障害などの精神症状に非常によく似た症状を引き起こします．

**早期症状**

慢性疲労症候群の患者はまず，ひどい風邪様症状を訴えます．多くの人は風邪が治れば調子がよくなるのですが，慢性疲労症候群の患者の場合は，とても疲れやすく，手足がしびれたりうずいたりする，全身が痛む，集中できないなどの症状が引き続き出現し，これらの訴えは何年もよくなったりわるくなったりを繰り返します．ときには，一時的に症状が消えることもあれば，ずっと続いてしまい普通の生活ができなくなることもあります．そのような患者には，うつ，やる気のなさ，無関心，不安などの精神症状も出現します．彼らが何の前触れもなくやる気をなくしたような状態になるため，なかなか同情されない病気なのです．

この病気は，脳の様々な場所を障害しますが，主には側頭葉の障害が目立ちます．そのため側頭葉てんかんは，慢性疲労症候群に合併することがあり認知機能障害の原因の一つになります．

その側頭葉てんかんは，せん妄，話ができなくなる，何を言われているか理解できなくなる，フラッシュバック，既視感，強い被害妄想，な

んでもないことにひどく怖がってしまうなどの，ひどい症状が突然現れます．ゴーギャンやゴッホなどの何人かの有名な芸術家は側頭葉てんかんを患っていて，衰弱はするものの，その症状の一部が突然のひらめきや創造性の元となっていたのかもしれません．

## 診 断

　正確な問診で早期症状の有無を確認することが，慢性疲労症候群の診断に役立ちます．さらに，血液検査で免疫力を調べることになります．多くの医師は慢性疲労症候群に関しての知識が乏しいため，感染症，免疫疾患，慢性疲労症候群などの専門家と共に診断が正しいかどうか話し合う必要があります．かかりつけ医にこれらの専門家を紹介してもらうように頼んでみてください．

　慢性疲労症候群の患者の脳SPECTは，特に前頭葉と側頭葉の血流が高度に低下していることが多く，前頭側頭型認知症や中毒の副作用と症状が似ています．しかし原因となるウイルスによって，それぞれ脳の中で好きな場所があるため，そのウイルスの種類によりさらに特異的な所見があります．つまり，慢性疲労症候群の脳SPECTが本当に有用なのは，脳のどの部分がより障害を受けているかどうかを確認することができることで，そのやられている部位に応じた最適な治療を選ぶことができることなのです．

### ●慢性疲労症候群のデニスの例

　45歳のデニスは，二児の母でとても活動的な人でした．彼女は非常に懇親的で，毎日夫とともに働き，数々の奉仕活動の役員でもありました．私たちに相談に来る数年前に彼女は風邪を引きましたが，1か月ほどで改善しました．その約2か月後に，疲れやすくなり，あまりにひど

いので一時は何日もベッドから出ることができないほどでした．彼女は，頭に靄がかかり，何に対してもやる気がわかず，手足がしびれていたと訴えました．ときには，症状が改善することもありますが，全く症状がなくなることはありませんでした．彼女は精一杯がんばろうとしていたのですが，子どもの面倒もみられないほど症状がひどくなることもありました．その他の症状としては，最近になって突然強いせん妄や恐怖状態に陥り，数分後に改善するという，側頭葉てんかんのような症状がありました．

デニスは，すでに何人かの医師に受診し，うつや無気力といった精神症状，甲状腺機能低下に対する治療をされていました．これらの治療は若干効果があったのですが，日常生活が改善するほどではなく，効果も長続きしませんでした．シャンクルが診察したところ神経学的な異常はありませんでした．彼女の認知機能については，同じ年代で同じ教育レベルの女性と比較して若干低下していて，低下の具合が左の前頭葉内側の障害の症状に似ていました．

作業記憶の低下と，風邪様症状の後に身体的・精神的症状が出現したため，免疫専門の医師に相談したところ，免疫不全状態であるとの指摘を受けました．血液検査の結果，彼女のTリンパ球という病原体などを捕まえて破壊する免疫細胞がうまく働いていませんでした．そのため，彼女はEBウイルス，サイトメガロウイルス，ヒトヘルペスウイルス6などいくつかの病原体に感染していたのです．以上のことからデニスは慢性疲労症候群と診断されました．

脳SPECTの結果（図3.8），彼女の脳血流は全体的に低下し，特に前頭葉と側頭葉が目立っていました．症状を和らげるため，側頭葉てんかんの治療を行う抗てんかん薬（認知機能障害を改善させる働きもある）であるトリレプタル（日本では同様な薬剤にテグレトールが使われます），

図3.8　デニスのSPECT画像

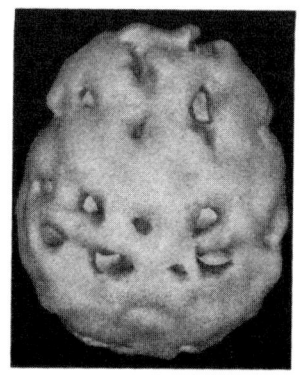

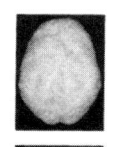

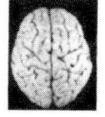

上から見た図
脳の活動性があちこちで低下
している

脳の代謝を改善し作業記憶を改善させるアデラル（日本未承認，アンフェタミンの一種）を処方しました．さらに免疫専門医師により免疫力を高めるために，免疫グロブリンの与薬も行ったところ，疲れやすいという症状を自覚する頻度が少なくなり，程度も軽くなりました．アデラルによって，たとえ疲れを自覚していても，その間も集中できるようになりました．側頭葉てんかんの症状もほとんど出現しなくなりました．

慢性疲労症候群は完全に治癒させることはできませんが，適切な治療によりかなり普通の生活が送れるようになります．

## パート6　アルコール関連認知症および他の毒素

様々な毒素が脳の機能を低下させ，認知症を誘発します．毒素により様々な種類の障害を引き起こしますが，脳に障害を与える頻度が高い毒

素や薬は以下の通りです．

- 抗精神病薬，鎮静剤，コカイン・スピード・LSDなどの依存性の薬剤
- アルコール
- 抗けいれん薬（てんかんの薬）
- 毒ガス，農薬，その他の化学物質

## アルコール関連認知症

　アメリカでは，認知機能障害をきたす毒素のうちで，アルコールが原因になることが圧倒的に多く，認知機能障害はかなり大量のアルコール摂取で引き起こされます．アルコールは以下のような機序で脳を障害します．

- 神経細胞へのカルシウムの流入を妨げることで，神経伝達物質の放出を阻害して，神経細胞の電気活動を弱めます
- 細胞のエネルギーを作り出す部位への酸素の供給を妨げます
- 特に学習や記憶に関与する部位において，様々な種類の神経伝達物質の作用を抑制します

　アルコールは両刃の剣です．つまり，その人の健康にわるさをするか，よい影響を与えるかは飲む量によります．ワインを4～5杯あるいは，同等の量のアルコールを毎日摂取するような大酒家は，脳血管性認知症の危険性が増します．しかしながら，毎日でなく週にあるいは月に1杯程度のアルコール摂取は，明らかに認知症になる確率を減らします

（70％程度）[33]．アルコールの危険性は，アルコールの作用とコレステロールのバランス関係にあるようです．少量のアルコールは善玉コレステロールの働きを高めます．少量のアルコールを飲酒している人には，善玉コレステロールが細胞膜につかずに血流を循環し，LDLなどの悪玉コレステロールを低下させます．この現象によって，心疾患，動脈硬化，脳梗塞など，認知症の原因となる疾患の危険性が低下します．

　アルコールの問題はしばしば遺伝します．アルコール中毒に陥りやすい人の多くは，脳のGABA（ギャバ）という抑制系の神経伝達物質のレベルが低いといわれています．GABAは，脳の機能にとても重要で，脳が異常に興奮するのを抑える働きがあります．しかしながら，GABAが足りないと，十分に脳の興奮が抑えられなくなって異常に興奮してしまい，これが不安，興奮，緊張，不満，行動過多などの原因となります．このような人はアルコールを飲むとこれらの症状が一時的に改善するためまた飲んでしまい，アルコール中毒に陥りやすくなります．

　アルコールを2週間ぐらい中止するだけでアルコール関連認知症は改善します．一見簡単にみえますが，実際はとてもむずかしいのです．毎日アルコールを摂取すると，神経伝達物質の反応が弱くなり，全般的に脳がエネルギー不足の状態になります．つまり軽度認知機能障害や認知症が出現しても，なぜアルコールをやめることが必要なのかを理解できない人が多くいるのです．つまり病識がなくなり，多くの人は自分の状態がいかに深刻か理解していませんし，わかろうともしません．このような問題が重なり，アルコール障害は多くの治療や行動治療などの効果が期待できるにもかかわらず，脳の反応性が低下しているためにその重要性がわからず，実際にはより多くの治療が必要になります．

　病識のなさが最も深刻な問題です．シャンクルの一人の患者は，自分の娘に自分の人生に干渉するなと，繰り返し文句を言っていました．彼

は，夕食後にウオッカを一杯飲んでいるだけだし，アルコール依存ではないと言い張ってました．ですが，娘の見立てでは，毎晩4～5杯は飲んでいて，父はそれを忘れているとのことでした．知能検査では，彼はアルコール中毒による認知症の状態でした．

シャンクルは，彼に実際に客観的なテスト結果を見せることにより，深刻な記憶力・判断力障害があることをわからせようとしました．彼は，2分後には10個のうち9個の言葉を思い出せると思っていたようですが，一つも思い出せませんでした．シャンクルは，アルコールをやめない限り，半年後には介護施設に行かなくてはならなくなると忠告しました．娘は様々な方法でアルコールをやめさせようとしましたが，彼はアルコール中毒や記憶障害があることを全く理解することができませんでした．現在，彼は介護施設にいます．

**早期症状**

アルコール依存，二日酔い，判断力の低下，思考の低下，危険な行動，頭に靄がかかる，不安が低下する，隠れて飲む，飲むことを正当化するなどは，すべてアルコール多飲で出現する症状です．アルコールをたくさん飲んで目が覚めた後に，特定の時間の記憶がなくなっている"ブラックアウト"という症状は，ある程度進行してからの症状です．この健忘症状はアルコールが，新たな記憶を貯蔵する海馬や，嗅内皮質に障害を与えているために起こります．この部位に記憶が貯蔵できなかった場合には，どんなヒントを与えても記憶がよみがえることはありません．ヴァリウム（日本未承認），ワイパックス，ソラナックス，マイスリー，ハルシオンなどの抗不安薬や向精神薬は，同様な症状を引き起こすことがあります．不器用になったり，ふらふらしたり，震えたりするような症状は，アルコールによる小脳失調の症状です．複雑な絵を描

いたり，複雑なパターンを認識したりするような空間認知機能も悪化することがあります．

## 診断

アルコール中毒は，脳の様々な部位を障害するため，その兆候の一部は簡単にみつかります．毎日飲酒するわけではなく，ときどき大酒を飲むような場合も，アルコール中毒になります．このような人はアルコールによる障害に脳がもちこたえていて症状が目立たないこともありますが，ぎりぎりの状態であるというだけです．早期症状は，不器用，バランスがわるくなる，注意力が低下し，作業記憶の低下，最近の出来事が思い出せないといった症状です．脳MRIで，脳が萎縮し，脳SPECTやPETでは，小脳，側頭葉，前頭葉の活動性が低下している所見がみつかります．

### ●アルコール性認知症のアルジーの例

アルジーは，ずっとカリフォルニア州のニューポートビーチで暮らしていました．彼女は70歳でしたが，過去30年間は少なくとも一日にスコッチボトルの4分の1は飲んでいました．夫は，彼女が友人たちとの集まりで攻撃的になったことを心配して，受診させました．アルジーは，他の男性を誘惑しようとしていましたし，翌日にはそれを忘れているようでした．最初に彼女が受診したときには，シャンクルを誘惑しようとしました．彼女はなぜ夫がシャンクルのところに連れてきたのか忘れているようでしたし，その理由をシャンクルに尋ねていました．しかし，1分後には質問したことを忘れ，また同じ質問を繰り返しました．

彼女に10個の単語を示しましたが，3回練習した後でも彼女が思い出せたのはたった一つでした．数分後には，彼女は単語のリストを思い

**図3.9-10　アルジーのSPECT画像**

脳の活動性が全体的にひどく低下している

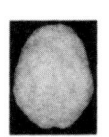

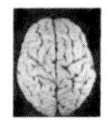

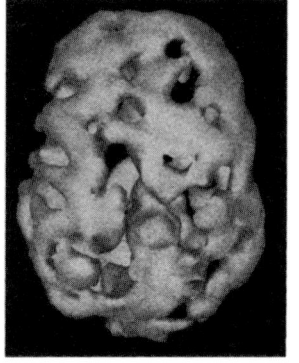

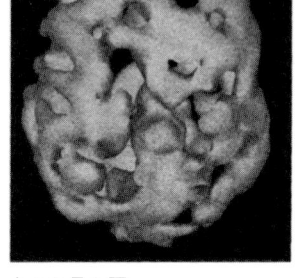

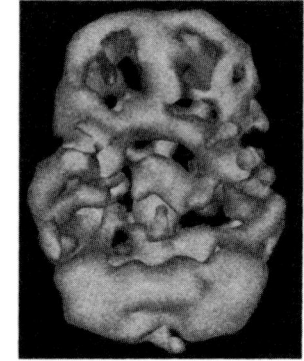

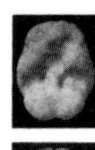

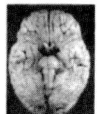

上から見た図　　　下から見た図

　出すように言われたことも忘れてしまいました．彼女の空間認知機能は若干低下していて，立方体の内側のラインを描くことができませんでした．彼女の脳SPECT（図3.9-10）の結果は，脳の活動性が全体的に極端に低下していました．

　アルジーはアルコールをやめるため，アルコール中断施設に入所しました．非常に危険なアルコール離断症状を防ぐのに必要と考えたためです．脳を活性化させるための薬物やサプリメントによる治療方針に従い，葉酸などのビタミンを服用しました．彼女は，決して完全には能力が戻ったわけではないのですが，記憶と行動異常は改善しました．

　もし，アルコールが脳に多大なダメージを与える前にやめることができれば，著しく能力が改善します．理由ははっきりしていませんが，半年以上，アルコールを中止しないと完治はしません．

## パート7　神経細胞の代謝に影響を与える疾患

　実際に体中のすべての臓器は，正常の細胞代謝を保っています．そのなかで主要な臓器が広範にダメージを受けると，脳に悪影響を与え認知症を引き起こすことがあります．以下が認知症の原因となりうる一般的な代謝異常です．

- うつ病：神経伝達物質の働きが低下して，細胞間の連絡がうまく行かなくなる
- 甲状腺機能低下症：甲状腺ホルモンの低下
- 糖尿病：血糖の上昇
- 低血糖：血糖の低下
- 腎，肺，肝臓の障害
- 正常圧水頭症：髄液が多量に作られる
- てんかん：神経が過剰に興奮する
- 低酸素：酸素の低下
- ビタミン$B_1$，$B_{12}$，葉酸の低下：アルコール多飲，栄養不足，腸の吸収障害など様々な原因で起こりうる
- 高カルシウム血症：副甲状腺が過剰に働くことにより起こりうる
- 高ホモシスチン血症：葉酸によって調整されている
- エストロゲン低下：更年期に子宮を切除すると起こりうる
- テストステロン低下：最近男性の加齢に伴う問題として認識され始めていて，前立腺がんの治療によりときどき起こりうる
- コルチゾールの低下あるいは上昇：慢性的なストレス，いくつかの疾

患，プレドニンなどのステロイドホルモンの長期にわたる治療

**早期症状**

　神経細胞の代謝がわるくなることによる代謝性脳症の早期には，仕事を終えるのが遅くなったり，注意力や集中力が低下したり，疲れやすくなったり，うつ症状，無関心，人づきあいを遠慮するなどの症状が出現します．

**診　断**

　上述のような症状は残念ながら，単純に歳をとったせいだと医師が見逃すことがよくあります．このような説明は，本当に何もわるいところがないと患者を元気づけようと，わる気がなくされたものですが，患者がいままでとは明らかに違い，とても深刻な症状だと医師は気づかなくてはいけません．

　代謝性脳症の評価はいたって単純です．まずは，症状を悪化させるあるいは症状の原因となるような，医学的問題がないかどうかを確認します．もし存在するのであれば，治療は可能です．次に，代謝性脳症をきたす一般的な原因を探すため血液検査を行うべきです．この検査項目は，第7章に詳しく書いてあります．

**●うつ病による仮性認知症のワンダの例**

　ワンダは67歳で，母がアルツハイマー病で亡くなっています．彼女は母の介護を熱心にしていたため，母が亡くなるのをそばで見ており，自分にも同様の問題が起こりうると心配していました．ここ2年間，彼女は人の名前や最近のことを思い出せないような気がしていました．そして，強いうつ症状が出現し，人づきあいもやめました．その症状が強い

ときには，家事がいままでのようにはできなくなりました．彼女の家族は，検査のため病院に受診させました．

　ワンダは，自分の記憶力の低下を非常に気にしていました．神経学的には異常がなく，知能検査もうつ病の結果と同様でMRIは海馬や他の部位も含めて全く問題ありませんでした．しかしながら，脳SPECTではおおむね活動の低下はなかったのですが，集中力を保つのに必要な前頭前野の活動性が低下し，感情を支配する部位の血流が著しく上昇し，うつ病でみられる典型的なパターンでした．

　私たちは，彼女が無関心症状もきたしていたためエフェクサー（日本での類似薬はトレドミン）というSNRI型抗うつ剤で治療し，3か月後には，ワンダのうつ症状，無関心，記憶力低下の自覚症状は改善しました．私たちは脳SPECTで彼女の脳を何回か検査しました．いくつかの活動性の低下した小さな領域以外は，いまではほとんど正常にみえる程度に改善しています．

　うつ病に伴う記憶障害は，うつ病をきちんと治療すれば症状が改善するため「仮性認知症」とよばれています．しかしながら，その名前は実際に自覚している本人には納得がいかないでしょう．なぜなら，実際にうつ症状は偽ではないし，能力は低下しているし，実際に他の原因による病気と同様に本当に困っているからです．

　脳は非常に複雑なシステムです．50以上の回路の機能を正常に保つため，心と体が一体となり，初めて満足のいく幸福な人生が送れるのです．もし認知機能障害や認知症をきたしうる原因の発見が早ければ，多くは治療可能です．私たちが何度も強調しているように，もし脳を最適に保つのであれば，乳がん検診のマンモグラフィー，高血圧をチェックする血圧測定，糖尿病をチェックする血糖検査と同じように，年に1回は記憶力に関する検査をすることが重要です．50歳になったら，あるい

は危険因子をもっていたら，定期的に記憶力の検査をするべきなのです．

第 4 章

# 自分自身の危険性を知ろう
## シャンクル-エイメン認知症早期発見質問表

　家族に認知症の方がいるのであれば，あなた自身も40歳になったら定期的に検査しなくてはなりません．比較的若い時期に検査するのには，二つの目的があります．一つは，危険因子をみつけてそれを治療し，認知症を予防すること，二つ目は，認知症の早期症状を見逃さないようにし，早い段階で発見・治療を行い，発症や進行を遅らせることです．

## シャンクル-エイメン認知症早期発見質問表

　このシャンクルとエイメンによる認知症早期発見質問表は，認知機能を評価する一般的な検査法であり，結果次第では，さらに次のテストを行う必要があるのかどうかがわかります．スクリーニング検査を毎年行う理由は，認知症を早く発見することができればその予防や早期治療が可能となり，アルツハイマー病の症状を発症させることなく，また介護施設に入ることなく日常生活を送ることができるからです．
　以下の質問表は，早期の認知症の症状とともに，認知症の危険因子をみつける形式で2種類の質問表を掲載しています．以下の質問表のような自己報告型質問表は，利点もあれば限界もあります．
　これらの検査は，素早くでき，費用がかからず，簡単である一方，自分で回答するため，自分に都合よく回答し，偏りが生じてしまう場合もあります．もちろんすべての自己申告による報告が信頼できないわけではなく，多くの人は誠実に問題を認識し，感じていることを表現しようと努力していると考えられます．しかしながら，人によっては，経験したことを誇張して表現し，すべての症状にマークをつけてしまう場合があります．また逆に，すべて否定してしまう場合もあります．そういった人たちは，個人的な問題をあまり重大なことと考えずに，問題となる症状があったとしてもチェックしないで終わってしまうことがあります．それでは正確に分析できません．
　さらに，家族や友人について評価する際，一般の人について評価するより，愛情が含まれる分，評価が曖昧になりがちです．そのため可能な範囲で，自分自身で質問表に答えるとともに，第三者にも質問表に答え

てもらってください．

　認知症を評価するいくつかの質問表の一つだけでは診断を下すのに十分とはいえません．いくつかの質問表を利用してはじめて正確な評価を深めることができるのです．＜付録A＞で，「認知度チェックテスト」「もの忘れ度チェックテスト」「うつ状態チェックテスト」「健康状態テスト」などの質問表を紹介していますので参照してください．

## シャンクル-エイメン認知症早期発見質問表

　次の問いに，「はい」か「いいえ」で答えてください．「はい」と答えた項目の基準数値が括弧に挿入してありますので，それを合計した数字があなたのテストの結果です．あなたの状態を正確に判断するために，親戚，配偶者，子ども，兄弟，両親，親友などにもこの質問表に答えてもらってください．
(訳注：日本では，認知症のスクリーニング検査として，長谷川式簡易知能評価スケール（HDS-R）やMini-Mental State Examination（MMSE）が施行されることが多い)

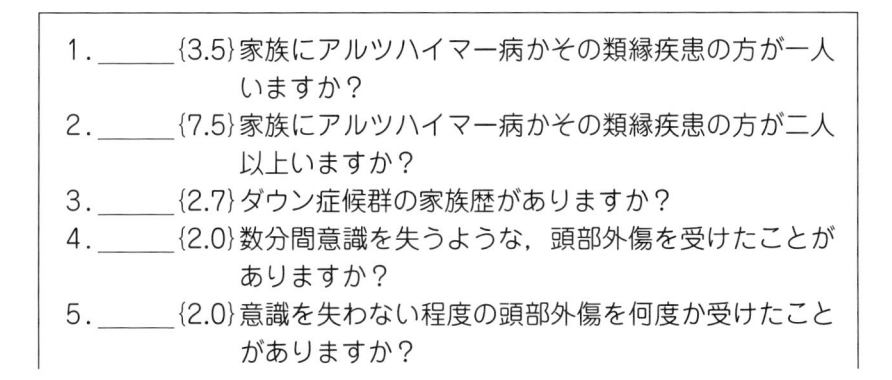

---

1. ＿＿＿＿{3.5}家族にアルツハイマー病かその類縁疾患の方が一人いますか？
2. ＿＿＿＿{7.5}家族にアルツハイマー病かその類縁疾患の方が二人以上いますか？
3. ＿＿＿＿{2.7}ダウン症候群の家族歴がありますか？
4. ＿＿＿＿{2.0}数分間意識を失うような，頭部外傷を受けたことがありますか？
5. ＿＿＿＿{2.0}意識を失わない程度の頭部外傷を何度か受けたことがありますか？

6. _____ {4.4}過去あるいは現在，アルコール依存や薬物依存の状態にありますか？
7. _____ {2.0}過去あるいは現在，医師にうつ病と診断されていますか？
8. _____ {10}脳梗塞を起こしたことがありますか？
9. _____ {2.5}心筋梗塞，狭心症などの心疾患がありますか？
10. _____ {2.1}コレステロールが高い（脂質異常症）ですか？
11. _____ {2.3}血圧が高い（高血圧）ですか？
12. _____ {3.4}糖尿病ですか？
13. _____ {3.0}悪性腫瘍（がん）を患ったり，その治療を受けたことがありますか？
14. _____ {1.5}過去あるいは現在，けいれん発作を起こしたことがありますか？
15. _____ {2.0}運動が少ないですか？（週に2回未満，あるいは1回30分未満）
16. _____ {2.0}教育歴は高校卒業までですか？
17. _____ {2.0}いまの仕事は新しいことを学ぶ必要のない単調な仕事ですか？
18. _____ {2.0}年齢は，65～74歳ですか？
19. _____ {7.0}年齢は，75～84歳ですか？
20. _____ {38.0}年齢は，85歳以上ですか？
21. _____ {2.3}10年以上喫煙していますか？
22. _____ {2.5}アポリポ蛋白Ｅ4遺伝子を一つもっていますか？（測定してある方のみ）
23. _____ {5.0}アポリポ蛋白Ｅ4遺伝子を二つもっていますか？（測定してある方のみ）

合計_____
（チェックを入れた箇所の括弧の中の数字を合計してください）

説　明

- もしスコア点数が，0，1，2であればアルツハイマー病とその類縁疾患を発症する可能性は低い状態です
- もしスコア点数が，3，4，5，6であれば，さらにテストが必要ですので＜付録A＞のテストを行うべきです
- もしスコア点数が，6以上であれば，アルツハイマー病とその類縁疾患を発症する危険性が高く，やはり＜付録A＞のテストを行うべきです

| 障　害 | 進　行 | 脳の障害部位 |
|---|---|---|
| 現在症状を自覚している | 10年前と比べて悪化している | 側頭葉に関する質問 |
| | | 約束をよく忘れますか？ |
| | | 休日を忘れたり，誕生日や結婚記念日をよく忘れますか？ |
| | | 薬やサプリメントの服用をよく忘れますか？ |
| | | 会話中に言葉が浮かばなかったり，ものの名前が浮かばないことがよくありますか？ |
| | | 特に理由もないのに，興奮したり，怒ったり，攻撃的になることがよくありますか？ |
| | | 特に正当な理由もないのに，疑い深くなったり，妄想したり，過敏になることがよくありますか？ |
| | | 人が読んだり説明したりすることを聞いても，間違った解釈をしていることがよくありますか？ |
| | | 側頭葉障害の進行度（この表で，チェックを入れた項目の数を合計してください） |

| 障　害 | 進　行 | 脳の障害部位 |
|---|---|---|
| 現在症状を自覚している | 10年前と比べて悪化している | 前頭葉に関する質問 |
|  |  | 昔の出来事を思い出せないことがよくありますか？ |
|  |  | 例えば，どのぐらいの量の食料を買えばいいのかというような，判断ができないことがよくありますか？ |
|  |  | じっくりと論理的に考えることができないことがよくありますか？ |
|  |  | 以前は簡単にできていた，家計の管理や家事がむずかしくなることがよくありますか？ |
|  |  | 家事や書類作成などいつもやっていることなのに，集中できないことがよくありますか？ |
|  |  | 家事，仕事，他の活動で，最後までやり遂げられないことがよくありますか？ |
|  |  | 物事の計画を立てたり，体系的に考えることができないことがよくありますか？ |
|  |  | 以前は大好きなことなのに，興味がなくなったり，退屈したり，気力がわかなかったりすることがよくありますか？ |
|  |  | 考えるよりも早く言動に出してしまうような，衝動的な行動がよくありますか？ |
|  |  | 前頭葉障害の進行度（この表で，チェックを入れた項目の数を合計してください） |

| 障　害 | 進　行 | 脳の障害部位 |
|---|---|---|
| 現在症状を自覚している | 10年前と比べて悪化している | 頭頂葉に関する質問 |
|  |  | よく知っている場所でも道に迷ったり，間違った方向に曲がってしまうことがよくありますか？ |
|  |  | あなたの周りにあるものとの位置関係がよくわからないことがありますか？（例えば，自分の部屋なのに暗いなかで物にぶつかるとか） |
|  |  | さわっただけでは物の正体がわからないことがよくありますか？ |
|  |  | 左と右をよく間違えますか？ |
|  |  | 新たな技術や仕事を覚えるのがむずかしい場合がよくありますか？ |
|  |  | 頭頂葉障害の進行度（この表で，チェックを入れた項目の数を合計してください） |
|  |  | 3つの表すべてのチェック項目の合計 |

**脳領域の質問**

　あなた自身が思い当たる場所にチェックを入れるか，もしくはあなたをよく知る人にチェックを入れてもらってください．

**説　明**

1. それぞれのテストでチェックを入れた項目を合計し，点数を記入してください
2. 重症度スコア：現在の日常のなかで求められる能力を評価する．重症度スコアは左コラムのチェックの総数で決まります

重症度スコア：_____点
3．進行度スコア：10年前に比べ，能力や行動がどの程度わるくなっているかを数で評価されたもの．進行度スコアは右コラムのチェックの総数で決まります

進行度スコア：_____点

**重症度と進行度スコアの説明**
1．重症度と進行度スコアがともに0であれば，現時点で全く問題はありません
2．重症度もしくは進行度スコアが1の場合，正常の人と比べて，非常に初期の問題があるといえます．もし何か問題がある場合，＜付録A＞に記載されているように，さらなる検査を受けたほうがよいでしょう．もし気分の問題が関係する場合，うつ状態チェックテストを受けてください
3．もし重症度，もしくは進行度スコアが2かそれ以上の場合，認知機能の問題が高いといえます．この状況の人には＜付録A＞の検査が必要となります．やはり，気分の問題が関係する場合，うつ状態チェックテストを受ける必要があります

第5章

# 認知症の危険性を減らす方法

　認知症を防ぐ方法はむずかしいように感じられるかもしれませんが，以下の3つを心がけてください．アルツハイマー病とその類縁疾患の予防およびその進行を抑えることができるので，充実した人生を送れるようになります．

1．自分自身の危険因子をみつけて，それを防いだり回避したりする
2．早期発見のために，定期的に記憶に関する検査を行う
3．早期診断・早期治療を心がける

　危険因子を知り，それを徐々に減らしていくことが，アルツハイマー病を防ぐ最もよい方法です．「アルツハイマー病は遺伝因子ですか？

環境因子ですか?」とよく聞かれますが,多くのアルツハイマー病とその類縁疾患の患者は,遺伝因子と環境因子の両方の影響を受けているため,残念ながら答えはありません.何かしらの遺伝因子をすでにもっていたとしても,遺伝子は環境にさらされていることで作用が変化するからです.健康的な生活をしていますか? 人は遺伝的素因をもって産まれてきますが,日々の生活態度もまたどのように歳をとり,どのような病気に罹患するのかということに大きく関わってくるのです.例えば,高コレステロール血症と心臓病の遺伝的素因をもっている人がいたとします.その人が健康的な食生活と運動をしていれば,70歳台80歳台まで健康を維持できるのです.アルツハイマー病でも同様ですので,あなたも生活様式,外傷歴の有無,内科疾患,中毒物質の摂取,ダイエットなどとの相互作用を遺伝子と相談するべきです.

　早い段階で危険因子に気づくと,どのように生活を送るべきかがはっきりとわかってくるので,それを実行できれば認知症の発症を抑えることができます.つまり,アルツハイマー病の遺伝的素因をもっていても,これ以上の危険因子を負わないよう,危険な環境因子を避けることが必要となってきます.例えば,アルツハイマー病の発症を促すアポリポ蛋白E4遺伝子をもっていた場合,頭部外傷の可能性があるスポーツや活動を避けるとよいでしょう.もともと素因をもっている人は,軽い頭部外傷であったとしてもアルツハイマー病を発症する可能性が高くなるからです.残念なことに多くのスポーツは子どもの頃から始めますので,アルツハイマー病が老人の病気と思っていると,危険因子の回避がむずかしくなってしまいます.しかし,確実にこの歳から認知症の準備は始まっているのです.外傷を負う可能性のあるスポーツをする前に,アポリポ蛋白E4遺伝子を調べるべきだと考えています.万が一,アポリポ蛋白E4遺伝子をもっていた場合は,サッカーやホッケーの代わり

に，ゴルフや卓球をすればよいのですから．

　以下に，アルツハイマー病とその類縁疾患の遺伝的・環境的因子をまとめます．これらの因子に関しては，文献で研究の質を確かめ，私たちが信頼をおいたもののみを載せています．さらに，エビデンス・ベースト・メディスン（evidence-based medicine；EBM，医学的根拠）の指標に従って，5段階にレベル分けをしました．EBMの指標とは，医学界で使用されている"評判"のようなものです．

　研究の結果が信頼できるものなのかどうかを確かめるために，文献に単純な質問を投げかけることもあります．例えば，どのような研究が実際に行われたのか？　その研究は上手くいったのか？　その研究が妥当であるという証拠は？　臨床に応用できるのか？　その研究結果を実際の患者に応用して本当に効果があったのか？　長期にわたってその患者の経過を追っているか？　報告された研究方法を確認すること，その意義を評価することは非常に重要なことです．

　（訳注：以下の分類は一般的に臨床に用いられるエビデンス・レベルと分類が異なりますが，そのまま掲載します）

## EBM レベル1：集団研究－最も信頼性が高い

　研究者さえもその対象がどのような危険因子をもっているかを知らない，一般的な母集団から抽出された集団研究です．研究者は，無作為に対象者を選んで，特別な危険因子に関して評価します．このタイプの研究は，最も信頼のおける研究と考えられています．なぜなら，集団には偏りが少なく，母集団に対して何が真実かより明確な答えを出せるからです．

対象は，年齢，性別，人種，職種などによって分類され，何年もの間追跡調査されます．そうすることによって，どのような集団がアルツハイマー病とその類縁疾患になる可能性が高いかを判断できます．

## EBM レベル2：症例対象研究－2番目に信頼性が高い

　これらの研究は，認知症をすでに発症している群と，発症していない群の二つの集団から無作為に対象を抽出します．研究者は，それぞれの集団において，環境的なあるいは遺伝的な危険因子をもっている人の割合を検討し，平均的な人の相対危険度というものを導きだすことができます．症例対象研究は，ときに紛らわしい結果を導きだします．測定された危険因子は，認知症を発症している症例と発症していない対象で，全く同じ効果を示しているとは限らないからです．

　アルツハイマー病に関する喫煙の危険性の研究が，この問題に関する有名な例です．8つ以上の症例対象研究が，喫煙はアルツハイマー病の危険性を減らすという結果を導き出しましたが，より信頼のおける集団研究（レベル1）が施行され，逆に喫煙は危険性を増加させることを明らかにしました．このように症例対象研究が間違った答えを導きだしてしまう原因としては，アルツハイマー病を発症している多くの喫煙者は，単純にアルツハイマー病を発症している非喫煙者よりも早く亡くなってしまうということだったのです．つまり，研究者が無作為にアルツハイマー病の症例を選ぶときに，喫煙者のアルツハイマー病の人の多くはすでに亡くなってしまっていたということです．

## EBM レベル3：症例研究－3番目に信頼の置ける研究

　この研究では，認知症を発症している患者だけを一部選び，ある危険因子をどのくらいの割合でもっているかを調べます．研究者は，この情報を使って一般的な母集団の相対危険度を導きだします．しかしながら，この方法では認知症をもっていない正常な対象群と比較できないため，研究者は認知症のない人もまた同程度の危険性をもっているのかどうか判断することはできません．前述した喫煙の例では，この研究方法もまた，喫煙は実際にはアルツハイマー病の危険性を高めるにもかかわらず，減少させると前述の症例対象研究と同様に結論づけていました．

## EBM レベル4：動物実験－4番目に信頼の置ける研究

　比較対象群で，すべての環境を一致させることができることが動物実験の利点ですが，残念ながら動物は私たちと種が違うので，動物実験によって得られた結果は人間にとっての影響を推察する程度にしか使用できません．私たちはたくさんの動物実験の新聞記事を見ますが，動物で行われた研究結果は，人間にとってしばしば当てはまらないことがあります．ある例をあげれば，ラットには実際にはほとんど前頭前野がありません．一方で人間は，前頭前野が脳の30%を占めているのです．アメリカ食品医薬品局（FDA）は，このことをよく知っているため，動物実験が行われた後でそれを病気の治療薬として承認する前に，FDAは3段階以上の臨床試験を要求します．エラン製薬会社の開発したアルツハイ

マー病を治療するβアミロイドワクチンが動物実験ではとてもよい効果があったにもかかわらず，臨床試験では副作用が強く有効でなかった例をみれば，動物実験の結果がすべて人に当てはめられるわけではないことがわかると思います．

## EBM レベル5：試験管内，細胞，組織での研究－最も信頼性が低い

　この種類の研究は，アルツハイマー病とその類縁疾患の特定の危険因子に関する治療効果を研究室内で検討するものです．例えば，ハーブやビタミンの製造会社は，試験管や組織培養でのアルツハイマー病モデルを使って，βアミロイドや老人斑の形成に対する，ハーブやビタミンの効果を研究しました．消費者にとって残念なことに，製造会社がβアミロイドや老人斑を抑える物質をみつけたとしたら，研究を中止してそれらの販売に力を入れることがよくあります．動物実験と同様に，試験管内や組織において効果が証明できても，人間に同様の効果が得られない理由はたくさんあるのです．

## 年齢・性別・遺伝的危険因子 (表5.1)

### 年　齢
　年齢は，アルツハイマー病とその類縁疾患の最も大きな危険因子です．65歳以上の場合，約10％がアルツハイマー病とその類縁疾患に罹患しており，85歳以上では実に50％が罹患しています．さらに，65歳を超

表5.1 年齢・性別・遺伝などの修飾不可能なアルツハイマー病とその類縁疾患の危険因子

| アルツハイマー病とその類縁疾患の危険因子 | 相対危険度* | 認知症の種類 | EBMレベル** |
|---|---|---|---|
| 年 齢 | | | |
| 65～74歳 | 2.0 | All | 1 |
| 75～84歳 | 7.0 | All | 1 |
| 85歳以上 | 38.0 | All | 1 |
| 性 別 | | | |
| 男性 | 2.0 | VD | 2 |
| 女性 | 2.0 | AD | 2 |
| 人 種 | | | |
| アルツハイマー病の家族歴のあるアフリカ系アメリカ人 | 1.6 | VD | 1 |
| 白人 | 1 | All | |
| ヒスパニック | 1.5 | AD | |
| 家族歴 | | | |
| 第1親等内に一人のアルツハイマー病 | 3.5 | AD | 2 |
| 第1親等内に二人以上のアルツハイマー病 | 7.5 | AD | 2 |
| ダウン症候群の家族歴 | 2.7 | AD | 2 |
| アポリポ蛋白E4遺伝子 | 2.5/5 | Late onset AD | 1 |
| プレセレニン1遺伝子 | 常染色体優性*** | Early onset AD | 1 |
| プレセレニン2遺伝子 | 常染色体優性*** | Early onset AD | 1 |
| ダウン症候群 | 常染色体優性*** | Early onset AD | 1 |

All；すべての種類，VD；脳血管性認知症，AD；アルツハイマー病，Late onset AD；晩発性アルツハイマー病，Early onset AD；若年性アルツハイマー病

*危険因子をもっていない人と比べた場合に，アルツハイマー病とその類縁疾患に罹患する危険性．相対危険度は，危険因子をもっている人が認知症になる危険性の増加する割合を意味します

**エビデンス・ベース・メディスン（EBM）レベルは，リストしたそれぞれのアルツハイマー病とその類縁疾患の危険性に関する研究の信頼性を意味します．1は最も信頼性があり，5が最も信頼性の低い研究です

***常染色体優性遺伝．この遺伝子をもった両親の子どもは，50%の可能性でこの疾患を遺伝します

えると5年ごとにアルツハイマー病とその類縁疾患になる可能性が約2倍づつ上がるといわれています[34]．また，50歳を超えると，脳血管性認知症を発症する危険性も上昇します．

## 性　別

　男性と女性のどちらがよりアルツハイマー病とその類縁疾患になりやすいかどうかは，研究結果がまちまちで結論が出ていません．それでも信頼のおける報告をまとめると，75歳以降は，女性が男性よりも長生きであることを加味しても，女性のほうが危険性が高いようです[35]．

## 人　種

　アルツハイマー病とその類縁疾患を発症する危険性が人種により異なるかどうかは，教育，遺伝，文化，寿命など様々な背景が人種により異なることが多く，比較がむずかしいのが現状です．最近では，これらすべての人種による要因を加味して，どの人種が罹患しやすいか検討した報告がいくつかあり，それらをまとめると，人種とアルツハイマー病とその類縁疾患の関係は，以下のようにいわれています[32]．

1. ヒスパニック系アメリカ人はアルツハイマー病とその類縁疾患の危険性が高く，アフリカ系アメリカ人は脳血管性認知症の危険性が高い
2. アポリポ蛋白Ｅ4遺伝子に関連したアルツハイマー病とその類縁疾患の危険性は，アメリカに在住している人種間では差がない

## 遺伝的危険因子

　アルツハイマー病とその類縁疾患を発症した家族がいたとしても，危

険性が上がらないこともありますが，第1親等内（父，母，兄弟）が発症した場合は，危険性がおよそ3.5倍程度上がります．また，家族にパーキンソン病の患者がいる場合も，アルツハイマー病とその類縁疾患になりやすい傾向があります．最近の研究では，第1親等内にパーキンソン病患者がいた場合，一般人口と比較して6倍認知症になりやすいと報告されました．

　βアミロイドの沈着は，アルツハイマー病の主要な原因で，少なくとも以下の4つの遺伝子がアミロイドβ42産生を多くしてしまう原因として知られています．

- 19番染色体に存在するアポリポ蛋白遺伝子のＥ4を遺伝した場合，65歳以降にアルツハイマー病が発症しやすくなる
- 21番染色体に存在するβAPP遺伝子により，アミロイド前駆蛋白が過剰に作られると，ダウン症候群になったり，若いうち（35～65歳）からアルツハイマー病を発病する
- 14番染色体に存在するプレセレニン1（PS1）遺伝子を持っていると，35～65歳と若い段階でアルツハイマー病を発症する
- 1番染色体に存在するプレセレニン2（PS2）遺伝子を持っていると，40～85歳と幅広い年齢でアルツハイマー病を発症する

　染色体とは，細胞の核の中にある糸のような構造物で，何百あるいは何千もの遺伝子によって構成される，とても大きなDNAの集合体です．そして，人間の染色体は23対あり，それぞれ父と母から受け継いでいて，全部で46本あります．染色体のごく一部である遺伝子は，様々な蛋白を作り出すための記号で，あなたの細胞しいてはあなた自身を作り出します．正常な人は決まった数の染色体，決まった数の染色体上の遺伝

子をもっていますが，この数が違ったり，余計な遺伝子が染色体にあったりなかったりすると，問題が起こります．

## アポリポ蛋白E遺伝子

　すべての人は二つのアポリポ蛋白E遺伝子をもっています．そしてそれらのうちの一つあるいは，さらにわるいことに二つがE4であった場合，その人がアルツハイマー病とその類縁疾患を発症する可能性は極めて高くなります．もちろん，アポリポ蛋白それ自体は危険ではありませんし，私たちの体に必要なもので，神経細胞の発達，成熟，細胞膜の修復の際に働き，神経細胞膜のコレステロールや中性脂肪の量を調節しています．

　アポリポ蛋白E遺伝子には3種類，E2, E3, E4があり，最後の一つが犯人です．他の遺伝子と同様に，私たちは一つずつを両親からそれぞれ譲り受けます．すべての人は，以下の6種類のなかのどれかをもっています．

1. E2／E2
2. E2／E3
3. E2／E4
4. E3／E3
5. E3／E4
6. E4／E4

　もしE4を二つもっている場合は，両親から一つずつ譲り受けていることになります．アポリポ蛋白E4遺伝子は，アルツハイマー病の人に

みられるβアミロイドの沈着と老人斑の形成を促進させてしまうことが知られているため，アルツハイマー病の危険性が，E4遺伝子を一つもっている場合は2.5倍，二つもっている場合は5倍になります[38]．そして，E4遺伝子をもっていない人がアルツハイマー病になるときよりも，2〜5年は早く発症します．

　一般人口の約15%は，少なくとも二つのうち一つはE4遺伝子をもっています．E4遺伝子をもっていない場合は，65歳以降にアルツハイマー病になる可能性は5〜10%ですが，一つのE4遺伝子をもっている場合は25%の確率で発症します．とても差がありますね．逆にもっていたとしても75%は発症しないわけですから，一つのE4遺伝子をもっている人が認知症になったとしても，原因がアルツハイマー病なのか他の疾患によるものかはわかりません．一方で，もし二つのE4遺伝子をもっていて認知症を発症した場合は，アルツハイマー病である可能性は非常に高く，確率は99%です．

## βAPP遺伝子，ダウン症候群とアルツハイマー病

　ダウン症候群の人は，21番染色体が3つあり，他の人よりも一つ余計にもっています．21番染色体上には，壊れた断片が有害な作用を発揮してしまうアミロイド前駆蛋白を作り出す役割をもった遺伝子があります．アミロイド前駆蛋白から，アミロイドβ42蛋白を作り出し，老人斑を形成させてしまうのです．アミロイド前駆蛋白を作り出す遺伝子が二つしかない人に比べて，ダウン症候群の人は3つもその遺伝子があるため，他の人に比べてアミロイド前駆蛋白を1.5倍多く作ってしまうことになります．そうすると過剰なアミロイド前駆蛋白を除去できないた

め，大量のアミロイドβ42蛋白ができてしまいます．すべてのダウン症の人は40歳になる頃には，アルツハイマー病と同じような脳の変化になってしまいます．

　ダウン症候群は，アメリカでは精神遅滞の最も頻度の高い疾患で，現在約350,000人が罹患しています．ダウン症候群の子どもは，身体的な変化と同様に，様々な程度の精神遅滞をもっています．65歳を過ぎたすべてのダウン症の人はアルツハイマー病になっています．

## プレセレニン遺伝子（PS1とPS2）とアルツハイマー病

　プレセレニン1とプレセレニン2はアルツハイマー病がたくさん発症してしまう家系からみつけられ，アルツハイマー病とその類縁疾患の遺伝的な原因になります．そして，プレセレニン1は14番染色体，一方プレセレニン2は1番染色体に存在します．これらの遺伝子の変異は二つとも，βアミロイド蛋白の産生をものすごく増やしてしまいます．プレセレニン1遺伝子をもっている人は，35〜65歳の間に症状が出始め，プレセレニン2遺伝子をもっている人は，40〜85歳の間に症状が出ます．

## 環境的危険因子

　多くの後天的・環境的因子がアルツハイマー病とその類縁疾患の危険性に影響を与えます．

## アルコールと薬物乱用

（EBMレベル2－脳血管性認知症の危険性が上昇し，アルツハイマー病の危険性も上昇するかもしれません）

アルコールは両刃の剣で，心疾患，脳血管障害，もしかしたらアルツハイマー病の危険性を高めたり，逆に減らしたりします（第3章参照）[39]．アメリカのすべての脳血管障害のうち5％がアルコールが原因とされていますが，一日4～5杯以上飲むと脳血管障害，心疾患の危険性が上昇し，数日おきに一杯程度の場合はこれらの危険性を低下させます．おそらく，少量のアルコールはHDLコレステロール（善玉）を増やして，動脈を硬くするほかのコレステロールを除去すると考えられます．面白いことに，全くアルコールを摂取しない人は，脳血管障害や心疾患で死亡する危険性が少し高いこともわかっています．

薬物乱用は疑うまでもなく脳にダメージを与えます．コカイン，メタンフェタミン，マリファナ，ヘロイン，アヘンなどの薬物乱用が，脳の機能を低下させ，神経細胞を破壊する様子を脳画像でとらえた研究は100種類以上にのぼります．

エイメンが，様々な神経疾患の患者の脳画像をとるうちに学んだ最初の一つは，薬物乱用による脳の機能低下は脳SPECTでみつかるということでした．彼は，薬物乱用が脳機能に与える悪影響を啓蒙するために，何種類ものポスターを作成して全国の10,000以上の学校，刑務所，薬物乱用更正施設に貼りました．最近では，コカインは細胞のエネルギーを作り出す機能の一部を阻害することが解明され，この発見はパーキンソン病の病態と関連していました．

## 危険性を減らすことによる効果

　アルコール多飲は，脳梗塞の危険性を高めるため，脳血管性認知症の危険性をも高めます．また，薬物乱用は脳の機能を悪化させることは明らかです．これらの過剰摂取を防ぐことが認知症の危険性を減らすためにとても重要なことです．アルコール中毒と薬物乱用は，その人だけでなく他の家族も同様の傾向をもっている場合があります．つまり薬物依存の人の一部は，もともと脳が過剰に興奮してしまったり，脳の機能低下が激しかったりと，脳の活動を適度に調節するために知らず知らずのうちに薬物を使用してしまうのです．脳の過剰な興奮がある場合は，それを鎮めるためにアルコール，マリファナ，アヘンなどを使う傾向があり，活動性の極端な低下が脳にある場合，脳活動を亢進させるようなものを使う傾向があります．これらの変化は脳SPECTではっきりと捉えることができます．

　過剰に亢進している脳の領域は，辺縁系や感情に関連する領域（しばしばうつ病と関連する），基底核（不安と関係する），前帯状回（しばしば心配や妄想と関連する）部位にみつかります．逆に過剰に低下している部位は，注意欠陥・多動性障害や学習障害に関連した前頭前野や側頭葉に最もよくみられます．彼らの脳は過剰に興奮したり（ホットスポット），活動が低下しているため（コールドスポット），活動を調節するための薬を探してしまうのです．飲酒は社会的にも認められたホットスポットを落ち着かせる方法で，カフェイン，ニコチン，コカインは人々の脳の活動を刺激するために使われます．しかし脳のバランスをとるためには，このような薬に頼るよりも効果的で害の少ない方法があります．

　脳の機能のバランスをとるための多くの行動療法があります．ヨガ，

瞑想，太極拳，催眠，バイオフィードバック，癒しの音楽などが脳を鎮めさせ，運動やより激しい音楽が脳を刺激する傾向にあります．

　飴，ペーストリー，炭酸系飲料のように精白された糖分をたくさん含んだ食べ物は，脳の興奮を増す可能性があり，さらに危険性をもった人々はより不快感を感じてしまうようです．よりバランスのとれた食事は，バリー・シアーズ博士の『The Zone』という本（訳注：日本語版書名『食事革命4・3・3ダイエット』廣谷光一郎訳，草思社，1996年）で推薦されているようなもので，このようなものが脳の機能のバランスを保つ食事のよい方法なのです．栄養士や食事療法士のアドバイスをもらうのもよい方法です．

　行動療法や食事療法では効果がない場合は，薬物治療も可能です．ガバペン，ギャバトリル（日本未承認），トパマックス（日本未承認），テグレトール，デバコート（日本未承認），トリレプタール（日本未承認），インデラルなどは，脳の過剰な興奮を鎮める働きがあります．

　例えば，10mgのインデラルは，舞台であがらないようにするために多くの演奏者に用いられています．脳を刺激する薬剤もあります．アデラルやコンセルタ（双方とも日本未承認，アンフェタミンの一種）などの精神刺激薬，ウェルブトリン（日本未承認）やエフェクサー（日本での類似薬はトレドミン）などの刺激系抗うつ薬などです．

　一般的には，脳の興奮を鎮める目的では，トランキライザーやベンゾジアゼピン系とよばれる鎮静剤（ワイパックス，ソラナックス，セイラックス（日本未承認），ヴァリウム（日本未承認），ハルシオン）の使用は避けたほうがよいでしょう．なぜなら，1か月以上毎日使用していると耐性が生じて，よりたくさんの量の服用が必要になってしまい，せん妄や記憶障害といった副作用が出やすくなってしまいます．脳の興奮を沈めるだけでなく，認知機能も悪化させてしまうのです．SPECTでは，

これらの薬を取りすぎると脳の活動性が全般的に低下してしまう様子がとらえられてしまいます．

アルコール依存者や薬物乱用者には，自分自身が遺伝的に脳が過剰に興奮しすぎたり，活動性があまりに低かったりといったバランスのわるい脳の活動のために，過剰にアルコールや薬剤を摂取してしまうということをまず理解してもらうことが重要です．単純に薬を止めろというのはあまり効果的ではないため，脳の活動のバランスをとるような方法を探すほうが効果的です．

すでに述べた行動療法に加えて，依存者のアルコールや薬を止めるために，たくさんの効果的な行動療法プログラムがあります．いくつか例をあげると，アルコール依存者のための12段階のプログラム，各個人のアルコールや薬物乱用に対するカウンセリング療法，多くの病院で行われている薬物乱用治療プログラムなどです．

もし自分自身でやめることができないのであれば，アルコールを飲むと気持ちわるくなるような薬剤（アンタビューズ（日本未承認））や，アルコールによる興奮を確実に減らすような薬剤（ナルトレキソン（日本未承認））といった薬剤もあります（訳注；日本では嫌酒薬として，シアナミド，ジスルフィラムがあります）．他の薬物乱用の治療用の薬剤もあります．前に述べた薬も脳のバランスをとり，依存を少なくするためにもちろん使用できます．

最後に，アルコール依存や薬物乱用は，注意欠陥・多動性障害，うつ病，強迫性障害，不安障害などの神経精神疾患としばしば関連します．精神科医や薬物治療の専門家にこれらの疾患の有無をきちんと評価してもらい，問題点がみつかったら治療してもらうことにより，より薬物治療に頼らない治療が可能となるでしょう．

## 悪性腫瘍（がん）とその治療
（EBMレベル3－アルツハイマー病とその類縁疾患の危険性が上昇します）

　脳に直接浸潤する悪性腫瘍（がん）も認知症の原因となりますが，がんの治療薬も脳に入り認知症の原因となることがあります．しかしながら，これらのことを研究した報告はほとんどありません．

　数少ない研究のうちの一つは，100人の乳がんの女性で化学療法の効果を検討していて，タモキシフェンと化学療法を受けた女性は，化学療法が必要なかった女性に比べて，認知機能の悪化の可能性が4～8倍になることを見出しました[40]．髄芽腫（脳腫瘍の一種）やALL（白血病の一種）などの悪性腫瘍をもった子どもたちを長期間追跡調査すると，放射線療法や化学療法は似たような慢性的な合併症を引き起こすと総説には記載されています．すなわち認知機能障害とホルモン障害です．驚いたことに，認知機能障害は治療後も徐々に進行してしまうといわれています．つまり脳を健康的に保つためには，がんの危険性を減らす工夫が必要なのです．

**危険性を減らすことによる効果**
　がんの危険性を減らすためには，日光に浴びすぎないようにしたり，禁煙したり，運動したり，正しい食生活を心がけたりしてください．アメリカ癌学会のガイドラインによれば，禁煙，食事，運動はがんの危険性を減らす重要な方法のようです．彼らは以下のことを推奨しています．

- 特に野菜を多く含んだ，様々な種類の健康的な食事をしてください
- 毎日，5種類以上の野菜や果物を食べてください
- すべての食事やおやつに，野菜か果物をとってください
- フライドポテト，ポテトチップス，揚げた野菜を食べ過ぎないようにしてください
- 精製された穀物や砂糖よりも，むしろ精白していない穀物を選んでください
- ペーストリー，甘いシリアル，ジュース，砂糖などの精製された炭水化物を控えてください
- 特に脂肪分を多く含んだ赤肉を控えてください
- 魚，鶏肉，豆を，牛肉，豚肉，ラムの代わりに選んでください
- 肉を食べるときには，薄切りで，細かく切ったものを選んでください
- 肉は，揚げたり炭火焼にするよりは，焼いたり網焼きにしたり，ゆでたりしてください
- 適正な体重を保てるような食事をしてください
- 外食するときには，低脂肪，低カロリー，低糖分のものを選んで，大量には食べないでください
- カロリーの多いものを食べ過ぎないようにしてください．低脂肪や無脂肪と記されていても，必ずしもカロリーが低いわけではありません．低脂肪のケーキ，クッキーなどはカロリーが実は高いということがよくあります
- フライドポテト，チーズバーガー，ピザ，アイスクリーム，ドーナツなどのような高カロリーな食事の代わりに，野菜，フルーツなどの低カロリーのものを摂取してください

アメリカ癌学会は，身体的に活動的な生活も推奨しています．以下に，生活がより活動的になるために彼らが推奨しているコツをあげます．

- エレベーターでなく階段を使いましょう
- できるだけ移動は徒歩か自転車でしましょう
- お店の駐車場では店から離れた場所に車をおきましょう
- 昼食時にも運動をしましょう
- 踊りに行きましょう
- 毎日万歩計をつけて，歩数を増やすようにチェックしましょう
- テレビを観ているときには，室内自転車をこぎましょう
- 運動の回数や時間を徐々に増やすために，運動を日課にするよう計画を立てましょう

　がんを予防するためには，若いときも歳をとったときも，適切な体重を維持することが重要です．体重が増え肥満になると，乳がん（閉経後の女性），大腸がん，子宮がん，食道がん，胆嚢がん，膵臓がん，腎臓がんなど，いくつかの種類のがんの危険性が増すといわれています．
　アルコールは，口腔内，咽頭（喉），喉頭（声帯），食道，肝臓，乳房のがんの原因になることが証明されています．また，アルコールは大腸がんの危険性も増加させる可能性があるようです．アルコールを飲む人は，男性の場合ワイン一日2杯，女性の場合一日1杯までにしましょう．

## 心血管病

　心血管病はとても重要な危険因子で，次のようなタイプがあります．

### 動脈硬化
（EBMレベル1－脳血管性認知症，アルツハイマー病の危険性が増加します）

　脂質であるコレステロールが沈着して動脈の内側の壁にプラークとよばれる汚れができてしまうのが動脈硬化です．プラークが作られると，動脈は徐々に細くなってしまい，最終的には詰まってしまいます．そのような動脈は弾力がなくなり，一般に動脈が硬くなったとよばれるような状態にもなります．

　動脈硬化は，心臓と血管の病気である心血管病とよばれる病気の一群の主な原因になります．アポリポ蛋白E4遺伝子をもっている人は，心筋梗塞などの冠動脈疾患，高コレステロール血症，アルツハイマー病の危険性が高くなります[41]．このなかで冠動脈疾患それ自体は，認知症の危険性を上昇させませんが[42]，冠動脈疾患が適切に治療されない場合は，低血圧あるいは高血圧，心筋梗塞，脳梗塞などを引き起こし，これらはアルツハイマー病，脳血管性認知症の危険性を高める原因になります．

　動脈硬化の最も一般的な危険因子は，LDL（悪玉コレステロール）の上昇あるいはHDL（善玉コレステロール）の低下による高コレステロール血症，加齢，男性（女性は閉経後により発症しやすくなる），肥満，

運動不足，比較的若いうちに心疾患や脳血管障害を起こしたことのある家族がいる，などです．

### 危険性を減らすことによる効果

　動脈硬化を予防する最も効果的な方法は，その原因となる病気を防ぐことで，その方法として運動と食事療法はとても重要と考えられます．さらには，家族に同様の病気がないか調べてみてください．もし，心疾患，脳血管障害，糖尿病，高コレステロール，末梢血管病，アルコール依存などの患者がいる場合は，かかりつけ医に相談して，そのような病気になりうる年齢になったら，あるいは40歳を過ぎたら，念のため検査をしてください．そして50歳を過ぎたら毎年検査をするべきです．週に4～5回，30分以上，定期的に運動をすることによって，脂質の代謝がよくなり，血管へ脂肪が沈着するのを防ぐことができます．食事に関しては，飽和脂肪酸をとりすぎないことが重要です．なぜなら，これは悪玉コレステロールを増やし，動脈に脂肪を沈着させて動脈硬化を引き起こすからです．飽和脂肪酸が高い食品は，バター，チーズ，クッキー，ドーナツ，ペーストリー，アイスクリーム，肉の脂などです．

　動脈硬化になってしまったら，悪化しないようにするために，その原因となっている可能性のあるすべての疾患をチェックしてもらい治療してもらうべきです．リピトール，メバロチン，リポバスなどのスタチン系薬剤は，コレステロールを下げ，さらに悪玉コレステロールによる動脈硬化を防ぐことがわかっています（第6章参照）．

### 心房細動

（EBMレベル1－脳血管性認知症，アルツハイマー病の危険性が増加します）

心房細動は不整脈の一種で心臓の拍動が不安定になり，体に供給できる血液の量が減少する病態です．さらに心臓の拍動が不安定になると，心臓の中に血の塊ができやすくなり，血流に乗ってそれが飛んでしまいます．心房細動は，脳梗塞や脳血管性認知症の危険因子としてよく知られています．心房細動によって血の塊ができると，それが細い血管へと流れて行き，ときには完全に血管をふさいでしまい，この血の塊がすぐに溶けない場合は，その血管に支配されていた組織が死んでしまいます．これが，脳梗塞の一因なのです．

　また，心房細動中に心臓の拍動が不安定になることで，脳の深部の血流がとても少なくなることがあり，そこに小さな脳梗塞ができてしまい，何年もかかって積み重なる場合もあります．

　このような脳深部の白質は，手足の動きなどを支配しています．そしてその部分がダメージを受けると，動きがゆっくりになり，スムーズに動かず不安定になり，バランスを崩しやすいというような症状が出現します．つまり重症な心房細動では，思考の遅延だけでなくパーキンソン病に似た症状を引き起こすこともあります．

**危険性を減らすことによる効果**

　もし，家族に脈拍が速すぎる（頻脈）や遅すぎる（徐脈）などの心臓の不整脈の患者がいるのであれば，40～50歳以降は定期的にかかりつけ医で，心電図やそのときに適切と思われる検査を行うべきです．

　もし，心房細動やその他の不整脈がないのであれば，それらが発症しないように心臓を健康に保つよう努力してください．他の細胞と同様に心筋細胞は，適切な血流や定期的な刺激，つまり定期的な運動などによって適切な負荷を受けているときに最もよく働きます．

動悸，ふらふらする，原因不明の立ちくらみやめまいを自覚している場合は，不整脈の検査をするべきです．心房細動が発見されたら，適切な治療を行って，被害を最小限にすることができます．ディマンド型（応需型）ペースメーカーとよばれるペースメーカーはとても効果的で，脈拍が不正なときだけ働いて，電気的にリズムを正常化するように働きます．ワーファリンという血液をさらさらにする強力な薬は，心房細動により血の塊ができて脳梗塞になることを予防するためによく使用されますが，軽い心房細動の場合は必要ないこともあります．

　心房細動の患者は，脳MRI，SPECT，PETなどで小さな脳梗塞が溜まってきていないか，アルツハイマー病のような変化がないかどうかを定期的に確認するべきです．もし，そのような変化があれば，脳血管性認知症やアルツハイマー病の発症を遅らせるためにより積極的に心房細動の治療をするべきなのです．

## 頸部雑音
（EBMレベル1－脳血管性認知症の危険性が増加します）

　頸部の雑音（bruit）は，頸動脈という脳の大部分に血液を供給している動脈が細くなると聴かれるようになり，脳血管性認知症の危険性が増したというサインです．bruit（ブルイ）という言葉はフランス語で雑音という意味で，病気によって細くなった頸動脈に血液が流れるとき，シューという音を発します．頸動脈があまりにも細くなってしまうと，脳への血流が不十分になり，脳梗塞を引き起こします．この頸部雑音の最も多い原因は，動脈硬化，高血圧，糖尿病です．

### 危険性を減らすことによる効果

　予防法は動脈硬化の項目を参考にしてください．頸動脈が細くなった場合は，薬による治療だけでなく外科的な治療も行われます．頸部雑音によって動脈がとても細くなっていて，いまにも脳梗塞になりそうと判断した場合は，ワーファリン，小児用バファリン，ペルサンチン，プラビックス，パナルジンなどが様々な組み合わせで使用されます．現在，アグレノクスが脳梗塞や脳血管性認知症を防ぐのに最も効果的なようです（訳注：徐放性ジピリダモールとアスピリンの配合剤アグレノクスは，日本で第3相臨床試験が実施されている段階です．2008年1月）．頸動脈内膜剥離術は，高度に狭窄した頸動脈を外科的に治療する手術です．

## うっ血性心不全
（EBMレベル1－脳血管性認知症の危険性が増加します）

　様々な心疾患がかなり進行すると，うっ血性心不全が生じます．心臓の筋肉が血液を十分送り出すことができなくなるぐらい弱ってしまうと，血液は体に溜まってしまい浮腫が起こります．程度のひどい冠動脈疾患，心房細動，弁膜疾患などの心疾患は治療を怠れば，すべてうっ血性心不全を引き起こします．この状態では，脳に十分な血液を送り出すこともままなりません．

### 危険性を減らすことによる効果

　うっ血性心不全による脳血管性認知症を予防する最も効果的な方法は，原因となる心疾患をきちんと治療することです．認知症もある程度進行してしまうと治療効果が少なくなってしまうように，うっ血性心不

全の原因となる疾患の治療も早くからの治療が必要です．

## 冠動脈疾患
（EBMレベル1－脳血管性認知症とアルツハイマー病の危険性が増加します）

　冠動脈疾患は心疾患の主な原因で，アメリカや他の発展途上国の成人の死因の二番目に多い疾患で，心筋梗塞の最も多い原因です．そして，動脈硬化が冠動脈疾患の本質的な原因です（動脈硬化の項目参照）．冠動脈疾患は動脈硬化症の一つですので，脳血管性認知症だけでなく，おそらくアミロイドβ42を上昇させ，老人斑が次々と作られてしまい，アルツハイマー病の危険性をも上昇させると推測されます．

### 危険性を減らすことによる効果
　適切な運動，食事，定期的な検査，服薬が効果的です．動脈硬化の項目も参照してください．

## 高コレステロール血症（脂質代謝異常症（高脂血症））
（EBMレベル1－脳血管性認知症の危険性が増加し，アルツハイマー病の危険性も増加する可能性があります）

　コレステロールやLDLコレステロール（悪玉）が高くなると，脳血管障害や心疾患，またこれらによる脳血管性認知症の危険性が高くなることはよく知られています．しかしながら，アルツハイマー病の危険性もまた増えてしまうかもしれません．
　アメリカにおける女性の健康イニシアチブ研究では，80歳以下の心筋

梗塞の既往があるけれども子宮摘出をしていない1,037人の女性を4年間追跡調査しました．その結果，コレステロールやLDLコレステロールが高い女性は，記憶障害，認知機能障害，認知症の危険性が約2倍でした．そして，コレステロールやLDLコレステロールを治療で正常化することで，この危険性は改善しました．多くの場合コレステロールの正常値は200mg/dl以下ですが，180mg/dl以下の場合はより動脈硬化が少なくなり合併症も少ないようです．ただし，下げすぎてしまうと攻撃的になってしまうこともあり，適切なコントロールが必要です．

　LDLコレステロールを下げることにより，神経細胞の膜のLDL受容体の数が減り，アルツハイマー病では老人斑の形成が減少します．LDL受容体の数が減ると，神経細胞のアミロイド$\beta$42の量が減り，老人斑の形成が減少するのでアルツハイマー病の進行を遅らせることができます．特にアポリポ蛋白E4遺伝子をもっている人にとってはとても重要なことです．

**危険性を減らすことによる効果**

　家族に高コレステロール血症の人がいる場合は，アポリポ蛋白E4遺伝子の検査をすることを考えてみてください．老人斑がどんどん作られるのは，アポリポ蛋白E4遺伝子とアミロイド$\beta$42，LDL受容体の相互作用が関与しているのです．そして，もしアポリポ蛋白E4遺伝子をもっているのであれば，LDLコレステロールをよりしっかりとコントロールしなくてはなりません．運動と健康的な食事によって，脂肪の代謝がよくなり，よりコレステロールが下がりやすくなります．リピトールなどのスタチン系薬剤はコレステロールやLDLコレステロールを下げる最も効果的な治療法で，アルツハイマー病の危険性を75％程度に低下させる効果もあります．寝ている間に多くのコレステロールは肝臓で

作られるため，これらの薬剤は寝る前に服用するべきです（第6章のスタチンの項目を参照）．

## 高血圧
（EBMレベル1－脳血管性認知症の危険性が増加します）

　高血圧は脳血管障害，心疾患，脳血管性認知症の危険因子としてとても有名です．高血圧は，慢性的に血圧が高い場合，血管の筋肉を厚く硬くさせ血管が細くなります．つまり動脈硬化になります．

### 危険性を減らすことによる効果
　高血圧は家族歴をもつことがあるため，もし家族に高血圧や脳血管障害，心疾患の方がいるのであれば，定期的に血圧を測定してください．早く治療することが合併症を防ぐのにとても重要だからです．高血圧を予防する，あるいはすでに発症した高血圧を進行させないようにする最も効果的な方法は，少なくとも3日に1回，できれば毎日，30分運動することです．

　生体自己制御法（バイオフィードバック）が軽度の高血圧に効果があるとした研究結果はたくさんあります．生体自己制御法とは，呼吸，温度調節，汗腺の調節，心拍数，血圧といった体の身体的な活動を何度も繰り返すことで，それらの機能はより高めることができるという非常に簡単な概念です．

　血圧をきちんとコントロールすることで，脳血管障害や脳血管性認知症の危険性を減らすことができます．脳血管障害の既往がある人は，上の血圧（収縮期血圧）を135mmHg程度に下げることにより，脳血管障害の再発や脳血管性認知症の危険を下げることができます．あるいは

135mmHg以下にコントロールすることが多くの人にとって効果的です．ただし，あまりに血圧を下げすぎると脳血流が減少して，脳血管障害の危険性をかえって高めてしまうことがあります．おそらく135mmHg以下にあまり下げないほうがいい人は，長い間放置した重症の高血圧，立ち上がったりベッドから起きたり急に体勢を変えたときに，めまいや立ちくらみがする人などです（訳注：最近では上の血圧は120mmHg程度に下げたほうがよいといわれています）．

# 脳血管障害（脳の血管に異常がある人）

脳梗塞や一過性脳虚血発作などの疾患です．

## 脳血管障害（脳卒中）
（EBMレベル1－脳血管性認知症の危険性が増加します）

脳血管障害が認知症の危険因子であることは明らかです．脳梗塞にかかったことのある人が脳血管性認知症になる危険性は，一般の人口と比べて6〜10倍高くなります[43]．ラクナ梗塞といわれる，鉛筆についている消しゴムよりも小さな脳梗塞がある場合でも，危険性は4〜12倍に上昇します．さらに，アルツハイマー病に関連した脳の変化がある人がそのラクナ梗塞を持っていると，たとえそれが症状を出していてもいなくても認知症になる危険性が20倍になります．

### 危険性を減らすことによる効果
脳血管障害は単発の発作であることが多いのですが，その危険因子で

ある高血圧，喫煙，心疾患，糖尿病は，長い期間かけて悪化します．次のような簡単な方法を守ることにより危険性を減らすことができます．

- 血圧をきちんとコントロールする．血圧はたびたび測定して高いようであれば医師に相談してください．高血圧の治療をすることで，脳血管障害とともに心疾患の危険性も減ります
- 禁煙してください．喫煙は，脳血管障害と心疾患の危険性を高めます．2～5年間禁煙しただけでも，その間喫煙していた人に比べて脳血管障害の危険性は下がります
- 定期的に運動してください．運動は心機能を高めて循環をよくします．体重管理にも役立ちます．体重が増えると，高血圧，動脈硬化，心疾患，糖尿病の危険性が増えてしまうのです．散歩，サイクリング，水泳，テニスなどの運動は，脳血管障害と心疾患の危険性を低下させます．ただし，積極的な運動を始める前には医師に相談してください
- 健康的でバランスのよい食事をして糖尿病をコントロールしてください．もし糖尿病の治療がなされていない場合は，体中の血管が障害され，動脈硬化になります

　顔面，手足，特に体の片側の突然の痺れや脱力，突然のせん妄，理解や会話の障害，片目や両目の突然の視野障害，突然歩きづらくなったり，めまいがして体のバランスを保てなくなる，突然原因不明のひどい頭痛がする，などが，脳血管障害を示唆する症状です．自分自身あるいは知人が脳血管障害の疑いがある場合は，たとえこれらの症状が消えたとしてもすぐに救急車を呼んでください．ときにはこれらの症状は数分で消えてしまうこともありますが，問題が解決したわけではないので

す．そのような場合は，次に述べる一過性脳虚血発作である可能性があり，症状が長引かなくても，大きな問題を抱えている場合があります．一過性の症状でも無視せずにすぐかかりつけ医に相談してください．

## 一過性脳虚血発作
(EBMレベル1-脳血管性認知症の危険性が増加します)

　一過性脳虚血発作(TIA)は，多くは1時間以内あるいは長くても24時間以内には症状が消えてしまう脳血管障害です．症状は消えてしまうのですが，だからといって一過性脳虚血発作は危険ではないというわけではありません．症状が消えるということは，今回はたまたま脳の血流が十分改善し脳が機能するようになったということだけで，根本的な問題が解決したというわけではないのです．一過性脳虚血発作はまるで氷山の一角のように，脳の血流障害がある程度進行した状態で症状が出るわけで，私たちに何がわるいのかを教えてくれているのです．
　私たちが書いてきたように，皮質下性脳血管性認知症は，脳の画像を見ると何千もの小さな脳梗塞が集まり，急には症状を出しません．そのため一過性脳虚血発作を自覚したときには，脳血管障害や脳血管性認知症の危険性がとても高いということは確実です．実際に数か月間の間に2回以上一過性脳虚血発作を起こしたならば，脳血管障害の危険性がかなり高いと判断して，医師はワーファリンやアスピリンで，治療を開始するでしょう（訳注：1回の脳虚血発作であっても，通常は治療を行います）．

## 危険性を減らすことによる効果
　心臓や心臓から脳までの血管のどこかに病気があることは確実です．

一過性脳虚血発作の原因は，心疾患，頸部の雑音などと同様に，動脈硬化が原因ですので，それを防ぐには，心疾患や動脈硬化を予防することです．一度でも一過性脳虚血発作を起こしてしまった場合は，医師に一過性脳虚血発作の原因をきちんと検査し治療してもらわなくてはなりません．つまり，心疾患，動脈硬化の検査を行い，見つかった原因の治療を行うことです．小児用バファリン（81〜175mg/日）は，脳血管障害や脳血管性認知症の危険性を減らすためによく用いられています．

## うつ病
（EBMレベル1－アルツハイマー病とその類縁疾患の危険性が増加します）

　うつ病と治療されて薬物治療を行ったことのある人は，アルツハイマー病とその類縁疾患の危険性が3倍になります．サンフランシスコ州にあるカルフォルニア大学の二人の医師は，うつ病と認知機能の関係を研究した印象的な報告をしています[44]．現在進行中の前向き研究の一部で，5,781人の高齢女性を対象とし，最初の状況を調べてから4年後にうつ病と記憶力や集中力の検査を行いました．4年前の段階では，211人（3.6％）の女性が6つ以上のうつ病の症状をもっていましたが，そのなかで16人（7.6％）しか治療されず，つまり92.4％のうつ病の女性が治療をされていませんでした．そして，うつ病の症状が増えると，最初の段階あるいはその後の追跡調査で，記憶力や集中力が低下することがわかりました．3〜5のうつ病の症状をもった女性は，認知機能の悪化が1.6倍になり，6つ以上もっている場合は，2.3倍，つまり2倍を超えていました．そのため高齢者のうつ病は，認知機能の低下や悪化に関連していると結論づけています．

一般的には，多くの精神疾患は脳自体の病気であると知っておくことはとても重要です．例えば，統合失調症は前頭葉と側頭葉に影響を与え，うつ病は前頭葉の活動性が低下します．これらの病気はさらに慢性的なストレスによっても悪化します．ストレスに関連したホルモンなどの増加は，海馬の神経細胞を殺してしまうと報告されています．

**危険性を減らすことによる効果**

　精神疾患の悪影響を取り除くためにも早い時期からの治療が重要です．脳SPECTを使った私たちの仕事では，適切な治療によって，脳がよりバランスよく，より適切に働くことがわかりました．薬，精神療法，サプリメント，あるいはそれらを組み合わせて治療が行われます．薬やサプリメントは，脳のある種の神経伝達物質に影響を与えて効果を出します．例えば，抗うつ薬は，セロトニン，ノルエピネフリン，ドーパミンの働きを活性化させます．精神療法もまた神経伝達へ影響を与え，脳SPECTやPETでその効果をとらえた報告も最近なされています．

**糖尿病**

（EBMレベル1－脳血管性認知症の危険性が増加し，アルツハイマー病の症状を悪化させます）

　糖尿病は血管を硬く壊れやすくすることによって，脳を含めたほとんどすべての臓器を障害します．そして，脳梗塞，心疾患，高血圧の危険性を高め，これらすべてが脳血管性認知症の危険性を増やします．
　糖尿病では，血液中の糖が高いということだけでも，記憶や他の認知機能を低下させてしまいます．そのため，すでに認知症に罹患している

のであれば，血糖をコントロールすることで記憶力やその他の認知機能を多少改善する可能性があります．逆に，糖尿病の治療は血糖を下げすぎてしまう（低血糖）ことがあり，これもまた記憶力や他の認知機能を悪化させてしまいます．

**危険性を減らすことによる効果**

　家族に糖尿病の患者がいるのであれば，あなた自身も30歳を過ぎたら1年に1回は血糖検査をするべきです．さらに，多尿，口渇，食欲増進などの症状が出てくるようであれば，すぐに血糖の検査をしてください．糖尿病の予防に最も重要な方法の一つが運動で，血糖を調節しているインスリンの働きをよくします．3日に1回よりも毎日運動したほうがよいのですが，少なくとも3日に1回運動することで糖尿病やその他の病気になりづらくなるというデーターがあります．精糖をたくさん摂取すると糖尿病になりやすくなります．バリー・シアーズの『The Zone』（前出）で薦められているようなバランスのとれた食事が，血糖を安定化させるにはよい方法です．栄養士や食事療法士に相談してもよいでしょう．

　糖尿病がとても良好にコントロールされている場合は，合併症なく普通の生活をまっとうできます．適切な食事や運動に加えて，たくさんの効果のある糖尿病治療薬があり，高血糖から血管や臓器を守ることができます．毎日の血糖測定とともに，$HbA_1c$（ヘモグロビンエーワンシー）の測定で代用することもできます．

# 教育と職業

　教育と職業は，アルツハイマー病とその類縁疾患の危険性へ影響しま

す.

## 8年以下の教育期間
(EBMレベル1－アルツハイマー病とその類縁疾患の危険性が増加します)

　教育期間が8年間以下の場合は，75歳を過ぎてからアルツハイマー病の危険性が増します[35]．認知症の危険性を見つけ出そうとしたいくつもの研究において，教育期間と認知症の危険性が逆相関していることを報告しています．つまり，より教育を受ければ受けるほど，認知症の危険性が低下するということです．ただし教育のバックグラウンドには健康に影響を与えると考えられる様々な他の因子が関係しているため，この危険性については様々な議論があります．それでも，教育つまり精神的な活動性が高まることは，脳の機能を保つ，つまり認知症になることを防ぐことができるということは明らかなようです．（訳注；2007年ニューロロジー誌では，高学歴者では認知症の発症は遅いが，いったん発症すると進行は早いと報告されました．高学歴者の認知症は発見が遅れる可能性があり，そのような認識が必要です．）

　私たちが述べてきたように，海馬のLTP（長期増強現象）は記憶と学習で獲得され，長期増強現象はグルタミン酸などの神経伝達物質の過剰な刺激に対して海馬の反応性を抑え，神経細胞を守っていると考えられています．

　「使わなければ失われる」という原則は，脳にはとてもよく当てはまるのです．ストレスによる悪影響が出ない程度に，どんどん挑戦して脳を刺激することによって，歳をとってからもより多くの機能が保たれます．学習不能症や注意欠陥・多動性障害などの学業に専念できなくなる

ような病態が，将来のアルツハイマー病とその類縁疾患の発症に関与しているかどうかという研究はなされていませんが，私たちは関連があるのではないかと強く疑っています．脳の機能を使わないような状態は，将来，他の脳の問題を引き起こすことがあるからです．私たちは，子どもや十代の学生の学校問題に対して積極的に関与することで，学校に行きたくなり，おそらく学ぶことが楽しくなり，生涯を通して学ぶようになると考えていますし，それが脳の保護に重要なことだと考えています．

**危険性を減らすことによる効果**

　読書，クロスワードパズルをする，旅行する，授業を受けるなど，新たな知識を学んで精神的な活動を高めることで，認知症の危険性が下がります．

　そして，子どもや十代の学生の学校へ行きたくないなどという学習の問題をほっておかないようにしてください．そのような子どもが直面している学習の問題に大人は注意を払って，早く問題を解決するべきです．

　15年以上前には，学習障害や注意欠陥・多動性障害は子どもだけの病気と考えられ，大人に関しては軽くみられていましたが，年齢に関係なく多くの大人も同様にこのような問題を抱えていて，適切な治療により劇的に改善するのです．もし，あなたが読書，筆記，聴く，注意力，考えをまとめるなどの能力に問題を抱えているのであれば，適切な専門医に診察してもらってください．人生が明るくなる可能性があります．

**職　業：新たなことを学ぶ必要のない，熟練する必要のない仕事**
（EBMレベル1－アルツハイマー病とその類縁疾患の危険性が増加しま

す）

　何も学ぶ必要がなく，習熟する必要のない仕事についている労働者は，危険性が高まります．多くの点で，脳は筋肉のような性格をもっています．健康維持のために必要な能力を保つためには，絶えず使ったり刺激する必要がありますが，決まりきった退屈な仕事ばかりしている人は，脳に新たな刺激を与えずに何時間も過ごしていて，仕事から家に帰るとさらに脳を刺激することが少なくなってしまいます．

**危険性を減らすことによる効果**
　上記のような状況であれば，仕事のときもより技術を高めようと努力してください．もし，職場でそのような挑戦ができる状況でなければ，家に帰った後に，脳を使わなかったことを補えるようなものを購入したり，新たな知識が必要な趣味をみつけてください．大人が受講可能な講座も様々なものがありますし，とにかく言語を学んだり，頭を使うような新しいゲームに挑戦したり，読書グループに参加したり，興味のもてる分野のことを学んだりしてください．

## 運動不足
（EBMレベル1－認知症の危険性が増加します）

　運動は，いろいろな面で健康にいい影響をたくさん与えます．ホノルル・アジア・アメリカ加齢研究は，糖尿病，高コレステロール血症，高血圧，心臓病の危険因子を50代の215人の男性で検討し，その後どのような人が認知症を発症するのか36年間追跡調査した結果，多くの危険因子をもつ人は，より脳血管性認知症になりやすいことがわかりまし

た[45]．これらの危険因子はすべて定期的に運動することにより改善させることができるため，脳血管性認知症は運動によって防ぐことができます．この研究はさらに，40歳代のときに週に2回あるいはそれ以下しか運動しなかった男性は，70歳以降に認知機能障害や認知症になりやすいことも報告しました．他の研究では，テレビを観ている時間と，運動量の関係を検討しています．カウチポテトのように，毎日テレビを2～3時間観ている人々は，アルツハイマー病の危険性は2倍でした．一方で，40歳以降，少なくとも一回30分以上，週に2～3回以上運動している人には，次のような効果がありました．

- 70歳以降に，記憶力や認知力はそれほど悪化しない
- 細胞のDNA修復が活発になる
- 脳の血流が上昇し，酸素と糖の代謝が活発になる
- フリーラジカルや高血糖，グルタミン酸などの分子が過剰になっても脳に抵抗力がある
- 脳のコレステロールを含んだ脂質の代謝がよくなる
- 糖を低下させるインスリンの効果が高い
- 少なくとも海馬のストレスに対する神経細胞の反応がよくなる
- 一酸化窒素が適切に保たれ血管の張りがよくなる

　動物実験ではさらに運動のより大きな効果が示されています．くるくる回るホイールで運動をしているラットには，一回の運動後に次のような効果が現れます．

- BDNFという成長因子が3日間は上昇し，近時記憶がよくなる
- 海馬や前頭葉の神経細胞が新しく作られ，その効果は4週間持続する

- 神経細胞同士のシナプス結合がより強固になり，脳機能が改善する

　運動に関する効果は明らかで，ほとんど疑問の余地はありません．私たちの祖先は，狩りをし，食べ物を集め，外敵を避け，仲間を見つけたりと，毎日の生活自体が運動になっていました．昼間は部屋のなかでコンピュータの前に座り，夜は家に帰りソファーでテレビを観るような現在の生活では，私たちは努力して，祖先が当然のことのようにしていた代わりとなるようなことをしなければなりません．私たちは動かず，だらだらしても大丈夫な体に進化してはいないため，筋肉，心臓，血管を活発に動かす必要があるのです．

**危険性を減らすことによる効果**
　定期的な運動を行うのに最も重要なことは，それを習慣にすることです．普通，一日2回歯を磨いたり，シャワーを浴びたり，服を着たり，車に乗るときにバックミラーを調節したりといったことは特に意識していません．これらの行動はすべて，脳が自動的に行えるようになるほど繰り返してきた習慣だからです．脳の立場に立ってみると，これら一連の行動は，自動的に，何の努力もなくいつでも行うことが可能です．しかし，これらのように自動的にできるように脳が学ぶ前は，多くの繰り返しが必要です．補助輪なしで自転車に乗れるようになる前に，何回挑戦したか思い出してください．定期的な運動の習慣は，脳にそれが習慣であることを覚えさせることなのです．
　それゆえ運動を習慣にするための最もよい方法は，決まった時間と場所で毎日運動するよう計画したり，毎週少なくとも決まった日に運動することです．同じ靴と服で，同じ場所で行うように工夫してください，しかし運動の種類はたくさんあるので，定期的に変えてもいいでしょ

う．まず，最初の数か月は計画に従ってきちんと運動してください．数か月後にはすでに習慣になって，考えなくても自然に運動に行くようになっていることに気づくでしょう．その段階になったらすでに習慣になったのです．今まで健康のために行ってきたどんなことよりも効果的で，お金もだいぶ節約できることになります．努力する甲斐は十分あるのです．

## 頭部外傷

（EBMレベル2－アポリポ蛋白E4遺伝子をもっている人は，アルツハイマー病の危険性が10倍になります[32]）

　しかしながら，アポリポ蛋白E4遺伝子をもっていないのであれば，頭部外傷はアルツハイマー病の危険性を増加させることはありません．アメリカでは1年間に200万人が頭部外傷を患い，50万人が意識消失を一時的に自覚しますが，そのうちの4分の1がアルツハイマー病の危険性が10倍になったと見積もられます．

　頭部外傷時に意識障害があったり，なくても何度も繰り返した場合は，認知機能障害や認知症の原因になります（第3章参照）．頭部外傷では外傷を受けた脳の領域が瘢痕化し，さらに症状が悪化するのです．

　脳SPECTを使用した研究では，頭部外傷後に傷害部位はその後改善する傾向にあります．脳は自然治癒能力をもっているため，外傷直後に脳SPECTで異常が見つかった場合，その異常の箇所すべてについて心配する必要はありません．しかしながら，SPECTで外傷12か月後も異常が続いている場合は，何か特別なことをしない限りそのまま改善することはありません．症状が最初の1年で悪化するときには，何か他のことが起こっているはずなので，診断と治療が必要になります．

## 頭部外傷をきたしやすいスポーツ

　特にサッカー，ホッケー，ラグビー，ボクシング，アメリカンフットボールなどの体と体の接触が多いプロスポーツ選手にとっては，頭部外傷とアルツハイマー病の危険性が関連するという事実は深刻で無視できない問題です．そのようなプロスポーツ選手が実際によりアルツハイマー病になりやすいかどうか検討した研究はあまりありません．これらの選手の4分の1はアポリポ蛋白E4遺伝子をもっているはずで，ほとんどすべての選手が少なくとも意識を失うような頭部外傷の経験をもっています．

　スティーブ・ヤング，トロイ・アイキンのような有名なアメリカンフットボールのクォーターバックは，何回も頭部外傷を起こしているため，もしアポリポ蛋白E4遺伝子をもっているのであれば，とてもアルツハイマー病の危険性が高いことでしょう．約20％のプロボクサーが，慢性的な頭部外傷をもっていると推測されて，ボクシング脳症あるいはボクサー脳症とよばれることもあります．ボクシング脳症は，現役で活躍した期間，引退した年齢，試合数，スパーリングの数，ノックアウトの回数がそれぞれ多く，そしてアポリポ蛋白E4遺伝子がある場合に増加します．ボクシング脳症の病態の特徴は，アルツハイマー病に多くの点で類似しています(例えば，神経原線維変化，びまん性のアミロイド斑，アセチルコリンの低下，タウ蛋白異常など)．

## 危険性を減らすことによる効果

　アポリポ蛋白E4遺伝子をもっている人が頭部外傷になると，アルツハイマー病の危険性がとても高くなってしまいますので，理想的には頭

部外傷の危険性の高い作業に従事する前にアポリポ蛋白Ｅ4遺伝子の有無を知っておくべきです．そして，アポリポ蛋白Ｅ4遺伝子をもっているのであれば，頭を打ちやすいようなスポーツや仕事を避けてください．さらに，この遺伝子の有無を知っていれば，アルツハイマー病の発症や進行を遅らせるために，どのように予防，早期発見，診断，治療を行うべきか考えるようになるでしょう．このような気遣いと行動によって，介護施設に入ったり，家族に負担をかけるような状況を避けることができるのです．さらにこの遺伝子の影響を考えれば，自分自身が脳外傷の原因となるような行動やスポーツを控えるだけでなく，子どもにも適切なアドバイスをすることができます．

　アポリポ蛋白Ｅ4遺伝子を血液検査で測定する決心がついたら，守秘義務がしっかりしている機関で行うべきです．保険会社などはこの情報を加味していませんが，検査した人に対して加味してしまう可能性もあるからです．つまり，自費で検査し，自分自身で結果を保管し，カルテへの記載はさせないようにするべきです．

　以下のような人がアポリポ蛋白Ｅ4遺伝子の血液検査をするのが望ましいと考えます．

- 接触の多いスポーツを行いたいと考えていて，頭部外傷の危険性が高い人
- ボクシング，フットボール，サッカー，ホッケーなど接触が多いプロスポーツ選手
- 兄弟，姉妹，父，母などがアルツハイマー病に罹患している人
- 意識障害をきたすような頭部外傷や何回も頭部外傷を患った人

　強い頭部外傷後の危険性を減らしたい人や，頭部外傷をきたしやすい

仕事に従事していた人などにとって，抗酸化剤（抗炎症薬を加えてもよい）を毎日内服するのも一つの方法です．なぜなら，外傷による脳へのダメージには，フリーラジカルが作られたり，脳に炎症が起こることが関与しているからです．

オランダの研究では，フルーツや野菜に多く含まれるビタミンＣ，ビタミンＥなどの抗酸化物質を多く含む食事をたくさんとっている人は，アルツハイマー病の危険性が20％低下するという結論を出しました[5]．抗酸化物質は，頭部外傷後に引き起こされるフリーラジカルによる脳へのダメージを減らす作用があるのです．このフリーラジカルは，DNAにダメージを与え，細胞が死亡する（プログラム細胞死）ためのスイッチを入れてしまいます．動物実験では，頭部外傷の前に，ブルーベリー，ニンニク，ほうれん草など抗酸化物質をたくさん含む食事を与えていたグループは，頭部外傷による脳の障害が少ないことが示されています．さらに，頭部外傷後であっても抗酸化物質をたくさんふくんだ食事をすれば，脳の障害を少なくすることができます．

抗酸化物質をたくさんとるために，ビタミン剤やハーブ製剤を服用するのは効果的かもしれません．例えば，イチョウ葉エキスは抗酸化作用がありますがこれを頭部外傷受傷17時間後にラットに投与した研究では，障害された神経細胞膜から産生させるフリーラジカルの量が著しく低下しました[46]．これらのフリーラジカルは，明らかに頭部外傷による脳損傷に関与しています．

αリポ酸は，フリーラジカルによる脳の障害を押さえる働きがあり，他の抗酸化剤を上回る強力な抗酸化作用があります．頭部外傷でαリポ酸の効果は研究されていませんが，同じようにフリーラジカルが一部関与している糖尿病による痛みを伴う末梢神経障害は，一日600mg内服すると改善します．

接触の多いプロスポーツ選手のほとんど全員が，試合前あるいは試合後すぐに非ステロイド性抗炎症薬を内服すると，関節の痛みや腫れが治まることを知っています．頭部外傷もまた脳の炎症や腫れが起こるため，非ステロイド性抗炎症薬は外傷直後あるいは外傷前に服薬しているとそれらを和らげることができます．頭部外傷はアポリポ蛋白E4遺伝子をもつ人の脳でアミロイドβ42の形成を促進させてしまうため，イブプロフェン，スリンダク，インドメタシンが，他の非ステロイド性抗炎症薬よりも効果的かもしれません．なぜならこれら3つは炎症を抑えるだけでなく，βアミロイド蛋白の形成を抑える働きがあることが動物実験で確認されているからです[47]（第6章，特別な非ステロイド性抗炎症薬のすすめ参照）．

　もし頭部外傷による脳のダメージを治療せずにほっておくと，認知機能障害はよりひどくなります．なぜなら，ある特定の脳機能がわるくなると，その部位と繋がっていた神経細胞が弱まり，他の部位の活動性も低下してしまうからです．逆に，脳を使うことによって脳の可塑性が生まれるという現象があるのです．

　ロスアンゼルス，カルフォルニア大学のシーベル医師らは，脳は使うことによって可塑性が生まれるという興味深い例を報告しています[48]．彼らは，40あるいは50代で死亡した，教育レベルが異なった20人の正常な男女の脳を，特にウェルニッケ領域といわれる言語を理解する脳の領域で検討しました．より高学歴で頭を使う職業の人の脳は，低学歴であまり頭を使わない職業の人に比べて，その部位の神経細胞は密度が高く，大きな枝を伸ばしているようにみえました．この研究の対象になった人の神経細胞には遺伝的要因はなく，学業や精神的な活動がこの結果に最も影響を与えたと考えられました．別の言い方をすれば，脳を使えば使うほど，神経細胞はより大きく，強く，健康的になり，様々な脳へ

のダメージに抵抗力がつくのです．

　この知見は，頭部外傷を患った人にも重要な意味をもたらします．頭部外傷を患った患者は，脳の障害により機能が低下して，読んだり，書いたり，学んだりといった活動を避けるようになってしまうかもしれません．しかしながら，障害を受けた脳の部位の神経細胞は小さくなり，死んでしまうことがあり，このような変化がダメージを広げてしまうのです．それゆえ，頭部外傷によって障害された能力を改善させるための最もよい方法は，それらをもう一度使い始めることなのです．そのためには適切な治療やリハビリテーションを受けることが最も簡単な方法です．私たちは，適切な治療を受けてかなり改善した頭部外傷の患者をたくさん知っています．

## ホモシスチン
(EBMレベル1－アルツハイマー病と脳血管性認知症の危険性が増します)

　ホモシスチンは，赤血球中の葉酸の合成を制御しているアミノ酸です．これが上昇すると，冠動脈疾患や脳血管障害，脳血管性認知症の危険性が増します．さらに，フラミンガム研究では，アルツハイマー病の危険性は，ホモシスチンの値が10以下ではほとんど上昇しませんが，14を超えると2倍になると報告されました[49]．

　高ホモシスチン血症は，心臓の冠動脈を狭窄させてしまうLDLコレステロールを上昇させ，冠動脈疾患とよばれる病気の原因になります．食事や運動療法，薬物治療でしっかりコントロールしないと，冠動脈疾患は心筋梗塞を引き起こし，また脳血管障害や脳血管性認知症の危険性も上がります．

冠動脈を広げるカテーテル処置が必要な患者を対象とした研究では，1mgの葉酸と，400mgのビタミン$B_{12}$と10mgのビタミン$B_6$による治療で，11以上に上昇していたホモシスチンを7以下に下げることができることがわかりました．このような方法でホモシスチンを下げておくと，カテーテル治療後に再び冠動脈が細くなってもう一度カテーテル治療が必要になる状態を予防することができました[50]．さらに，高ホモシスチン血症では，血管が細くなるだけでなく，血栓（血の塊）もまた作られやすくなってしまい，血管閉塞や脳梗塞，心筋梗塞の危険性が高まります．

　ホモシスチンは普通，体内で不可欠な他のアミノ酸に変化します．ホモシスチンの値が高すぎる場合には，この代謝を手助けしているビタミンBが十分でない可能性があります．多くの高ホモシスチン血症の患者は，食事中の葉酸，ビタミン$B_6$，ビタミン$B_{12}$が足りません．これらのビタミンを補充することで，ホモシスチンは低下します．他にホモシスチンが高くなる原因として，甲状腺ホルモンの低下，腎疾患，乾癬，薬の副作用，ホモシスチンを代謝する酵素の遺伝的な低下などがあげられます．

**危険性を減らすことによる効果**

　高ホモシスチン血症は遺伝的素因もあるため，家族に脳血管障害，脳血管性認知症，アルツハイマー病の人がいるのであれば，40〜50歳を過ぎたら，数年おきに血液中のホモシスチンの値を測定するのが望ましいのです．

　ホモシスチンは血液検査で簡単に測定できますし，検査前に食事を止める必要もありません．たいていの病院でも，血液を専門的な施設に送ることにより測ることができます．ホモシスチンの正常値は10μ

mol/L以下で，10を超えると高いので下げる必要があります．
　ホモシスチンを下げることが直接，脳血管障害，心筋梗塞など血管病の危険性を低下させるかどうか厳密に検討した研究はありませんが，心疾患の危険性を高ホモシスチン血症は増加させるため，下げたほうがよいと考えられます．
　葉酸をたくさん含んだ果物や緑の野菜をより多くとることが，ホモシスチンを低下させるのに重要です．葉酸をたくさん含んでいるのは，多くのコーンフレーク，豆類，アスパラガス，ほうれん草などです．
　食事療法だけで十分下がらない場合は，ビタミン剤の内服も必要になります．一日1mgの十分量の葉酸がまず必要です．さらにビタミン$B_6$と$B_{12}$もホモシスチンを下げる働きがあります．ホモシスチンを下げるためには以下の容量の摂取が一般的には薦められています．

- 400mgの葉酸を含んだマルチビタミンを毎日摂取する
- 最初の8週間はさらに800mgの葉酸も摂取する

　これらのビタミン製剤を内服してもホモシスチンが低下しない場合には，より多くの量のビタミン摂取を医師から薦められます．あるいは，ホモシスチンを上昇させるような病気がないかどうかを検査する必要があります．

## ホルモン

　ホルモンの値は，アルツハイマー病とその類縁疾患の危険性に影響を与えます．

## 更年期のエストロゲン減少症
（EBMレベル2－アルツハイマー病の危険性が増す可能性があります）

　10のうち6つの研究では，エストロゲンを内服している女性のほうがアルツハイマー病の危険性が低下するという結果でした．これらのうち最も信頼のおける研究は，EBMレベル1に相当します．バルチモア・長期加齢研究では，更年期あるいは閉経した472人の女性を16年間以上追跡調査したところ，この期間中エストロゲンを全く内服しなかった女性のアルツハイマー病の危険性は2倍でした[51]．

　上記の研究はエストロゲンの効果を示していますが，正反対の報告もあり，プレマリン（馬の卵巣から作られたエストロゲン）を使用していた女性は，エストロゲンを使用していなかった女性と比べてアルツハイマー病の危険性が2倍になったとしている研究もあります．しかしながら，この研究ではエストラジオールのような人間の卵巣から作られたエストロゲン製剤で危険性を検討したわけではありません．

　以上のことを考慮すると，より自然な形の人由来のエストロゲン製剤は，女性にとってアルツハイマー病の危険性を下げると考えられますし，さらに10万人の女性を対象に検討した最大規模の研究では，卵巣子宮摘出術を行われた女性（極端にエストロゲンが低下する）は，アルツハイマー病とその類縁疾患の危険性が2倍に上昇することが確認されました．解釈はむずかしいように思われますが，少なくとも人間の卵巣以外から作られたプレマリンなどのエストロゲン製剤の使用は避けるべきと考えられ，さらにエストロゲンの極端な低下は治療されるべきです．

　基礎研究の分野では，適度の量のエストロゲンが，どのように脳や血管や骨に対して保護的に働くかを解明した多くの報告があります．血中

のエストロゲンの値を維持するのに最低限必要な量の人型のエストロゲン製剤を内服することは安全ですし理にかなっています．人型のエストロゲン製剤が有害という報告はなされていません．

**危険性を減らすことによる効果**

　もし家族にアルツハイマー病の患者がいるのであれば，血中のエストラジオールの値を測定して，欠乏していないかどうかを確認しましょう．それから，かかりつけ医と低容量のエストラジオールの内服の価値があるかどうかを相談してください．ただし，アルツハイマー病のほかに乳がんや子宮がんの家族歴がある場合は，エストロゲンの使用はこれらのがんの危険性を増加させてしまうため判断がむずかしくなります．さらに低容量のエストラジオールでも，心疾患や脳血管障害の危険性を増す可能性があるので，注意が必要です．閉経後の低容量のエストラジオールの内服は，アルツハイマー病や骨粗鬆症の危険性を低下させ，逆に子宮内膜がんや乳がん（もしかしたら心疾患や脳血管障害）の危険性を上昇させます．これらを天秤にかけた場合でも，よい作用のほうに強い印象があります．しかし治療に関しては，それぞれの病歴やそれぞれの病気の危険性を十分考慮して決めなくてはなりません．

　すべての研究結果が一致しているわけではないものの，閉経後のエストロゲンの補充はアルツハイマー病の危険性を低下させるようです．エストロゲン欠乏症の女性にエストロゲンを服用させると，言葉の滑らかさや言語に関する近時記憶を改善させることができます．エビスタはエストロゲン製剤の一種ですが，乳がんや子宮がんの危険性をそれほど増やしません．

## ホルモン補充療法のない子宮摘出術
（EBMレベル1－アルツハイマー病とその類縁疾患の危険性を2倍にします）

　シャンクルは，卵巣を含めた子宮摘出術後に，ホルモン補充療法を行わない最も高度にエストロゲンの低下する女性が，認知症の危険性が上がるかどうかを検討しました．

　1960年代から1980年代にかけて，アメリカでは一般的には子宮摘出後にエストロゲンを服用させませんでした．100,000人以上の女性のデータを解析した結果，子宮摘出術を行われた女性は，行われていない女性と比べて，約2倍も認知症になりやすいことがはっきりと示されました．この研究では，どのタイプの認知症性疾患なのかは区別していません．そのため高度のエストロゲン減少が，アルツハイマー病だけの危険性を増やすのか，その他のアルツハイマー病とその類縁疾患も含めて危険性が上がるのかはわかりません．

## 危険性を減らすことによる効果
　もし，子宮摘出術やその他の手術で卵巣を摘出したら，医師と相談のうえ，低容量のエストラジオールを服用することを考慮するべきです．子宮を摘出した場合には，当たり前ですが子宮がんの危険性は上昇しません．乳がん，心疾患，脳血管障害の危険性は，低容量のエストラジオールや他のエストロゲン製剤で高まってしまいますが，特にもし家族に認知症の患者がいたり，アポリポ蛋白E4遺伝子をもっているのであれば，エストロゲン不足で認知症になってしまう可能性のほうがより高くなってしまいます．現在はどちらが正しいか決着はついていません

が，将来的には低容量のエストラジオールや体内のエストロゲンの効果がはっきりします．エビスタは，認知症も乳がんの危険性も高い女性に対して，より安全な治療法と考えられます．

## 男性のテストステロン減少
（EBMレベル2-アルツハイマー病とその類縁疾患の危険性を増加させます）

　テストステロン減少は，空間認知機能や視覚記憶を悪化させますし，エストラジオールもまた減らしてしまい，作業記憶や近時記憶の障害を引き起こします．テストステロンの値は，普通は50歳ぐらいから減少し始め，80歳までに若い成人男性の25～50％ほどに減少してしまいます．
　テストステロンの値が低いとアルツハイマー病発症の危険性が上がります．83人のアルツハイマー病の患者と，103人の同年代の正常のボランティアを比べた症例対象研究では，明らかにアルツハイマー病の男性でテストステロンの値が低下していました．しかしながら，きちんとデザインされた集団で研究しない限り，本当にテストステロンの低下がアルツハイマー病の危険を上昇させるかどうかは証明できません．

### 危険性を減らすことによる効果
　前立腺がんの治療を受けたり，50歳以上になった男性は，テストステロンが減少して認知機能障害が出現する可能性があります．テストステロンは血液検査で測定可能です．視力は問題ないのに物が見えづらい症状，場所や人の顔，興味あったものが思い出せない，胸が大きくなる，体毛の生え方が変わるなどの症状があれば，テストステロンの検査をするべきです．シャンクルのアルツハイマー病のある患者は，前立腺がん

でリュープロンを服用していて，テストステロンの値は0でした．テストステロンを正常化する治療を行うと，彼の視覚がおかしいという空間認知機能障害は改善しました．

## パーキンソン病
(EBMレベル2－アルツハイマー病とその類縁疾患の危険性を増加させます)

パーキンソン病は脳内のドーパミンを作り出す神経細胞が減少することによって発症し，アルツハイマー病と深いかかわりがあります．

### 危険性を減らすことによる効果
パーキンソン病を根治させることはできませんが，早期に診断できれば症状を薬で緩和させることができます．強力な抗酸化作用をもつコエンザイムQ10は，大量のビタミンCと同様，薬の量が増えるのを押さえる働きがあることが示唆されました．ビタミン$B_6$にはドーパミンの産生を増やす働きがあり，この病気の初期段階では有効です．メラトニン（訳注：アメリカでは市販されています）という体内に存在するホルモンは睡眠を調節していますが，手足の震えを改善させる効果もあり，さらにドーパミン神経細胞がフリーラジカルに障害されるのを防ぐ働きがあります．魚油や亜麻の種は，オメガ3という脂肪酸を含んでいて，ドーパミンをより多く作り出すような神経細胞の栄養となる働きがあります．

催眠療法はパーキンソン病の震えに有効かもしれません．エイメンがレジデントであったときに，催眠療法が有効であったパーキンソン病の患者の報告をしています．パーキンソン病の震えは，寝ているときには

著しく改善する傾向があることは知られています．エイメンは，催眠状態に入った患者はふるえが減るのではないかと考えました．何度試しても効果があったため，ビデオ録画して毎週行われる回診後の講義で発表したのです．他の数人の患者も催眠療法の効果がありました．なぜ効果があるのかという理論は，睡眠と催眠療法の関係がキーを握っているかもしれません．

他に考えられる理論は，パーキンソン病の症状はストレスで悪化しますが，催眠療法がストレスを和らげた可能性もあります．早期の段階でこの方法を学べば，リラックスすることでパーキンソン病の症状を和らげることができるかもしれません．

## てんかん，抗てんかん薬
(EBMレベル3－アルツハイマー病とその類縁疾患の危険性を増加させます)

てんかんは痙攣することもしないこともあり，数秒から数分の発作がほとんどです．からだが勝手に動いたりふるえたりして，自分では抑えられなくなることもあれば，うつろな顔になるだけの場合もあります．さらには，単にいつもと比べて，見たり，聞いたり，あるいは味が変わったりする奇妙な感じになるだけといった場合もあります．

てんかんの見た目の症状は様々ですが，脳のなかで起こっていることは一緒で，突然脳の繊細な電気活動が異常をきたすという病態はすべてのてんかん発作で起こっていることなのです．症状が多彩な理由は，脳のどの部位で異常が起こっているのか，あるいは局所的に異常が起こっているのか，脳全体で起こっているのかなどによって症状は左右されるからです．この電気的な異常は，脳の電気的活動を検査できる脳波計で

記録すると，鋭波（sharp wave）としてとらえられます．

　米国では毎年約125,000人がてんかんと診断されます．そのうち数千人は将来再発するかもしれませんが，単発のてんかん発作ですみます．てんかんの治療は最近劇的に進歩し，多くは簡単にコントロールでき，ほとんど再発しないように落ち着かせることができます．

　てんかんや，ある種の抗てんかん薬は，脳の機能を低下させ，アルツハイマー病とその類縁疾患の原因になることがあります．てんかん発作中は，脳SPECTやPETで検査すると脳の活動が上昇していることがとてもよくわかります．ただ発作と発作の間は脳の活動が明らかに低下してしまいます．

　抗てんかん薬には，脳の活動を低下させる働きがあります．そのため，フェノバルビタールのようなより古いタイプの抗てんかん薬をたくさん与薬すると，脳全体の活動性を低下させてしまい，てんかんの原因となる部位の周辺に存在する健康な細胞にも障害を与えてしまうことがあります．

**危険性を減らすことによる効果**

　てんかんはきちんと治療されるべきなのはいうまでもありません．2年間てんかんが再発しなければ，多くの神経内科医は最低限の薬の量に減らすために，徐々に薬の量を減量します．そしてトリレプタール（日本未承認）のようなより新しいタイプの抗てんかん薬は，脳の機能を抑制する副作用が少ない傾向にあります．もし，抗てんかん薬を服薬していて記憶障害が気になった場合は，その症状は薬が過剰に側頭葉の働きを抑えている可能性があります．

　しかしながら，てんかんの患者の痙攣発作の最も一般的な原因は，処方されている薬を飲んでいないことです．どうしても薬でコントロール

できない場合は，損傷を受けている脳組織を取り出すような外科的な治療法もあります．

脳SPECTは，てんかんの原因となる部位をピンポイントで見つけることができます．外科的治療の適応となるのは，会話，記憶など脳の重要な機能をつかさどる場所以外に，本当に小さな原因部位が見つかった場合です．また，脳の片側から反対側へさらに広がるタイプの痙攣を抑えたり，脳の片側の大きな領域を切除する手術も行われる場合があります．

痙攣発作を予防しうるケト原性ダイエットとよばれる方法があります．アトキンスの低炭水化物ダイエットと同じようなものです．この方法は，いろいろな理由できちんと内服できない子どもたちによく行われます．

また，痙攣発作をよく起こしやすい患者は，決まった行動や出来事で，てんかんを誘発する場合があります．点滅するライトとか，呼吸が速くなったり深くなったりとか，多量の水分を飲みたくなるとか，非常に稀ですが音楽の特定の場所を聴いたときなどで，てんかんが誘発されたりします．徹夜で勉強したりするような睡眠不足も痙攣を引き起こし，あるいは睡眠不足によりアルコールをたくさん飲んでしまったり，薬を飲むのを忘れてしまうこともあるかもしれません．

このような痙攣の誘発を予防するためには，日ごろの行動にも気をつける必要があります．例えば，テレビゲームをしたり，テレビを観るときは部屋を明るくし，テレビの点滅に対して特別過敏な人は番組を変えるときに片目を押さえるといった具合です．反射した太陽の光が点滅するのが問題の場合は，偏光サングラスが役に立ちます．睡眠不足，過度の疲れ，過度のダイエット，とても熱いお湯での入浴，暑い日の重労働，あるいは精神的なストレスでさえ痙攣もちの人の発作を誘発する可

能性があります．それを防ぐには，十分な睡眠をとるとか，きちんと活動するとか，健康的でバランスのとれた食生活をするとか，一般的に健康によいであろうと考えられている生活をすれば十分です．もし，抗てんかん薬を飲んでいるのであれば，自分勝手に量を変えたり中止したりしないでください．

## 睡眠時無呼吸症候群
(EBMレベル3－アルツハイマー病とその類縁疾患の危険性を増加させます)

　閉塞型睡眠時無呼吸症候群の特徴は，大きないびき，夜寝ているときに短時間ですが何回も呼吸が完全に止まる，日中は疲れがとれないなどで，認知機能障害の原因になります．1時間に30回以上も呼吸が止まるような重症の閉塞性睡眠時無呼吸症候群の患者14人に対して，脳SPECTを行った研究が一つだけあります[53]（図5.1；表5.2）．

　脳SPECTは左の頭頂葉のみですが，活動性が明らかに低下していました．左の頭頂葉の活動性が低下するということは，理解力が低下し，会話や読書がむずかしくなる可能性があります．鼻から高い圧力で呼吸に同調して空気を送り出すことのできる持続陽圧呼吸療法という機械で睡眠時無呼吸症候群の治療を行うと，これらの患者の脳の活動性は改善しました．エイメンは最近，記憶力障害を訴えている重症の睡眠時無呼吸症候群の男性を診察し，脳SPECTでは頭頂葉の活動性はほとんどないぐらいに低下していました．そこで持続陽圧呼吸療法で治療を行うことで，彼の記憶力は明らかに改善しました．

**図5.1 睡眠時無呼吸症候群のSPECT画像**

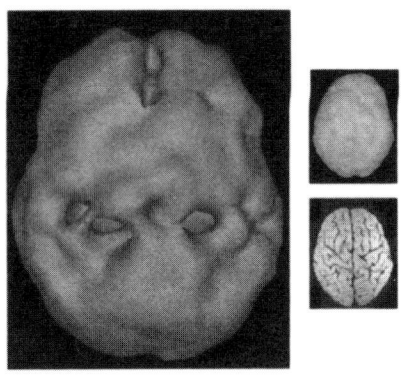

上から見た図
頭頂葉の活動性が低下しています

**危険性を減らすことによる効果**

　睡眠時無呼吸症候群は，できるだけ早く検査で見つけて治療するべき病気です．症状は，大きないびき，呼吸が止まっていることを誰かに指摘される，呼吸が苦しくて目覚めてしまう，日中寝てはいけない状況でも寝てしまう，いらいらする，注意力が散漫になる，集中できない，理解力や記憶力が低下する，目覚めたときの頭痛，夜間汗をよくかきトイレも近い，あるいはベッドが濡れていることがよくある，などです．もしこれらのうちいくつか当てはまるものがあれば，睡眠検査をして，治療を行うことを考えてください．

# 喫　煙
（EBMレベル1－喫煙は脳血管性認知症の危険性を増加させます）

　米国では，すべての脳血管障害の患者のうち12％が喫煙者で，脳血管

**表5.2 アルツハイマー病とその類縁疾患の環境的・後天的な修飾可能な危険因子**

| アルツハイマー病とその類縁疾患の危険因子 | 相対危険度* | 認知症の種類 アルツハイマー病 | 脳血管性認知症 | その他 | EBMレベル** |
|---|---|---|---|---|---|
| **アルコールと薬物依存** | | | | | |
| アルコール依存（一日4杯以上） | 4.4 | × | | | 2 |
| アルコール依存（一日4杯以下） | 2.45 | | × | | 2 |
| ビール対それ以外のアルコール | 2.0 | | | × | |
| **悪性腫瘍とその治療** | | | | | |
| 乳がんに対する通常量の化学療法 | 3.5 | | | 認知機能障害 | 2 |
| 乳がんに対する大量の化学療法 | 8.2 | | | 認知機能障害 | 2 |
| **心疾患** | | | | | |
| 動脈硬化 | 2.0 | × | × | | 1 |
| 心房細動 | 1.5 | | × | | 1 |
| 頸部雑音 | 2.0 | × | × | | 1 |
| うっ血性心不全に伴う低血圧 | 1.3 | | × | | 1 |
| 冠動脈疾患 | 2.5 | | × | | 1 |
| 女性の心筋梗塞 | 2.9 | × | × | | 2 |
| 高脂血症状（総コレステロール，LDLコレステロールの上昇） | 2.1 | × | × | | 1 |
| 高血圧（収縮期血圧＞180mmHg以上） | 2.3 | | × | | 1 |
| 低血圧（以前高血圧だった人が135mmHg以下の場合） | 1.8–2.5 | | × | | 2 |
| **脳血管障害** | | | | | |
| 脳梗塞 | 10 | | × | | 1 |
| ラクナー梗塞（小さな脳梗塞） | 4–12 | | × | | 1 |
| 小さな脳梗塞とアルツハイマー病 | 20 | × | | | 3 |
| 一過性脳虚血発作 | 4.8 | | × | × | 1 |

| | | | | | |
|---|---|---|---|---|---|
| うつ病 | | | | | 3 |
| うつ病の症状が3〜5個 | 1.6 | | | × | |
| うつ病の症状が6個以上 | 2.3 | | | × | |
| 教育/仕事 | | | | | |
| 8年以下の教育歴 | 2.0 | | | × | 1 |
| 単調な仕事 | 2.0 | | | × | 2 |
| 運　動 | | | | | |
| 週に2回未満の運動 | 2.0 | × | | | 3 |
| 頭部外傷 | | | | | |
| 意識障害を伴うあるいは，繰り返す頭部外傷 | 2.0 | | | × | 2 |
| アポリポ蛋白E4遺伝子保持者の意識障害を伴う頭部外傷 | 10.0 | × | | | 2 |
| ホモシスチンの値 | | | | | |
| 高ホモシスチン血症 | 2.0 | × | × | | 2 |
| ホルモン | | | | | |
| 閉経後のエストロゲンの使用 | 2.0 | × | | | 2 |
| 卵巣摘出を伴う子宮摘出術 | 2.0 | × | ? | | 1 |
| テストステロン | 1.3 | × | | | 3 |
| パーキンソン病 | | | | | |
| パーキンソン病 | 3.0 | | | × | 2 |
| てんかん，抗けいれん薬 | 1.5 | | | | 2 |
| 睡眠時無呼吸症候群 | 不明 | | | | 3 |
| タバコ | | | | | |
| 喫煙 | 2.3 | × | × | | 1 |

*危険因子をもっていない人と比べた場合に，アルツハイマー病とその類縁疾患に罹患する危険性．相対危険度は，危険因子をもっている人が認知症になる危険性の増加する割合を意味します

**エビデンス・ベース・メディスン（EBM）レベルは，リストしたそれぞれのアルツハイマー病とその類縁疾患の危険性に関する研究の信頼性を意味します．1は最も信頼性があり，5が最も信頼性の低い研究です

性認知症の重大な危険因子です[31]．タバコは大脳皮質の細い血管を収縮させ，小さな皮質の出血病変の原因にもなります．このように皮質の細い血管を収縮させることで，タバコは白質や基底核の血流も低下させますし，何年もかけてこの領域は障害されてしまいます．

　喫煙はアルツハイマー病の危険性を低下させることはありません．大きな症例対象研究では，喫煙がニコチンの作用でアルツハイマー病の危険性を実際に低下させることが示されましたが，このデータはより統計学的に正確に評価すると，間違いだったことがわかりました．皮肉なことに，ニコチンそれ自体は軽度の認知症の人々において，記憶力の低下や他の認知障害の改善に役立ちます．そして細胞死を抑制することにより，病気の進行を抑えるかもしれませんが，これは動物実験でのみ示されたデータです．

**危険性を減らすことによる効果**

　タバコはきっぱりとやめてください．多くの人にとっては「言うは易し行うは難し」でしょう．何年もの間，エイメンは何人もの人に禁煙指導をしてきましたが，すべての人に効果的な方法というものはありません．ある人には催眠療法が有効で，ある人にはニコチンパッチやニコチンガムが有効で，ドーパミンを賦活化させる働きのある抗うつ薬であるウェルブトリンが有効な人もいれば，集団療法が有効な人もいます．私たちの経験からは，一般的にはいくつかの治療を組み合わせる必要があります．しかしながら，今まで書いてきたように，喫煙はアルツハイマー病とその類縁疾患に関係する数々の病気の危険因子ですから，かならず禁煙するべきです．アポリポ蛋白Ｅ４遺伝子をもっている人はいうまでもありません．

　以上のようにアルツハイマー病とその類縁疾患には，たくさんの危険

因子がありますが，この深刻な病気の危険性を高めない共通したテーマがあります．脳外傷を起こさないとか，タバコをやめるとか，多量の飲酒はしないとか，ヘルシーな食材を食べるとか，定期的に運動をするとか，とにかく健康な生活を送ることが危険性を下げることに繋がります．
次の章では，より病気に特異的な予防法を紹介します．

第 6 章

# 認知症を予防する方法

　認知症の予防法の情報をまとめてから著者の私たち二人は，ビタミンE，ビタミンC，少量のイブプロフェンを毎日摂取するようになり，多忙ではあるのですが毎日30分以上運動し，魚，果物，野菜を含む食べ物を規則的にとるようになりました．さらに，シャンクルは，糖尿病，脳梗塞，心疾患，脂質異常症などの認知症の危険因子をもっていたので，生活習慣を工夫するとともに，普段からイチョウ葉エキス，αリポ酸などを摂取するようになりました．

　私たちが実際にこのような予防法を実践しようと考えたのも，アルツハイマー病とその類縁疾患の危険性を本当に下げる働きが十分科学的に証明されているからであり，定期的に医師に検査してもらえば，副作用の心配をする必要もほとんどないからです．健康で長生きの秘訣は，で

きるだけ早期からここに紹介されている予防法を行うことです．それができれば，6年以上はアルツハイマー病とその類縁疾患の発症を遅らせることができます．もし，アルツハイマー病とその類縁疾患の予防を始めずに，確固たるすべてのデータが出るのを待っていたら，そのときにはすでにこの病気は発症しています．

> 「まず医師に，毎年定期的にきちんと，予防ができているかどうかを確認してもらってください」

　ここでは，科学的研究結果を根拠に，客観的にどれほどの予防効果があるか評価したものを紹介していきたいと思います．販売されている製品に記載されている情報から，一般の人にとって，どれほど本当に効果があるかを判断することはとてもむずかしいからです．例えば，20種類以上の薬剤を内服している患者も，それが本当に必要なのか止めたほうがよいのか知らずに，製薬会社の利益に協力している場合もあります．ある種の病気に対し，以下に紹介する予防法が，それを利用する人に恩恵があるものかどうかを，エビデンスレベル（信頼評価度）とともに検討することはとても大切です．

　しかし，だからといって以下に紹介した推奨されているすべての予防法を実践する必要はなく，身体の状態やその人の疾患の危険因子に見合った対策をとってください．ただ，どんな方の場合にも，心身を安定させ，規則的に運動をし，ビタミンC，ビタミンE，魚オイルをとり，低容量の抗炎症剤を内服することはよいことといえます．

## アセチル-L-カルニチン

| お勧め度 | 服用できるのであれば強く推奨される |
| --- | --- |
| エビデンスレベル | 高い |
| アルツハイマー病とその類縁疾患の危険因子の改善 | 心疾患,脳血管障害 |
| 危険性を減らす割合 | まだ決まっていない |
| 推奨されている量 | 一日1,000〜2,000mg |
| 推奨されている検査 | なし |

　細胞内エネルギーは,その95％がミトコンドリアで産生され,老化に伴う多くの疾患はミトコンドリアの機能と関連しています.アセチル-L-カルニチン(ALC)などの活性アミノ酸は,細胞ミトコンドリア内に脂肪酸を輸送し,エネルギーを作り出す働きがあります.そのため欧州諸国では,心疾患や神経疾患の治療薬として販売されています.脳に関しては,加齢が強く関係する変性疾患に対し神経細胞を保護することによって,気分,記憶,認知能力を改善したと報告されています.さらに免疫力を保つ働きもあるようですが,最も重要なアセチル-L-カルニチンの役割は,やはり細胞内ミトコンドリアでのエネルギー産生機能を維持することです.

　334名のアルツハイマー病患者を観察した分析研究で,スタンフォード大学のブルックス医師らは,アセチル-L-カルニチンにはアルツハイマー病の進行を遅らせる作用があることを証明しました.また,イタリアで実施された臨床研究でも,アセチル-L-カルニチンによって,記憶力,言語の流暢性,注意力が改善したと報告されています.

　さらにアセチル-L-カルニチンによって,脳血管障害や慢性アルコー

ル依存やうつ病に伴う認知症の発症の危険性が減少したと報告されました．

## アルコール

| お勧め度 | 飲酒を適度にコントロールできれば，強く推奨する |
|---|---|
| エビデンスレベル | とても高い |
| アルツハイマー病とその類似疾患の危険因子の改善 | 心疾患，脳血管障害，認知症 |
| 危険性を減らす割合 | 70% |
| 推奨されている量 | ワイン1～2杯，週に3～4回以下 |
| 推奨されている検査 | 50歳を過ぎたら，心疾患，脳血管障害，高血圧，脂質異常症，胃や大腸，肝疾患の検査を行う |

　予防という観点から，飲酒は慎重に考えるべきで，人それぞれに応じて適量があります．アルコールが関連する問題は，飲酒が多くなり過ぎたときに生じ，アルコール性認知症，糖尿病，高血圧，脂質異常症，心疾患，脳血管障害，肝臓疾患，がんなどを引き起こすことです．予防対策としてアルコールを飲むのであれば，週に3～4回，1～2杯程度の飲酒を越えないほうがよいでしょう．

　しかしながら少量のアルコール摂取は，脳血管障害，心疾患，認知症などの発症をかえって減らし，動脈硬化を予防します．以下のような効果が知られています．

- 血液中の血小板を凝固しないようにする（そのためアルコールを飲み過ぎてこの作用が強くなると，出血の原因になります）

- 毎日運動し，野菜や果物をとることと同じくらい，善玉コレステロールであるHDLコレステロールを12％も増やす．HDLコレステロールは悪玉コレステロール（LDL）の数を減らし血管が硬くならないようにしています

**心疾患，脳血管障害とアルコール**

60以上にも及ぶ臨床研究によれば，少量の飲酒は，心疾患や脳血管障害が発症する危険性を約20％も減らします[55]．対照的に一日に3杯以上の飲酒は，かえってよくありません．飲み過ぎはかえって，アルコール性心疾患，脳出血，高血圧，心房細動などの不整脈，肺がん，膵炎，突然死，アルツハイマー病などの発症を高めます．

毎日でなく週に1回，月に1回など飲酒を適度にコントロールできる人は，心疾患や脳血管障害が発症するのを抑えるだけでなく，認知症の危険性も30％は減ることが報告されました[56]．逆に，飲酒をコントロールできない人には，アルコールは有害でしかありません．

# αリポ酸

| お勧め度 | おそらく推奨される |
|---|---|
| エビデンスレベル | 中等度 |
| アルツハイマー病とその類縁疾患の危険因子の改善 | 糖尿病，脳血管障害，がん，プログラム細胞死 |
| 危険性を減らす割合 | まだ決まっていない |
| 推奨されている量 | 一日600mg |
| 推奨されている検査 | なし |

αリポ酸は，強い抗酸化作用を有し，ビタミンC，ビタミンE，グルタチオンなどの多くの抗酸化剤の効果も高めます．グルタチオンは細胞内で最も強い抗酸化作用を示し，フリーラジカル（活性酸素）の作用を和らげ，血液や骨格筋，肝臓で細胞損傷を防ぐ役割があります．またこのような抗酸化剤の作用を高めるαリポ酸は，分子量が小さいため脳内に入り，抗酸化作用を発揮することが可能です．

　アルツハイマー病とその類縁疾患におけるαリポ酸の研究は，これまであまり行われていませんが，見通しは明るいと考えられます．ラットを用いた動物実験では，αリポ酸はβアミロイドやフリーラジカルによって誘導される損傷から脳を保護することが証明されました[57]．人を対象にした多施設合同研究では，1年間αリポ酸を服用したアルツハイマー病9人の患者で，認知機能の低下が抑えられたと報告されました．

　がんからエイズまで幅広い疾患がアルツハイマー病とその類縁疾患の危険因子となりますが，このような危険因子に関しても，αリポ酸は効果的です．がんに関しては，生存率を明らかに改善し，治療による副作用を減少させたと報告されました．また，ある臨床研究では，αリポ酸の服用によって脳梗塞のサイズが約半分になったという報告もあります[58]．また，動物を用いた基礎研究で，αリポ酸の投与によって鉛による脳の損傷が減少したことを証明した報告もあります．

　糖尿病の患者に一日600〜1,200グラムのαリポ酸を内服してもらったところ，2年間にわたり脚の痛みが軽減し，4か月にわたり心臓の機能が改善したという報告があります．アポトーシスを抑え，エイズウイルスの活性を弱めるという報告もあります．

# アスピリン

| お勧め度 | 服用できるのであれば強く推奨される |
|---|---|
| エビデンスレベル | とても高い |
| アルツハイマー病とその類縁疾患の危険因子の改善 | アルツハイマー病，心筋梗塞，脳血管障害，末梢血管病 |
| 危険性を減らす割合 | 30〜55% |
| 推奨されている量 | 一日175mg以下 |
| 推奨されている検査 | 腸管内出血，腎機能を毎年チェックする |
| 備考 | イブプロフェンなどの他の非ステロイド系抗炎症製薬と併用しない |

　アスピリンは，非ステロイド系抗炎症製剤（NSAIDs）とよばれ広く使用される薬剤の一種で，3つの大きな効果があります．

- 2年以上，175mg以下の低量服用を継続すると，特にアルツハイマー病の脳で老人斑内のβアミロイド蛋白の沈着が少なくなります．さらに，アルツハイマー病の発症率を他のNSAIDｓと同程度，約55％減少させました．また別の臨床研究でも30％は減らせたと報告されました．しかし，アルツハイマー病の発症を減らす効果がないという報告もあります[59]
- 凝集塊（血の塊）が血管の内側の壁に付着しないように働き，血液の流れを滑らかにすることで，虚血性心疾患や脳梗塞の発症を抑えます
- 炎症細胞によって生じる痛みや発熱を緩和する働きがあります

　では，優れた臨床研究の間で，アスピリンの内服に関して異なる結果

が出ているのはなぜなのでしょう？　答えは一酸化窒素（NO）といわれる化学物質にあります．多くの非ステロイド系抗炎症製剤と同様，アスピリンに一酸化窒素を放出する刺激作用はありません．

　最近，アルツハイマー病の老人斑からβアミロイド蛋白を取り除く免疫細胞を刺激する作用が，一酸化窒素にあることが発見されました．この発見は，一酸化窒素放出を促さない非ステロイド系抗炎症製剤には，アルツハイマー病の発症は抑えても，一度発症すると進行を抑える効果がないことにつながります．言い換えれば，いったんアルツハイマー病が発症した段階ではすでに老人斑が脳にたくさん蓄積しているため，βアミロイドは一酸化窒素放出作用のないアスピリンや非ステロイド系抗炎症製剤を服用しても除去されないのです．

　この発見により，アスピリンとアルツハイマー病に関する様々な臨床研究の曖昧な点を説明することが可能になりました．つまり，老人斑の形成は抑制できても，いったん形成された老人斑は除去できないため，研究を開始されたときにその対象にどの程度の老人斑がすでに存在しているかということで，結果が左右されてしまうのです．

　結論として，例えば小児用バファリン（81mg）などの低量アスピリン内服は，脳梗塞，虚血性心疾患，末梢性動脈疾患の発症の危険性を減少させ，症状が出てない人のアルツハイマー病の発症の危険性を減らす可能性はあります．認知症としての症状がまだ出現していない場合，どの程度発症予防の効果があるかどうかは，すでに沈着している老人斑の数によるのかもしれません．

## キャッツクロー

| お勧め度 | 推奨されない |
|---|---|
| エビデンスレベル | 低い（基礎研究の結果のみ） |
| アルツハイマー病とその類縁疾患の危険因子の改善 | おそらくアルツハイマー病 |
| 危険性を減らす割合 | まだ決まっていない |
| 推奨されている量 | まだ決まっていない |

　キャッツクローは南米で栽培されている植物で，$\beta$アミロイド形成を阻害する働きがあり，コンゴブレンドという名前で市販されています．現時点で，アルツハイマー病発症の危険性を減らすということは明らかではありませんが，ある企業が現在，臨床研究に取り組んでいます．

　現時点では，臨床試験の結果が出るまでキャッツクローを推奨することはできませんが，将来性のあるものといえるでしょう．

## コリン／レシチン

| お勧め度 | 推奨されない |
|---|---|
| エビデンスレベル | 低い（動物実験のみ） |
| アルツハイマー病とその類縁疾患の危険因子の改善 | なし |
| 危険性を減らす割合 | なし |
| 推奨されている量 | なし |

　コリンやコリンから抽出されるレシチンは，細胞膜の構成成分であり，細胞伝達，神経伝達物質，脂肪代謝などに関わり，生命維持に必要

な多くの働きを担っています．コリンには「記憶力を改善するのではないか」という仮説が長年提唱されてきました．早いうちからコリンを摂取すると，記憶障害の程度が進行しないということがラットを用いた動物実験で証明されました．まだ誕生していないラットの母親にコリンを投与しておくと，産まれた子供ラットへのコリンの補充が途絶えても，空間記憶テストで行動力が優れているという現象が認められました．しかしながら，人に対しての有用性は未だ解明されていません．

　今後の研究で，コリンを取り入れることが脳の発達によいのか？　認知症の予防になるのか？　解明される必要があります．これまで述べてきたように，アルツハイマー病では，アセチルコリンという神経伝達物質が欠乏していることはわかっています．一つの原因として，脳内でコリンをアセチルコリンに変換させる酵素が減少しています．理論的にはレシチン（ホスファチジルコリン）はそのアセチルコリン産生を促すため，大量に服用することにより脳内で十分アセチルコリンを補うことができて，アルツハイマー病の治療薬として使用できると考えられます．しかし，現在の実薬とプラセボ服用を比較した研究結果からは，認知症患者に対する明らかな効果は確認されていません．

## コエンザイムQ10

| お勧め度 | 推奨される |
|---|---|
| エビデンスレベル | 高い |
| アルツハイマー病とその類縁疾患の危険因子の改善 | パーキンソン病，おそらくレビー小体病 |
| 危険性を減らすための必要量 | 44% |
| 推奨されている量 | 症状があれば一日1,200mg．なければ100〜400 mg |

コエンザイムQ10は，細胞内のミトコンドリアにある酵素で，酸素をアデノシン・トリホスファターゼ（ATP）とよばれるエネルギーに変える働きがあり，大量の酸素を消費する臓器である心臓，筋肉，腎臓，脾臓，脳に多く存在します．このような臓器は酸素消費が多いため，ミトコンドリアの酸素が不足するとすぐに傷害を受けてしまうのです．
　最近，50歳以上になると1％の確率で発症するといわれているパーキンソン病について，その遺伝的原因の一つに，第4染色体αシヌクレイン遺伝子の変異が証明されました．αシヌクレインはミトコンドリア内で，コエンザイムQ10の活動性をコントロールしています．パーキンソン病患者では，運動をつかさどる脳領域で，コエンザイムQ10の活動性が低下しています．さらに血中のコエンザイムQ10が少ない人に，レビー小体病の発症率が高いことも明らかになりました．
　パーキンソン病の疾患動物モデルでは，コエンザイムQ10を投与することで神経の脱落が軽症化したという研究報告があります．これらの知見を応用した最近の多施設合同臨床研究で，80名の未治療パーキンソン病患者が，早期から一日1,200mgのコエンザイムQ10を18か月間服用することで44％も症状の進行が抑制され，明らかに運動機能が改善したと報告されました[60]．運動機能に障害の起こるパーキンソン病のような神経変性疾患には，コエンザイムQ10は安全性が高く，効果的といえるでしょう．
　レビー小体病は，レビー小体が作られるという点ではパーキンソン病と病態が共通していて，レビー小体が黒質だけでなく大脳皮質にまで広がる点がパーキンソン病と異なります．
　このように，パーキンソン病と同じくレビー小体が原因となるレビー小体病も，コエンザイムQ10の効果があるのではないかといわれています（ただし，コエンザイムQ10の効果のあった人を対象とした臨床研究

は未だありません）．またアルツハイマー病と脳血管性認知症では，血中のコエンザイムQ10のレベルが低下しているとも報告されました．

　パーキンソン病やレビー小体病の患者やその家族歴がある人は，コエンザイムQ10を摂取したほうがよいでしょう．症状がすでに出現している場合，一日1,200mgの摂取が薦められます．症状がない人でも少量の摂取はおそらく効果的ですが，大量の摂取の効果は確立されていません．症状がない場合，安全な摂取量は，一日100～400mgです．

## デヒドロエピアンドロステロン

| お勧め度 | 推奨されない |
| --- | --- |
| エビデンスレベル | 低い |
| アルツハイマー病とその類縁疾患の危険因子の改善 | なし．肥満や前立腺がん，乳がんの危険性を高める可能性がある |
| 危険性を減らす割合 | なし |
| 推奨されている量 | なし |

　デヒドロエピアンドロステロン（DHEA）は，テストステロンやエストロゲン産生にかかわるステロイドホルモンで，加齢とともに低下します．今日まで，DHEAが低下するような疾患はないため，何らかの疾患を予防するためにDHEAを摂取する必要性はありません．DHEA摂取による副作用は，にきび，顔や身体の多毛，脂質の増加，前立腺と肺のホルモン由来のがんを発現しやすくすることです．高齢者では，DHEAが低くても動脈硬化が悪化することはありません．40代の非喫煙者の中で，やせすぎの女性はDHEAが低い傾向があるようです．

# 食習慣によるカロリー制限：
# オメガ3脂肪酸と抗酸化作用剤

**オメガ3脂肪酸**

| お勧め度 | 副作用がなければ推奨される |
|---|---|
| エビデンスレベル | とても高い |
| アルツハイマー病とその類縁疾患の危険因子の改善 | 認知症，糖尿病，高コレステロール，冠動脈疾患，高血圧，脳血管障害，肥満，おそらくある種のがん |
| 危険性を減らす割合 | 30〜50% |
| 推奨されている量 | 果物，野菜，魚，もし必要なら魚油サプリメント |
| 推奨されている検査 | 冠動脈疾患，空腹時血糖，脂質，血圧，体重を毎年検査する |

　身体の細胞はすべて定期的に入れ換わるため，身体には最適な栄養が必要です．効果的な食事をとれば，バランスのよいスタイルを保てるだけでなく，気分もよくなります．朝食にドーナツを食べると，30分ほどでブルーな気分になり，大量のパスタ料理を食べると憂鬱になります．あなた自身が，よくないな？　と思っている食べ物はわるい食習慣で，気分よく口にするものは正しい食習慣につながっていることが多いのです．

　食習慣を改善することで，病気を予防する大きな効果がもたらされます．身体に本当に必要な栄養分を中心に摂取することは，細胞レベルで考えても大切なことなのです．

## カロリー制限

　動物実験や臨床研究で，カロリー制限はいくつかの点で健康によいことがわかってきました．体重を適切にコントロールすることで，肥満による心疾患，がん，脳梗塞の発症を少なくし，脳に有用な働きをする神経成長因子の産生が増加します．

　ニューヨーク，コロンビア大学のジョセ・ルシンガー医師は，カロリー，脂肪，アポリポ蛋白E4遺伝子とアルツハイマー病の関連を調べました[61]．4年間にわたり980人の高齢者を対象に，一日当たりのカロリーや脂肪の摂取量を測定しました．その結果，アポリポ蛋白E4遺伝子をもっている場合，高カロリーと高脂質を摂取する人は，低い摂取量の人に比べて2.3倍アルツハイマー病の発症率が高くなりました．一方，アポリポ蛋白E4遺伝子のない場合は，アルツハイマー病の発症率の増加はありませんでした．

　ロッテルダム臨床研究によれば，5,386人の正常人について，2.1年にわたって食物摂取について追跡調査が行われ，飽和脂肪酸やコレステロールを多く摂取する人は，認知症発症の危険性が増し，魚の摂取は認知症の危険性を減らすという現象が認められました．総脂肪，飽和脂肪酸，コレステロール摂取が多い人は，それぞれ2.4倍，1.9倍，1.7倍，認知症の発症率が高くなるようです．特に脳血管性認知症は，総脂肪，飽和脂肪酸の影響を強く受けます．魚を摂取すると，認知症のなかでもアルツハイマー病の危険性が特に減ると報告されています．食事に関してはカロリー制限だけでなく，魚の摂取を心がけることが認知症予防につながります．

## 魚，魚油，オメガ3脂肪酸

　あるフランスの研究者たちは，週に一度魚を食べるだけで，アルツハイマー病に罹患する頻度が低くなるとブリティッシュ・メディカル・ジャーナル誌に報告しています．彼らは南フランスに住む67歳以上の1,674人の高齢者を対象に，その食習慣と認知機能の関係を7年以上調査して，魚や魚料理の摂取の多い人は認知症発症の危険性が明らかに下がると結論づけました．魚摂取の頻度と認知症発症とは非常に強い関係があり，週に一度魚を食べる人は高齢者であっても33％も認知症の発症率が減少したと報告しています．

　一方で，脂肪の摂取については多くの俗説や誤解がありますが，ある種の脂肪は体には必須です．脳はその60％が脂肪で構成されています．1,000億もの神経細胞が正常に機能するためには，脂肪酸を必要とします．コレステロールが低値だと，気分がうつになり，過激になり，自殺や殺人を起こす場合すらあるのです．コレステロールが身体に必要な理由を下記に示します．

- 神経を適切に機能させる
- 細胞膜を安定化させる
- ステロイドホルモンを産生する
- 消化のために必要な胆汁酸を産生する

　脂肪にはよい脂肪（不飽和型）とわるい脂肪（飽和型）の2種類があります．飽和脂肪酸はすべて水素で飽和結合し，非常に硬い性質を有し，動脈硬化やコレステロールプラークの形成に強く関係しています．肉や

卵，バターや牛乳などに含まれていますが，腐りにくい特徴ももち合わせています．

不飽和脂肪酸の結合部位は，すべて水素結合しているわけではなく柔軟性があり，飽和脂肪酸に比べ低温で溶解します．不飽和脂肪酸は空気に接するだけで簡単に腐り，代謝されやすいのです．単価の不飽和脂肪酸は，動脈硬化に強く関係するLDLコレステロール（悪玉）値を低くし，心疾患の予防に関係するHDLコレステロール（善玉）値を高く保つ働きをもっています．多価の不飽和脂肪酸では，LDLもHDLも下げてしまう傾向があります．ゆえに，摂取する場合，単価のほうが身体にはよいのです．単価の不飽和脂肪酸は，アボカド，カロナオイル，オリーブオイル，ピーナツオイルに多く含まれ，多価の不飽和脂肪酸は，ベニバナ油，コーンオイル，ある種の魚に多く含まれています．

鮭，鯖に含まれる多価の不飽和脂肪酸や，カノーラ油，大豆油に多く含まれる単価の不飽和脂肪酸は，オメガ3脂肪酸とよばれる身体には不可欠な脂肪酸を多く含んでいます．これらは人の身体で合成されないので，食事としてとるしかありません．オメガ3脂肪酸は，生きて行くうえで重要な細胞や細胞膜を構成する成分で，良性の脂肪と考えられています．

現在の食事はオメガ3脂肪酸が含まれているものが少ないため，食事のみでオメガ3脂肪酸を多く摂取するのは困難です．仮に週に数回，魚料理を食べても養殖された魚はオメガ3脂肪酸の含有量が少なく，十分に摂取できるわけではありません．理想的には，オメガ3脂肪酸は一日に650mg，食事とサプリメントを組み合わせて摂取するべきです．オメガ3脂肪酸は，鮭，鯖，鰯に多く含まれています．オメガ6脂肪酸も重要ですが，コーンオイル，ベニバナ油，ひまわり油，大豆油に多く含まれています．

アマニ油はオメガ3脂肪酸を摂取するのには適していません．オメガ3脂肪酸は体内でドコサヘキサエン酸（DHA）に変換されるのですが，アマニ油のオメガ3脂肪酸は，DHAへの変換効率がよくないからです．一方で，魚に含まれるオメガ3脂肪酸は，DHAにスムースに変換するので，アマニ油を直接とるより魚を食べるほうが好ましいと考えられます．
　オメガ3脂肪酸は最初に心疾患で効果が確認されました．グリーンランドのイヌイット族の人たちは，脂肪を多くとりコレステロール値が高いにもかかわらず心臓が健康であることが，1970年代に初めて指摘されました．魚や海に生息する動物のなかに，オメガ3脂肪酸が多く含まれていて，これらを日常，食事として採っていることがイヌイット族の人が健康な理由であることがわかったのです．
　それ以降，様々な研究を経て，1997年と1998年の米国で行われた臨床研究で，心疾患と魚摂取の関連が明らかにされ，魚を摂取することが心臓の健康にはよいことが証明されました．
　オメガ3脂肪酸は，赤血球の細胞膜の柔軟性を高め，血液をドロドロした状態からさらさらした状態に変える働きがあります．この作用は，脳を含め身体の血液循環をよくします．これまでの多くの臨床研究で，週に何回か，オメガ3脂肪酸を含んだ魚料理を食べることが，循環器系の健康維持にはよいことが証明されてきています．1998年のアメリカ医学会誌に掲載された20,551人を対象とした臨床研究で，週1回の魚料理の摂取は，全く食べない人や月1回程度の摂取の人に比べると，心臓が健全に保たれるという結果が報告されました．さらに，冠動脈疾患を有する5,654人の患者について調査されたイタリアの臨床研究では，一日に850mgのオメガ3脂肪酸を摂取した方とそうでない方が比較されました．3年半の追跡調査で，心疾患による突然死が摂取していた患者のほうに有意に少ないという結果が得られました．同様な効果は3つの臨床

試験の結果で確認され，冠動脈疾患をもった患者に確かな効果が証明されていて，オメガ脂肪酸が心疾患に対し保護的に作用するということは確かなようです．

"ブレインフード"という言葉を聞いたことがありますか？　実際，オメガ3脂肪酸を中心とした多価不飽和脂肪酸は，脳内の灰白質に多く含まれています．脳内の脂肪は，細胞膜を形成するものや細胞の機能において重要な役割をしています．神経細胞自体，オメガ3脂肪酸を非常に多く含んでいるのです．赤血球に比べ神経細胞にDHAは多く含まれ，光の感受をつかさどる網膜では特に多く含まれています．

この数年の研究結果から，オメガ3脂肪酸は，感情面にもよいことが明らかにされました．その理由は，神経シナプスの主成分に，DHAが多く含まれているからです．ダニッシュ医師を中心とした研究チームは，5,386人の高齢者を調査し，食事療法には魚料理が最も優れ，精神状態も改善することを明らかにしています．

カナダのグェルフ大学に所属しているコンカー医師とその研究者たちは，軽度の認知機能障害，認知症と血液中の脂肪との関連について調査し，DHAが低いと認知機能障害を引き起こすことが判明しました[62]．

**良性脂肪（高オメガ3脂肪酸）**

　　アンチョビー（カタクチイワシ）
　　アボカド
　　ブラジルナッツ
　　カロナ油
　　カシュー
　　アマニ油

緑黄色野菜
ニシン
赤身の肉
オリーブ油
ピーナツ油
ピスタチオナッツ
サーモン
イワシ
大豆油
マス
マグロ
クルミ
サバ
白身魚

**悪性脂肪（高オメガ6脂肪酸）**

ベーコン
バター
チーズ
クリームソース
ドーナツ
ポテトやオニオンリングのような揚げ物
アイスクリーム
ラム肉
マーガリン
ポテトチップス
加工食品

ステーキ
　　牛乳

---

　魚料理やオメガ3脂肪酸をとることが健康的なことは明らかで，魚からできた油や，サプリメントを使ってでも，オメガ3脂肪酸を必要量摂取することが薦められています．

　エイメンのお勧めのサプリメントがあります．一つは"コロメガ"とよばれる魚油栄養補助食品であり，ヨーロッパ植物研究所で作成されました．その油は，エイコサペンタエン酸を正確な割合でDHAに変換する高い性質を有しています．魚油栄養補助食品は，魚くさい臭いを放ちますが，コロメガはオレンジプリンのような香りを呈し，子どもにも抵抗なく受け入れられます（日本でも購入可能です）．

　もう一つは，トーマス医師が開発したオメガ3脂肪酸を多く含んだ，すばらしい味の"ネイチャー・マイティー・バイト"と名づけられたアイスクリームです．これは，高蛋白質ですが，カロリーフリーという素晴らしい代物です．もしオレンジプリンの香りのする油やカロリーフリーのアイスクリームを食べて健康的な生活が送れたら，なんと素晴らしいことでしょう．さらに，シアー医師は，北欧の自然"オメガブライト"という高品質の魚油を作成し，ホームページ（www.searslabs.com.）に掲載しています．

## 食事による抗酸化物質の摂取

　果物や野菜に含まれた抗酸化物質を摂取することで，アルツハイマー病の発症を20％抑制できるといわれています[5]．ビタミンEをとる際，

ビタミンCも同時にとると効果が高まります．抗酸化物質は，食事から摂取したほうが栄養補助食品よりも効果があると考えられますが，ビタミンのサプリメントの効果を検討した報告があります[63]．65〜102歳，2,889人を対象にした3年間にわたる臨床研究で，ビタミンC，ビタミンE，βカロチンの摂取と，記憶障害，精神症状，総合的な知的能力の関連が調査されました．ビタミンEは，一日に400単位以上摂取すると，摂取しない人に比べ36％認知症の発症を抑えると報告されました．ビタミンCとβカロチンに関しては，それのみでは病気の発症を抑えることはできませんでしたが，ビタミンEとともにとればより効果的でした．この報告は，高齢者の精神機能とビタミンの摂取について初めて触れられたものです．

　フリーラジカルの産生がアルツハイマー病の悪化・進行に大きく関与すると考察され，様々な研究が行われています．個々の細胞が酸素をエネルギーに変換する際，わずかな分子量ですが，フリーラジカルを産生します．正常量の産生であればフリーラジカルは，身体に対し有害な毒素を取り除くために働き健康を維持しますが，過剰で有毒な領域になれば，フリーラジカルは細胞に傷害を与え，細胞死や組織の壊死を招いてしまうのです．この過程を「酸化ストレス」といいます．フリーラジカルが細胞を傷害させ，結果的にアミロイドβ42形成や神経細胞死の誘導を引き起こすことは確かであるといくつかの報告から考えられます．ビタミンEやビタミンC，βカロチンのような抗酸化作用のある食事が，フリーラジカルの産生を抑制するのです．

　ビタミンCを多く含む食べ物として，トマト，果物（かんきつ類やキウイ），メロン，生のキャベツ，グリーンサラダ，コショウ，もやし，ブロッコリーなどがあります．ビタミンEに関しては，穀物，ナッツ，牛乳，卵黄，小麦麦芽，野菜オイル，グリーンサラダに多く含まれてい

ます.

　特に，ブルーベリーは沢山の抗酸化物質を含んでいます．ブルーベリーは脳梗塞モデルラットの脳障害や運動機能を改善させたという研究結果や，ブルーベリーの投与で脳梗塞発症ラットの海馬の神経細胞死が抑えられたという結果もあります[64]．

　このような脳梗塞動物モデルを使った研究で，イチゴやホウレン草も，ブルーベリーほどではありませんが神経保護効果を有したという結果があります．さらに，抗酸化作用を多く含んだ食べ物を多く摂取したラットでは，脳内のビタミンEのレベルが増加したというデータもあります．国立老化研究所のモリー・ワグナー医学博士は，「この驚くべき研究結果は，特にブルーベリーを食べると，記憶障害や協調運動機能障害に対し改善の可能性がある」と，メリーランド州ロックビル市で行われた国立衛生研究所主催のセミナーで報告しています．

**抗酸化作用という観点で推奨される果物と野菜**
　プルーン，プラム，干しブドウ，ブロッコリー，ブルーベリー，ビート，ブラックベリー，アボカド，グランベリー，オレンジ，イチゴ，赤ブドウ，ホウレン草，赤ピーマン，ラズベリー，チェリー，芽キャベツ，キウイ．

# エストロゲン

| お勧め度 | 卵巣子宮摘出術後や極端にエストロゲンが低下している場合に推奨される<br>両親や兄弟に認知症患者がいる場合は推奨される<br>乳がんの危険性が高い場合は推奨されない |
|---|---|
| エビデンスレベル | とても高い |
| アルツハイマー病とその類縁疾患の危険因子の改善 | 卵巣子宮摘出術後や極端にエストロゲンが低下している場合の認知症 |
| 危険性を減らす割合 | 50% |
| 推奨されている量 | エストラジオール一日0.5mg以下 |
| 推奨されている検査 | 血中のエストラジオールの値，乳がん，子宮内膜がん，冠動脈疾患，骨量を毎年測定する |

　エストロゲンは，卵巣から産生される女性ホルモンです．アルツハイマー病とその類縁疾患の発症予防に，エストロゲンを服用すべきかどうか明確な答えは未だ出ていません．他のすべてのホルモン同様，エストロゲンは高すぎても低すぎてもよくなく，至適レベルがあります．閉経後，著しく減少するエストロゲンを補ったほうがいいのかどうかは，副作用の問題もあり不明な点は多いのですが，閉経後のエストロゲン療法に関しては，少なくとも下記のような利点が指摘されています．

- 更年期障害の症状を改善させる
- 骨粗鬆症の予防効果がある
- エストラジオール欠乏による認知機能障害を改善させる

脳機能においてエストロゲンのよい効果はたくさんあり，基礎的・臨床的双方の研究が進行中です．期待される効能を下記に示すことができます．

- 言語や作業記憶を改善する
- シナプス形成を促進する
- 脳血流を改善する
- アセチルコリン系を賦活させる神経成長因子を増強する
- フリーラジカルによる傷害や神経細胞死から保護する
- 脳内の炎症が改善する

しかし，現時点では，アルツハイマー病とその類縁疾患の発症予防や，症状進行抑制の点で，すべての研究がエストロゲンが効果的という結果を出しているわけではありません．以下のような点が，それぞれの研究結果の違いの原因と考えられます．

① エストロゲンの形（プレマリンは製造された合成エストロゲン，エストラジオールは人型（自然型），エビスタはエストロゲン受容体に作用する）
② 治療が開始された時期（アルツハイマー病発症前でないと効果がないと考えられる）
③ 治療期間
④ エストロゲンがプロゲステロンと同時に服用されているか否か
⑤ 冠動脈心疾患とアルツハイマー病の遺伝的要因の違い

上述のようにエストロゲンには何種類かありますが，女性の多くがとっている合成エストロゲン，プレマリンには，アルツハイマー病発症の危険性を減らす効果はなく，アルツハイマー病の治療として用いることはできません．しかし，一日0.5mgの人型エストロゲンのエストラジオールは，アルツハイマー病の女性に効果があったとされています．さらに子宮摘出によるエストラジオールの欠乏が，認知症に罹患する可能性を倍増させるという報告もあります．効果がなかったという研究結果は，残念ながらプレマリン，エストラジオール，エビスタをそれぞれ別々に検討したわけではなく，最も使用されているプレマリンの影響が強いと考えられます．そのため，効果がなかったという報告から以下のようなエストロゲンの作用と副作用があげられますが，大部分はプレマリンによる効果と考えられます[65]．

## エストロゲンの作用と副作用

- 心疾患（冠動脈疾患）の発症率が1.3倍になる
- 脳梗塞の発症率が1.2倍になる
- 静脈血栓による脳梗塞の発症率が2.1倍になる
- 胆石症の発症率が1.8倍になる
- エストロゲンに加え，プロゲステロンも摂取すれば，子宮内膜がんの発症率が高くなる
- エストロゲンの血中濃度が上がると，乳がんの発症率が高くなる
- 大腸がんの発症率は低下する
- 骨粗鬆症の危険性はかなり低下する
- 認知症との関連は不明である

卵巣子宮摘出したことによるエストラジオール欠乏が精神面へ与える影響は，小規模なレベルの臨床研究ですが調査されています[66]．エストラジオールが欠如することで，注意力が低下し（作業記憶の障害），視覚的な短期記憶障害や短い話を思い出せないなどの症状が出るようです．電気生理学的な検査で，エストラジオールが欠乏している女性は，正常な女性に比べ，脳の活動性の低いことが判明しました．

　肺がんにおけるエストラジオールの効果についても研究されました[67]．1945年，被爆を受けた日本人女性が研究対象とされ，1970年までエストラジオール値も含め，さまざまな疾患との関連性が調査されました．この研究から，肺がんはエストラジオールが低下していると発症率が最大で3.4倍になり，エストラジオール値が基準値を満たしていると，肺がんの発症率が60％も低下するという結果が得られました．

　結論として，更年期以降，エストラジオールを内服するべきか否かは明らかではありません．しかし，科学的根拠に基づき，以下のことが推奨されます．

- プレマリンは更年期以降，エストロゲンの補充を目的に用いられるべきではない
- 低量のエストラジオール（一日0.5mgかそれ以下）は安全である
- エビスタもしくはフォッサマックスは骨粗鬆症の治療薬として安全ではあるが，認知症との関連性は明らかにされていない
- 大腸がん，認知症の危険性がある，あるいは卵巣摘出も含めた子宮摘出を受けた女性は，更年期以降，低量のエストラジオールを摂取したほうが望ましい
- 脳梗塞，肺がんの発症危険性が少ない女性は，低量のエストラジオールを摂取したほうが望ましい

- 肺がん，脳梗塞，胆石症の発症危険性が高い女性は，この時期にエストラジオールの摂取は望ましくなく，必要ならエビスタを摂取するほうがよい
- 更年期以降，エストラジオールを摂取する場合，専門家による経過観察が必要である

## 運　動

| お勧め度 | 制限しなければならない理由がなければ推奨される |
|---|---|
| エビデンスレベル | とても高い |
| アルツハイマー病とその類縁疾患の危険因子の改善 | うつ病，認知機能障害，認知症，アルツハイマー病，脳血管性認知症，冠動脈疾患，脳血管障害，高コレステロール，糖尿病，高血圧，骨粗鬆症，肥満，大腸がん，乳がん |
| 危険性を減らす割合 | アルツハイマー病とその類縁疾患を50% |
| 推奨されている量 | 持久力を高める運動を1回30分以上．毎日が好ましいが週に3回以上 |
| 推奨されている検査 | 冠動脈疾患，骨量，空腹時血糖，脂質，血圧，体重を毎年チェックする |

　運動をすることで，加齢からくる疾病を防ぐことが可能です．カナダで行われた大規模臨床研究では，運動療法と認知障害の関連が調査されました[18]．無作為に選ばれた65歳以上の9,008人を対象に，認知機能が正常の6,434人のうち，4,615人が5年間経過観察されました．その5年後，3,894人は認知機能が正常でしたが，436人が認知症には至らずとも軽度の認知機能障害を呈しており，285人が認知症と判断されました．

第6章　認知症を予防する方法　*181*

経過中，運動をしていたか否かで評価したところ，運動をする習慣のない集団でアルツハイマー病や他の認知症の発症が明らかに上昇していて，運動を習慣的によく行っていた人は，認知症の発症率が明らかに低かったのです．研究者たちは，初老期であっても適度な運動をすれば，認知症の発症を抑えることが可能と結論しました．

　運動療法とは具体的に何をすることかというと，心臓機能を高め（心臓／血管の運動），筋肉を伸ばすこと（抵抗運動）です．心臓／血管の運動は，徐々に筋肉をあたため，30分以上運動を行うことで筋肉の耐久性を増します（歩行，走行，水泳，ボート漕ぎ，サイクリング，階段を昇ること，クロスカントリースキーなど）．抵抗運動は，筋肉に抵抗を感じながら，筋肉を伸ばし鍛えることです（腹筋運動，腕立て伏せ，持ち上げ作業，ボート漕ぎ，階段を昇ること，水泳，サイクリング，クロスカントリースキーなど）．ご承知のように，ボート漕ぎ，階段を昇ること，水泳，サイクリング，クロスカントリースキーなど幾種かの運動は，双方の要素を兼ねています．子どもやペットの犬を抱き上げたりする行為も，筋肉に負荷をかけた運動をしていることにつながっています．

　運動が脳内に与える影響に関しては，運動を行うと3日間ほど海馬の神経細胞の寿命を伸ばす神経保護的な働きがあるようです．それゆえ週に3回程度の運動が重要なのです．運動を行うことで，抗酸化作用があるグルタチオンの産生が上がり，フリーラジカル産生から筋肉やその他の臓器を保護する働きが増します．逆に，慢性的に運動をしない場合（カウチポテト族症候群），グルタチオンの値が下がり，フリーラジカル産生によって細胞が傷害を受けてしまうのです．

　運動をすると，一酸化窒素を増加させる働きもあり，血管壁を柔軟に保つ作用もあります．血管壁を柔軟に保つため，心拍そのものもしっか

りと脈打つ必要があります．血流が維持されないと，一酸化窒素の値も低下し，血管壁もひずんだ状態になるからです．血流をよい状態に維持する最も効果的な方法が運動療法です．しっかり脈打たれた血流がなければ，脳内の深部の血流は下がり，小血管病変（虚血性深部白質病変）が形成される原因となります．脳内の小血管深部に病変が形成されると，脚の動き，協調運動，思考や行動に悪影響が出ます．さらに，パーキンソン病にみられるような症状を呈することもあります．このような症状は，40歳以降，定期的に運動をしない人に多く出現しやすいのです．適切な運動を行うことで以下のような利点があります[23]．

- フリーラジカルやグルタミン酸など，細胞毒性物質から脳内細胞を保護する
- DNAを修復することで，アポトーシスを抑える
- 65歳以上のアルツハイマー病とその類縁疾患による認知機能障害の発現を50％ほど減らす
- 70歳以上の高齢者の精神機能を保つ
- コレステロールや脂肪代謝を高め，血液の流れをよくし，組織への酸素，糖の運搬を高めることで，心疾患や脳梗塞の発症を予防する
- 血糖値を改善させ体脂肪比を改善することで，糖尿病を予防する
- 骨粗鬆症を予防する
- うつ病を予防する
- 大腸がんおよび肺がんの危険因子を減らす
- 筋肉の状態，耐久性をよくすることで，脳内深部領域（深部白質）に生じる虚血性白質病変の発症を減らす

## イチョウ葉エキス

| お勧め度 | アルツハイマー病とその類縁疾患の危険性があるのであれば推奨される |
|---|---|
| エビデンスレベル | とても高い |
| アルツハイマー病とその類縁疾患の危険因子の改善 | コレステロール，冠動脈疾患，高血圧，脳血管障害 |
| 危険性を減らす割合 | まだわかっていない |
| 推奨されている量 | 一回60〜120mg，一日2回 |
| 推奨されている検査 | なし |

　中国原産のイチョウの樹の葉は，強力な抗酸化作用をもつ成分を含み循環機能も改善させます．イチョウ葉の作用は，主にEBG761とよばれるイチョウ葉エキスを中心に研究され，血管病，血液凝固疾患，うつ病，アルツハイマー病などとの関連が調べられてきました．2,000人以上の対象者を，イチョウ葉エキス（EGB761）を服用した集団と服用しない集団に分けて，6か月以上比較した結果，アリセプト，エクセロンと同様に，中等度のアルツハイマー病に同様の効果があることが判明しました[68]．イチョウ葉エキスの効果は動物を使った実験と，人への臨床応用研究で証明済みで，記憶改善作用のあるサプリメントとして販売されていますが，それほど知られてはいません．ラットを用いた動物実験では，EGB761を食べさせることでDNAの損傷の程度が下がり，フリーラジカル産生も減り，一酸化窒素を増やすことにより血管壁が正常に保持され，高血圧は改善して血流がよくなり，脳血管障害発症が抑制されるなどの効果が証明されています[69]．

　イチョウ葉の認知症への影響を検討した最も有名な研究は，ニュー

ヨーク医学研究所のもので，1997年にアメリカ医学会誌に掲載されました[6]．この研究は，EGB761のアルツハイマー病や脳血管性認知症に対する効果および安全性を確認するのが目的で，52に及ぶ多施設合同研究です．軽度から重度の認知機能障害を有する患者が対象とされ，EGB761（120mg/日）を服用する群と服用しない群の二つの集団に分けられ調査されました．経過を，12, 26, 52週後に評価したところ，EGBは少なくとも安全に内服できることに加え，多くの患者で認知機能や社交性が改善していることがわかりました．EGBの効果は明らかで，誰が見ても一目瞭然でした．

　イチョウ葉エキスには多くの種類がありますが，Gingkoba（ギンコバ）とGinkgold（ギンコゴールド；Nature's way）がEGB761を高含量するブランドとして知られています．服用量は，一日2回60～120mgです．必要以上に摂取すると出血傾向が強くなります．

　（訳注：イチョウ葉に含まれるギンコール酸はアレルギーを引き起こすことがあります．ギンコール酸含有量の低い製品（5ppm以下）を使用してください）

## ヒト成長ホルモン

| お勧め度 | 推奨されない |
|---|---|
| エビデンスレベル | 低い |
| アルツハイマー病とその類縁疾患の危険因子の改善 | なし |
| 危険性を減らす割合 | なし |
| 推奨されている量 | なし |

　ヒト成長ホルモン（HGH）は医薬品として用いられ，衰弱した筋肉や

第6章　認知症を予防する方法　*185*

全身状態を改善する作用がありますが,過剰に内服するとかえって精神的な無気力状態,性欲の低下,気分の低下,焦燥感,食欲増進,集中力低下,易疲労性といった症状が出てしまいます.ヒト成長ホルモンが,どのように精神機能に影響を与えているのかはまだわかっていません.ヒト成長ホルモンが,アルツハイマー病とその類縁疾患に予防的に働くか否かは不明で,かえってアルツハイマー病や心疾患,脳血管障害,動脈硬化などをきたす可能性のほうが高いと類推されています.

## メラトニン

| お勧め度 | 睡眠障害がある場合は推奨される |
|---|---|
| エビデンスレベル | 中等度 |
| アルツハイマー病とその類縁疾患の危険因子の改善 | まだわかっていない |
| 危険性を減らす割合 | まだわかっていない |
| 推奨されている量 | 0.3〜3mg |
| 推奨されている検査 | なし |

アルツハイマー病では睡眠覚醒のリズムが崩れることが多く,その原因として体温,ホルモン濃度,睡眠覚醒のパターン,安静時・覚醒時のサイクルが崩れることが関係するといわれています.これらのサイクルは,メラトニンによってコントロールされていますが,歳をとるとメラトニンの変動(日内リズム)が乏しくなります.さらにアルツハイマー病の睡眠障害を治療するためメラトニンを使用すると,睡眠障害の改善だけでなく,酸化ストレスによるDNAの損傷を防ぐことができるという結果が得られたのです.また,別の研究では,メラトニンはアミロイドβ42産生を抑制するという結果が示されました.歳を重ねメラトニン

の量が減ることがアルツハイマー病と関係しているという仮説を立てている研究者もいます．一般的な服用量は3.0mgで個人差もあるのですが，臨床研究によるとより低容量の0.3mgが効果的で，3.0mg内服するとかえって睡眠障害が悪化してしまう可能性があります．

## 精神活動

| お勧め度 | 推奨される |
| --- | --- |
| エビデンスレベル | とても高い |
| アルツハイマー病とその類縁疾患の危険因子の改善 | アルツハイマー病，認知機能障害，認知症 |
| 危険性を減らす割合 | アルツハイマー病33％，認知機能障害47％ |
| 推奨されている量 | 毎日1時間以上 |
| 推奨されている検査 | なし |

生涯学習することと，精神面の鍛錬は，末永く脳の健康を保つには非常に大切なことです．ある研究では，精神面を鍛錬することで，認知機能障害やアルツハイマー病をある程度予防できることが証明されました[70]．この臨床研究では，全米40か所，801人のカトリック信者が対象として選ばれ，4年半にわたる調査で，14％に相当する111人がアルツハイマー病を発症しました．新聞を読むような精神活動行為の影響について，5ポイント認知活動スケールを使い調査した結果，認知活動が1ポイント上昇すればアルツハイマー病発症の危険性は33％減少，全般的な機能低下は47％減少，作業記憶の機能低下は60％減少，進行の程度もその速さが30％減少することが証明されました．

## どのような精神活動が有効か？

　楽しむことのできる精神活動であれば，アルツハイマー病から脳を守るといえます．精神活動に本質的に求められることは，脳全体が広い領域にわたり活性化されることで，特に新たなことを吸収するためには，側頭葉の海馬・嗅内皮質の活性化は重要です．海馬や嗅内皮質がよく使われて活性化すると，自ずとアルツハイマー病から脳を守ることにつながるようです．本質的に心地よい精神活動を通して新たなことを学んでいる間，自然にアルツハイマー病やその他の認知機能低下障害から短期記憶につかさどる領域が保護されています．

　繰り返し新しいことを吸収しようとする姿勢が大切です．

- 後頭葉，側頭葉，頭頂葉では，読んだ内容が処理され，解釈されます（認知）
- 前頭葉の中央部分では，内容を理解します（理解）
- 前頭葉の先端部では，内容を分析します（分析）
- 前頭葉の中央部分では，これまで蓄えられた情報を基に修正します（修正）
- 前頭葉の先端部では，必要な判断を行います（遂行）
- 海馬，嗅内皮質では，新しく学んだことを蓄えます（学習）

　読むという行為は，処理したり，理解したり，分析するといった脳の様々な領域を刺激します．活性化された神経細胞は繰り返し刺激を受け，シナプスの働きが強化されます（第2章参照）．読めば読むほど，視覚野で活性化された神経細胞は，より効果的に内容を処理するように，さらにシナプスを刺激します．読む内容を理解しようとするたびに，作

業記憶にかかわっている神経細胞のシナプス間の刺激は強化され，より効率的に理解できるようになります．後になってから読み返すたびに，海馬や嗅内皮質の神経細胞が刺激を受け，さらに効率的に新たな情報を蓄えるように働くのです．学習したことを思い出すたびに，2分間ほどで前頭葉神経細胞のシナプス間の刺激は強化され，より効率的に理解できるようになってきます．

　よい精神活動とは，これまでに使用された脳神経回路の神経細胞やシナプスの活動をうまく利用し，より大きな効果を得ることです．中等度から重篤な認知症患者でも，頻繁に使われたことのある技術や能力は保持されます．シャンクルの患者によい症例がありますが，認知症のため自分の名前すら言えなくなったジャズピアニストが，ナイトクラブで見事にピアノ演奏をしてみせたのです．

　クロスワードパズルをすると，読む行為（認知），ヒントをつかむ行為（理解），ヒントを分析する行為（分析），頭を使った可能な答えを導きだす行為（修正），答えが正しいか否か決定する行為（遂行）と様々な要素が含まれています．クロスワードパズルをしながら学んだことを思い出そうとしたり，数分後に修正しようとしたりすると，海馬や嗅内皮質を自然と刺激していることになるのです．

　書くという行為は，刺激を外から受けるのではなく，脳のなかで行います．しかし書き留めようとするものを構成するイメージ，言葉，音などは，情報が外の世界からくるものであれば，脳内の同じ部位が刺激されます（認知）．前頭葉で，認知が読み取られ（理解），表現しようとすることが分析され（分析），関連ある情報を整理し（修正），何を書くべきかを決定する（遂行）．書くという過程のなかで興味あることを学ぶべきであり，それを思い出したり，しばらく経ってから書こうとしたりすることで，海馬や嗅内皮質は刺激を受けるのです．

## テレビを観る（積極的もしくは受け身の態度）

　長時間テレビを観るのはあまりよくないことは多くの研究で指摘され，そのなかでもテレビを観る姿勢が重要であると報告されています．テレビを観るという行為で，眼や耳は視覚野や聴覚野を刺激します（認知）．読んだりクロスワードパズルをしたり，書いたりすれば，前頭葉で情報が処理され（認知），それが読み取られ（理解），状況や中身を分析し（分析），関連した情報を探すようになります（修正）．この点で，テレビは最も受け身で，努力を要さない自動的なものです．

　しかし，単にリラックスするというよりは何か特別な番組を観ようとする場合，前頭葉によって情報を評価しようという働きが起こり（遂行），海馬や嗅内皮質によって，脳内に蓄えようとする働きが生じます（学習）．この遂行と学習は，連続メロドラマ，野球などのボールゲーム，映画を観るという受け身の行為よりは，例えばツタンカーメンがどのようにミイラ化したかを学ぶディスカバリー・チャンネル，新しい調理法を学ぶ料理番組，ルーズベルト大統領について学ぶ歴史番組を観るといった積極的な行為で行われます．そしてテレビを観るときでも積極的な行為であれば，読み，書き，認知といった行為と同様に脳を活性化し，認知症予防に役立ちます．

# 非ステロイド系抗炎症製剤（NSAIDs）

| お勧め度 | 服用できるのであれば推奨される |
|---|---|
| エビデンスレベル | とても高い |

| アルツハイマー病とその類縁疾患の危険因子の改善 | アルツハイマー病，心筋梗塞，脳血管障害，末梢血管病 |
|---|---|
| 危険性を減らす割合 | 50% |
| 推奨されている量 | イブプロフェン一日200mgあるいはそれと同等量の他のNSAIDs |
| 推奨されている検査 | 消化管出血の有無を便潜血で検査．腎機能の検査．おそらく血中のβアミロイドも一度測定可能 |

　低量の非ステロイド系抗炎症製剤（NSAIDs）を内服した80歳以下の高齢者を対象に約2年間の経過を観察すると，約50％の確率でアルツハイマー病の発症が予防できたという臨床研究がいくつも報告されました[59]．これらの臨床研究では，175mg以下のアスピリン，500mg以下のナイキサンなどの非ステロイド系抗炎症製剤を低容量服用することで，大きな効果があるとされています．

### 非ステロイド系抗炎症製剤と認知機能障害

　軽度の認知機能障害とは，早期のアルツハイマー病と考えられています．大規模研究によれば，低容量の非ステロイド系抗炎症製剤を内服した人は，全く摂取しない人や高容量摂取した人に比べ，認知機能が改善したと報告されました．

### 非ステロイド系抗炎症製剤がどのようにアルツハイマー病発症を抑えるのか？

　炎症を抑制することで，アルツハイマー病の発症が抑えられるのではありません．アルツハイマー病の主な原因であるβアミロイドの産生を抑制する効果が主な作用です．今日まで以下の3種類の非ステロイド系抗炎症製剤に，βアミロイドの蓄積を抑制する効果があるといわれてい

ます[47].
① イブプロフェン（ブルフェン）
② スリンダク（クリナックス）
③ インドメサシン（インダシンなど）

　なお，モービック，セレブレクス（日本未承認）など関節炎治療薬として使われ，胃粘膜への刺激作用の少ない非ステロイド系抗炎症製剤については，アルツハイマー病発症の危険性を抑制する効果を検討されていません．

## なぜアルツハイマー病を発症してしまうと，すべての非ステロイド系抗炎症製剤が治療効果を示すわけではないのか？

　最近まで，どうして非ステロイド系抗炎症製剤はアルツハイマー病の発症を遅らせるのに，一度発症してしまうと進行を遅らせることができないのかがわかっていませんでした．アルツハイマー病モデルマウスを使った動物実験による研究からこの原因がわかります．

　ポール・ジャンセン医学博士は，4種類の非ステロイド系抗炎症製剤（NCX-2216，フルビプロフェン，イブプロフェン，セレブレクス）をアルツハイマー病モデルマウスに投与しました[71]．NCX-221は他の3つのNSAIDsと異なり，強い一酸化窒素放出刺激作用があります．しばらく投与した後にこの動物の脳を解析したところ，老人斑内にみられる$\beta$アミロイドの形成が，NCX-2216が投与されたマウスのみ少ないことが証明され，さらにNCX-2216には，老人斑から$\beta$アミロイドを取り除くための脳内の細胞を活性化させる作用があることが証明されました．つまり，一酸化窒素に$\beta$アミロイドを取り除く細胞を活性化する働きがあるということです．これで他のNSAIDsでは$\beta$アミロイドの沈着を防ぐ効果があっても，一度$\beta$アミロイド沈着してしまうと，それを除去する作

用がないために老人斑が減少しなかったのです．NCX-2216のようなNSAIDsは，真にアルツハイマー病の発症と症状進行の両方を抑制できる薬剤といえます．

　現時点ではイブプロフェン，スリンダク，インドメタシンがアルツハイマー病発症の危険性を低下させることがわかっています．イブプロフェンは薬局で購入できます．スリンダクには処方箋が必要ですが安全な薬剤です．一方，インドメタシンには様々な副作用が報告されています．低量のイブプロフェンおよびスリンダクの内服量は，それぞれ一日200mg，50〜100mgです．非ステロイド系抗炎症製剤は程度が過ぎると，胃炎や胃潰瘍をきたします．アルツハイマー病の発症を抑制するには，少なくとも低量の非ステロイド系抗炎症製剤を2年間以上内服する必要があります．

　非ステロイド系抗炎症製剤を内服するに当たり，上部消化管出血，胃潰瘍，腎機能低下などをもち合わせている場合，内科医に相談してください．

## ホスファチジルセリン

| お勧め度 | 服用できるのであれば推奨される |
| --- | --- |
| エビデンスレベル | 高い |
| アルツハイマー病とその類縁疾患の危険因子の改善 | 記憶力障害 |
| 危険性を減らす割合 | まだわかっていない |
| 推奨されている量 | 一回100mg，一日3回 |
| 推奨されている検査 | なし |

　魚，緑黄色野菜，大豆やお米に含まれている自然の栄養素であるホス

ファチジルセリン（PS）は，細胞膜の構成成分であり，ジアシルグリセロールなどとともにプロテインキナーゼCを介し細胞の活動性を維持する働きがあります[72]．

ホスファチジルセリンには，初老期に低下する記憶，学習，言語，集中力を改善し保持する可能性が報告されているにもかかわらず，実際のアルツハイマー病患者には，臨床試験が実施されていません．アルツハイマー病患者を対象にしたPETを使用した研究では，ホスファチジルセリンを内服した患者で脳内の代謝活性が全体的に上昇すると報告されました．しかし，アルツハイマー病患者の治療で認可された他の薬剤と異なり，ホスファチジルセリンにはアルツハイマー病で傷害された部位を中心に，代謝を改善する効果はないようです[73]．

アルツハイマー病とその類縁疾患に対しホスファチジルセリンを試した臨床試験はありませんが，認知機能障害という「症状」に対してホスファチジルセリンを使用して，興味の低下，活動性の低下，社会的孤立，不安，記憶・集中力の低下が改善したという報告はあります．重症な認知症患者よりむしろ軽症の認知症患者に効果的です．認知機能障害とは，病気そのものというより症状の重ね合わせなので，ホスファチジルセリンに病気そのものを治すという，症状の改善以上の効果があるのかはわかりません．ただ，臨床症状の改善という点で，可能性をもっているといえるでしょう．ホスファチジルセリンの適量は，一日当たり300mgまでです．

初老期の抑うつに関しても，ホスファチジルセリン一日300mで効果が認められ，気分，記憶，やる気などを改善したと報告されています．

## スタチン

| お勧め度 | コレステロールが高ければスタチンを内服してください |
|---|---|
| エビデンスレベル | 高い |
| アルツハイマー病とその類縁疾患の危険因子の改善 | 高コレステロール，心筋梗塞，脳血管障害 |
| 危険性を減らす割合 | 50～79％ |
| 推奨されている量 | 薬の種類により様々 |
| 推奨されている検査 | コレステロール値，肝機能 |

　スタチンは昔からあるコレステロールを低下させる薬です．赤米酵母から抽出され，肝臓でのコレステロール合成を抑える働きがあります．スタチンには，リポバス（シンバスタチン），メバロチン（プラバスタチン），ローコール（フルバスタチン），リピトール（アトルバスタチン），メバコール（ロバスタチン，日本未承認），などがあります．脳内の動脈硬化に対しても高い治療効果があり，アルツハイマー病とその類縁疾患の危険因子でもある脳梗塞の発症を減らします．またアルツハイマー病とその類縁疾患の発症を予防できる効果もあるかもしれません．

　スタチンの服用と，アルツハイマー病の関連について検討した大規模研究があります．アルツハイマー病と診断された912人と，認知症を発症していない1,660人の患者の家族を調査したところ，年齢，性別，人種，アポリポ蛋白E遺伝子などさまざまな要素を加味しても，スタチンを内服していた人は，人種やアポリポ蛋白E遺伝子に関係なく，アルツハイマー病の発症危険が79％減ると報告されました．他の脂質異常症の薬剤では，アルツハイマー病の発症をある程度は抑える傾向はあるもの

の有意ではありませんでした．スタチンの予防効果に関しては，カナダの高齢者研究でも検討され[42]，認知症と診断された65歳以上の492人と，正常高齢者823人が比較検討されました．それによれば，アルツハイマー病の発症率は，スタチンを内服することで74%抑制されると報告されています．ただし，80歳以上に限定すると，その予防効果には有意差はありません．

　85歳以上，561人の患者を対象としたオランダの臨床研究では，HDLコレステロール（善玉）が低いと，アルツハイマー病の発症率が約2倍になると報告されました．心疾患や脳血管障害に罹患した症例を除外した場合でも善玉が低いと，認知症の発症率が高いといわれていますので，善玉には認知症と関連する老人斑の形成を抑制し，脳内の炎症を抑える作用があるのかもしれません．

　その他の多くの臨床研究でも，脂質異常症の患者にスタチンを与薬すれば，アルツハイマー病とその類縁疾患による記憶や精神機能の低下が，2〜4倍は抑制されると報告されています．アルツハイマー病の発症が抑制される理由は，脳内の$\beta$アミロイドの形成を抑制するからです．認知症を発症していない高LDLコレステロール（悪玉）血症の人に，リピトール（アトルバスタチン）を一日当たり40〜60mg与薬すれば，血液中の$\beta$アミロイドのレベルが低下すると，ある臨床研究で報告されました．また，別の臨床研究で，44人のアルツハイマー病患者を対象に，リポバス（シンバスタチン）を一日80mg与薬すれば，脳脊髄液内の$\beta$アミロイド量が減少すると報告されました．

　赤米酵母にはロバスタチンが含まれていて，米国ではロバスタチンはメバコールという品名で販売されています．ロバスタチンに$\beta$アミロイド生成を減じる作用があれば，赤米酵母にも同様の作用があると考えられるため，赤米酵母を摂取すればアルツハイマー病発症の危険性を減ら

せる可能性があります．赤米酵母の摂取量は，一日当たり2,400mgといわれています．1カプセル600mgで販売されていますので，夕食後に2カプセル，寝る前に2カプセル内服するのが理想的です．夜内服する理由は，肝臓でコレステロールが合成されるのは主に夜間だからです．理想的なコレステロールの値になっているか否かは，赤米酵母を摂取して1か月後に調べてください．もし不明な点があれば，ライフリンク自然食品のウエブサイト（www.lifelinknet.com）に問い合わせるのがよいでしょう．（訳注：日本においては，ロバスタチンを強化あるいは添加した医薬品や未承認の薬物を含む製品は食品には該当せず，無承認無許可医薬品に該当します．コレステロールを下げる治療は，かならず医師に相談し，スタチン系薬剤を服薬してください．）

　アルツハイマー病の危険因子を有し，コレステロール値が高い場合，スタチン系の薬剤を服薬するのがよく，そうすれば同時に虚血性心疾患の予防対策にもなります．

## ヴィンポセチン

| お勧め度 | おそらく推奨される |
|---|---|
| エビデンスレベル | 高い |
| アルツハイマー病とその類縁疾患の危険因子の改善 | アルツハイマー病，心筋梗塞，脳血管障害 |
| 危険性を減らす割合 | まだわかっていない |
| 推奨されている量 | 一回10mg，一日3回 |
| 推奨されている検査 | なし |

　ヴィンポセチンは，ツルニチソウという植物の抽出産物です．ヴィンポセチンには，脳内の動脈や毛細血管を拡張させる作用，血小板凝集の

抑制作用があり，脳血流をよくします．このような特徴から，ヴィンポセチンは，脳血管障害の治療薬として用いられ，正常高齢者に対しても，記憶障害などを改善する効果があると推定されています．

　1976年に実施された臨床研究で，脳血管障害を有する患者に，ヴィンポセチンを内服させたところ，脳血流が改善し，さらに記憶障害などが改善したと報告されました．1987年には，脳内の慢性低灌流状態をきたした患者にヴィンポセチンを服薬させたところ，90日後に精神機能が改善したと報告されています．さらに，酸化ストレスに対し神経保護的に働くというデータもあります．

　では，ヴィンポセチンは実際どのように作用し，記憶障害などを改善させるのでしょうか？　すでに言及されているように，脳血管に特異的に作用し脳循環を改善させるといわれています．それに加えて，以下の4つの効果もあるようです．

1．神経細胞で，細胞内エネルギーの代謝効率を上げる
2．神経細胞で代謝されるグルコースの量を増加させる
3．体循環によって運ばれてくる血液内の酸素を効率よく脳内へ移送する
4．脳内の神経伝達物質であるノルエピネフリン，ドーパミン，アセチルコリン，セロトニンの作用を高める．作業記憶には，ドーパミンが，記憶障害にはアセチルコリンが強く関係していて，ヴィンポセチンがこれらの神経伝達物質の作用を高めることで，改善効果が期待できる

# ビタミン

## ビタミンB

| お勧め度 | 推奨される |
|---|---|
| エビデンスレベル | 高い |
| アルツハイマー病とその類縁疾患の危険因子の改善 | アルツハイマー病，心筋梗塞 |
| 危険性を減らす割合 | まだわかっていない |
| 推奨されている量 | ビタミンBを含んだマルチビタミンを毎日 |
| 推奨されている検査 | なし |

　ビタミンBは神経系の機能に不可欠で，気分や思考に影響を与える神経伝達物質の合成にも関与し，さらにエネルギーやホルモンレベルのバランスを保つのに使われています．葉酸やビタミン$B_{12}$が不足すると，冠動脈系の心疾患と同様に認知機能障害の原因になることが知られています[72]．これらは，ホモシスチンレベルを活性化させ，そのホモシスチンの上昇は，脳血管障害，心疾患，アルツハイマー病を引き起こすからです．60歳を過ぎてからでも，葉酸が不足している患者に葉酸を補うことにより，記憶力や注意力が改善することが示されました．

　ビタミンB群には直接的な効果に加え，身体にとって有害な物質を取り除いたり有益な物質を増やしたりなど，間接的な働きがあります．例えば，前述のようにホモシスチンが上昇すれば心疾患に罹患しやすくなり，認知機能が悪化しますが，葉酸，ビタミン$B_6$，ビタミン$B_{12}$を摂取すると，上昇したホモシスチンを下げることができます．つまり，血清

のホモシスチンの値を低く維持するために,ビタミンB群を多く含んでいる食物である卵,緑黄色野菜,果物などを多くとることが薦められます.

　また別の研究によれば,ビタミン$B_6$,ビタミン$B_{12}$,葉酸が基準値より低ければ,S-アデノシルメチオニンの欠乏を導くことが知られています.この欠乏は,抑うつ状態,認知症,神経変性の原因となります.米国では,これらのビタミンを基準量摂取することが推奨されていますが,特にビタミンB群は水溶性で日々代謝排泄されるので,コンスタントに摂取しなければなりません.歳をとってくると,食事量が減るので,ビタミン不足になりがちで,さらに吸収もわるくなっています.健康に歳を重ねるためには,ビタミン$B_6$,ビタミン$B_{12}$,葉酸を補いましょう.

　さらにビタミン$B_6$には,記憶力を高めるという研究結果が,オランダのデジェン医師とその研究グループによって報告されました.

## ビタミンC(アスコルビン酸)

| お勧め度 | 推奨される |
| --- | --- |
| エビデンスレベル | とても高い |
| アルツハイマー病とその類縁疾患の危険因子の改善 | アルツハイマー病,心筋梗塞,脳血管障害 |
| 危険性を減らす割合 | ビタミンEと組み合わせれば20% |
| 推奨されている量 | 一回1,000mg,一日2回 |
| 推奨されている検査 | なし |

　ビタミンCは,ビタミンEとともに摂取すると効果があります.ロッテルダムの疫学調査で,食事からのビタミン摂取,サプリメントによるビタミン摂取の双方が観察され,精神機能や他の危険因子との関連性が

調査されました．10年間にわたる調査の結果，果物や野菜などから（食事から）ビタミンCやビタミンEをとれば，アルツハイマー病の発症率が20％減少することが示されました[5]．さらにビタミンCには，抗酸化作用のあるビタミンEを再利用させる働きがあることがわかっています．副作用は非常に稀で，ごくわずかに尿の酸性化による尿路感染が指摘されています．推奨服用量は，一日1,000mgです．

## ビタミンE

| お勧め度 | 推奨される |
|---|---|
| エビデンスレベル | とても高い |
| アルツハイマー病とその類縁疾患の危険因子の改善 | アルツハイマー病，心筋梗塞，脳血管障害 |
| 危険性を減らす割合 | 36％ |
| 推奨されている量 | 100～200単位，一日2回，喫煙者は除く |
| 推奨されている検査 | なし |

最近だけでも，ビタミンE単独およびビタミンEと他の栄養補助食品を組み合わせた臨床研究を19ほど挙げることができ，病気の危険性を下げたり逆に上げたりする報告がなされています[87]．マスコミは，200単位以上の摂取は身体に有害と報じましたが，論文をきちんと読むとそれは間違いということに気づきます．多くの臨床研究から明らかにされたことは，ビタミンEが効果を発現するための量は病気によって違うということです．

虚血性心疾患，大腸がん，嚥下障害（胃炎，胸やけ），アルツハイマー病の症状進行とビタミンEの関連を調査した研究では，これら疾患の発症や症状の進行をビタミンEによって予防することができることが

判明しました．これらの研究のうちアルツハイマー病以外を検討したものでは，ビタミンEの必要量は440単位以下がよいと結論されています．

　逆に，閉経後の女性の虚血性心疾患，白内障の進行，若年発症のパーキンソン病，喫煙者における虚血性心疾患でビタミンEの効果を検討した研究では，ビタミンEは死亡率を上げてしまうと報告されています．これらの研究のうち喫煙者の心疾患以外を検討したものでは，ビタミンEの摂取は一日400単位以上服用されています．

　多くの臨床研究の結果をまとめると，ビタミンEの効果を得るためにはどれくらいの量を摂取すればよいのかがわかります．例えば，パーキンソン病を対象とした臨床研究では，一日2,000単位もビタミンEを摂取したため，かえって死亡率を高めました．しかし低容量ビタミンEがパーキンソン病の進行を防ぐかどうかは検討されていません．低容量とは一日400単位以下と考えられ，この量では様々な疾患で病状をよくすることが指摘されています．残念ながら男性喫煙者の場合，一日50単位以下のビタミンE摂取であっても，死亡率は上がるという例外もあります．アルツハイマー病の患者に関しては，一日2,000単位以下のビタミンEを摂取した場合の効果は，今のところ検討されていません．65歳以下の健常者では，一日33～200単位の摂取だと死亡率を下げる効果があることが指摘されていて，65歳以上の場合は33単位の摂取で死亡率が下がり，500単位摂取すると死亡率が上がることがわかっています．

　以上のような研究結果は，こころに止めておいてください．次に，アルツハイマー病と認知機能に関するビタミンEの作用で，明らかになっていることを紹介します．

　まず，すでに発症してしまったアルツハイマー病の症状に関しては，ビタミンEを一日2,000単位摂取すれば進行を1年は遅らせることができます．次に加齢に伴う認知機能に関する検討ですが，65～102歳の正常

高齢者2,889人が3年間調査され，ビタミンC，ビタミンE，βカロチンの摂取と，作業記憶，短期記憶，精神機能全般，やや複雑な作業課題などの精神機能を比較した研究があります．その結果によれば，一日に400単位以上ビタミンEを摂取した人は，摂取しないかわずかな摂取量の人に比べ，認知機能の低下を来す可能性が36％も減少することがわかりました．ビタミンCとβカロチン単独では，認知症の進行予防に明らかな効果はみられませんでした．正常高齢者の認知機能を保持する作用がビタミンEにあることを示した最初の報告です．

　さらに最近，ロッテルダム臨床研究で，55歳以上の5,395人を対象に認知症と食事との関連性を6年間追跡調査したものがあります[5]．その結果，197人が，アルツハイマー病とその類縁疾患を発症しました．年齢，性別，飲酒歴，教育歴，喫煙の習慣，頸動脈のプラークの有無などの影響を調整しても，ビタミンCとビタミンEをたくさん摂取した人は，アルツハイマー病の発症が20％減少しました．さらに，喫煙の習慣のある人の間では，ビタミンEの効果が強い傾向があり，ビタミンEの認知機能に対する効果は教育歴，アポリポ蛋白E遺伝子のタイプには影響されませんでした．

　ビタミンEは，一日に400単位程度の摂取であれば身体にわるい影響はなく，脳内の脂質膜を安定化させ，フリーラジカルによる障害から脳神経を保護する働きがあります．年齢とともに低下する身体自身がもっている抗酸化作用も，ビタミンEを服用することで補うことができます．さらにビタミンEを摂取する際，ビタミンCを250〜500mg併用すれば，脳内へのビタミンEの吸収を手助けすることになります．臨床試験で十分に評価されたわけではありませんが，ビタミンEと精神機能の関連についても言及され始めています．

　しかしながら，抗凝固剤のワーファリンを内服している場合は，ビタ

ミンEにより出血傾向が強くなる可能性があるため,定期的な検査が必要です.さらにコレステロール値を上げて脂質異常症が悪化してしまう可能性があるため,3〜6か月に1回は血液検査が必要です.

摂取するビタミンE(トコフェロール)の種類が重要です.天然型のD-αトコフェロールや混合型トコフェロールは,合成型のdl-αトコフェロールより抗酸化作用は強いといわれています.抗酸化作用の強いD-αトコフェロールは,店頭で販売されていて最も一般的に使われます.トコフェロールの作用は相対的に短いので(2〜4時間),一日に2回は食後に摂取が必要で,そうすれば脳や身体に対し保護的な効果が得られるでしょう.

表6.1 予防薬のまとめ

| 予防薬 | 危険因子の改善 | お勧め度 | 予防効果の信頼性 |
|---|---|---|---|
| ALC | 心疾患,脳血管障害 | 推奨される | 高い |
| アルコール | 心疾患,脳血管障害,認知症 | もし制限可能であれば推奨される | とても高い |
| αリポ酸 | 糖尿病,脳血管障害,がん,プログラム細胞死 | おそらく推奨される | 中等度 |
| アスピリン | アルツハイマー病,心筋梗塞,脳血管障害 | 服用できるのであれば推奨される(他のNSAIDsを内服しない) | とても高い |
| キャッツクロー | おそらくアルツハイマー病 | 推奨されない | 基礎研究のみ |
| コリン/レシチン | 認知機能障害 | 推奨されない | 動物実験のみ |
| コエンザイムQ10 | パーキンソン病,おそらくレビー小体病 | 推奨される | 高い |
| テヒドロエピアンドロステロンDHEA | なし.肥満や前立腺がん,乳がんの危険性を高める可能性がある | 推奨されない | 低い |

| | | | |
|---|---|---|---|
| カロリー制限，魚油を多く含み，抗酸化剤を多く含んだ食事 | アルツハイマー病類縁疾患，がん，血管病，糖尿病 | 推奨される | とても高い |
| エストロゲン | アルツハイマー病，認知機能障害，認知症 | おそらく推奨される | 高い |
| 運動 | うつ病，認知機能障害，認知症，アルツハイマー病，脳血管性認知症，冠動脈疾患，脳血管障害，高コレステロール，糖尿病，高血圧，骨粗鬆症，肥満，大腸がん，乳がん | 推奨される | とても高い |
| イチョウ葉エキス | コレステロール，冠動脈疾患，高血圧，脳血管障害 | もしアルツハイマー病とその類縁疾患があるのであれば推奨される | とても高い |
| ヒト成長ホルモン | なし | 推奨されない | 低い |
| メラトニン | 睡眠障害 | 睡眠障害があればおそらく推奨される | 中等度 |
| 精神鍛錬 | アルツハイマー病 | 推奨される | とても高い |
| 非ステロイド系抗炎症製剤 | アルツハイマー病，心筋梗塞，脳血管障害，末梢血管病 | 服用できるのであれば推奨される（アスピリンと併用してはいけない） | とても高い |
| オメガ-3 脂肪酸 | 食事の項目を参照 | 特に気分障害がある場合は推奨される | 高い |
| ホスファチジルセリン | 軽度認知機能障害，アルツハイマー病 | よい | とても高い |
| 赤米酵母 | アルツハイマー病，心疾患 | もしコレステロールが高ければ推奨される | 高い |
| スタチン | アルツハイマー病とその類縁疾患，心筋梗塞，脳血管障害，末梢血管病 | もしコレステロールが高ければ推奨される | 高い |

第6章　認知症を予防する方法　205

| ヴィンポセチン | アルツハイマー病，心筋梗塞，脳血管障害 | おそらく推奨される | 高い |
| --- | --- | --- | --- |
| ビタミンB | アルツハイマー病，心筋梗塞（特にホモシスチンが高い場合） | 推奨される | 高い |
| ビタミンC | アルツハイマー病（ビタミンEと併用で），心筋梗塞，脳血管障害 | 推奨される | とても高い |
| ビタミンE | アルツハイマー病，心筋梗塞，脳血管障害 | 推奨される | とても高い |

## 第 7 章

# 正確に診断する方法

　私たちがこの本を書いている間，エイメンの50歳になる友人が，自分の記憶力のことを心配していました．「簡単な名前も思い出せない」「大好きなフットボールチームの有名なクォーターバックの名前を思い出すことができない．いつもそうなんだ．何も私は思い出せないのだ」と彼は訴えました．このような症状は50歳でも十分に自覚することがあるため，この年齢になったら認知症の検査が必要です．

　糖尿病，高血圧，乳がんなど他の病気のように，50歳になったら毎年の検査で予防することが最も効果的です．私たち二人は，「記憶力を検査してアルツハイマー病がみつかったらどうしよう」というような台詞は，何度も何度も耳にしています．誰でもこのような事態は心配でしょうが，恐れて検査を避けた結果をよく考えてください．

以下に，アルツハイマー病とその類縁疾患に対する一般的な対処法，検査の選択肢をあげます．あなたはどれを選びますか？　ご自分で選んでください．

1．50歳になったら神経内科医などの専門家によって毎年記憶力の検査をしましょう．自覚症状がないうちに記憶力の障害が発見できたら，症状を改善させる治療を行える可能性は十分にありますし，病気の進行を6年以上遅らせることもでき，全く普通に暮らせるため，家族に負担がかかりません．経済的にも20万〜30万ドルの出費が抑えられるので，より充実した生活を行うことができます
2．あなたが「5分前に聞いたことを再び質問する」という指摘を家族がしてくれるまで待ちましょう．軽度認知機能障害のこの時期に診断がついて治療を行えば，3年以上は病気の進行を遅らせることができるでしょう．しかしながら，記憶力の問題で家族に負担がかかります．あなたが台所の火を消し忘れたり，お風呂の水を出しっぱなしにしたりといった危険な行動をしないかどうかをチェックするために，家族は誰かを雇わなければならないでしょう．この経費は約20万ドルかかりますが，次の選択肢と比べれば10万ドルは節約できます
3．あなたが「来客が何か盗んでいる」とか，「自分を追い出そうとしている」とかいった被害妄想が原因で，家族があなたを医師のところに連れて行くとします．中等度の認知症であるこの時期に診断がつき治療を行うことで1〜2年病気の進行を遅らせることができ，あなたの被害妄想や他の行動や機能異常も若干改善するでしょう．しかしながら，家族には大きな負担になります．認知症が強く以前のように生活できないため，常に誰かの介護や監視が必要ですし，施

設への入所も必要になるかもしれません．30万ドルの経費がかかります
（訳注：経費については，日米では保険制度等の違いがあります．これは米国の一例です）

　あなたには，信頼できる家庭医（ホームドクター；かかりつけ医）がいるかもしれませんが，多くの医師は記憶障害を早期にみつけることがむずかしく，ある報告によれば，驚いたことにアルツハイマー病とその類縁疾患の95％は，最初の症状が現れてから4～5年後に家庭医にやっとみつけられているといわれています．そのときには，認知症はかなり進んでいます．ホノルルで行われた最近の他の研究では，家庭医に受診している軽度から中等度の認知症のアジア人の実に46～70％は，医師が直接記憶力に関する問いかけをしても見逃されてしまうとのことでした[75]．
　しかしながら，あなたの家庭医がわるいのではありません．シャンクルがアメリカ中で行っている医師への講演会では，多くの医師は記憶力障害を早期にみつけるための方法を知らないと訴え続けています．実際に脳が萎縮する前に，アルツハイマー病とその類縁疾患をみつけることのできる脳SPECTやPETは実にすばらしい検査法で，これらの検査で早い時期にみつかれば，適切な診断と治療により記憶力障害を元に戻すことができます．一方で，患者の自覚症状が出る前に医師が記憶力障害を発見できなければ，早い段階で脳SPECTやPETを行うことはできません．私たちはあなたが毎年きちんとした記憶力の検査をすることを願っています．そうすれば，あなたやあなたの医師は協力して，アルツハイマー病とその類縁疾患の記憶力障害を元に戻すという目標を実現できるのです．巻末の＜付録A＞が，効果的な記憶力障害の検査法です．

近い将来には，アルツハイマー病や他の疾患に対するより効果的な治療法が行えるようになることでしょう．早めにみつけて進行を食い止めておけば，将来の効果的な治療を受けることができるのです．

記憶力障害，認知機能障害，認知症をもつすべての人のうち，60％がアルツハイマー病です．残りの40％は，うつ病，アルコール・薬物依存，注意欠陥・多動性障害，ビタミン不足，甲状腺疾患，栄養不足，薬の副作用といった治療しうる疾患なのです．

## 評価するに当たって

### よい専門家をみつける

次のような専門家は，精神障害，人格障害，行動異常，認知機能障害を早期にみつけうるトレーニングをしています．(1) 神経内科医，(2) 精神科医，(3) 脳外科医，(4) 老年科医，(5) 内科医，(6) 家庭医，(7) 看護に熟練している人．

実際には，これらの専門を標榜していることよりもさらに重要なことは，彼らが実際に記憶力障害や認知症の患者の診察や治療を行っているかどうかということです．そのような質の高い専門家をみつけるには，アルツハイマー協会のホームページを参考にしてください（第10章参照）．あなたが，専門家に連絡をとるときには，認知症を評価するトレーニングを受けたかどうか聞いてください．アルツハイマー病とその類縁疾患を早期にみつけるには，毎年の検査が重要かどうか聞いてください．もし，否定したり十分なデータがないというようであれば，他を

あたりましょう．

## 病　歴

　病歴とは，患者の歴史を知ることで，いままでの人生における患者の問題点を明らかにして，過去のあるいはいまの健康状態を評価するのに役立ちます．さらに，問題を起こすような医学的な問題や薬剤がないか評価したり，治療方針を立てたり，長期間にわたる患者の健康状態を追跡するのに役立ちます．

　この評価を行うときには，医師は患者やその家族に様々な質問をします．記憶力障害や認知症の場合は，しばしば患者は自覚症状がなかったり，たいしたことはないと思って訴えなかったりするかもしれないので，家族の付き添いが非常に重要です．残念ながら，現在の病院の状況では，医師はより短時間により多くの患者を診察することを要求され，この病歴を聴取する作業が簡略化されていますが，詳細な病歴を知ることは問題を明らかにするには非常に大事なことです．大まかな病歴は以下の通りです．

① 　主な問題点に関する情報
- 最初の症状はどのようなものか
- その症状が現れたときに何かきっかけがあったか
- その症状で日常生活上どのように困るのか
- その症状で趣味などの活動がどのように困るのか
- どれくらい日常生活で不都合を与えているか
- 不都合なく生活するために誰かの助けが必要か
- いつ最初の症状が出たか

- 症状が出始めるのはどれくらい急だったか
- 進行具合はどのくらい早いか
- どのように進行しているか（よくなることがあるか，変わらないか，徐々に進行するか，よくなる時期もあり不規則か，安定しているか悪化を続けるか，突然悪化し完全によくなったり完全にはよくならなかったりするか，など）
- 何をするとよくなるか
- 何をするとわるくなるか
- 最初の症状が出た後に，他の症状も出てきたか
② **いま服用している薬のリスト**（認知症を引き起こす薬剤は多い）
③ **ビタミン，ハーブ，サプリメントなどのリスト**（これらはいくつかの薬の作用に影響を与えているかもしれません．あるいは医師が処方していることもあります）
④ **最近の健康状態**
⑤ **過去の病歴**
- 頭部外傷（軽いものであっても重要です）
- 手術をしたことがあるか，あるいは全身麻酔歴はあるか
- 仕事や環境や戦争や低酸素状態など毒素への暴露はあるか
⑥ **麻薬，アルコール，タバコの使用歴**
⑦ **睡眠パターン**（慢性の不眠症や睡眠時無呼吸症候群は記憶力障害とかかわりがあります）
⑧ **心理社会歴**（従軍歴，生活レベル，職業，性交渉歴，生活上の重要な出来事）
⑨ **家族の病歴**（家族がかかっているものはどんな病気であっても）
⑩ **高次機能検査**（会話，適応能力，記憶，気分，思考過程，せん妄，幻覚，人づき合い，判断力，問題解決能力など評価するためにいく

つかの質問をします）

## 引き金となる症状

次のような行動が以前よりも悪化したら，検査が必要です（その症状の原因となる脳の部位も記載します）

- 新しい知識を学ぶ：最近の会話や出来事，約束などを思い出しづらい．忘れ物が多い（海馬や嗅内皮質）
- 複雑な作業を行う：小切手を切る，料理を作るなどといった，いくつかの段階が必要な思考や作業がむずかしくなる（前頭前野）
- 推論能力：お風呂が漏れていたらどのように対処するか考えるように，家や職場で問題を理路整然と考えて解決する能力が低下する．人づき合いも乏しくなる（前頭前野）
- 空間認知機能：運転，家の周りのものを整理する，なじみのある場所の状況を理解する，などのことで問題を生じる（頭頂葉）
- 言語：会話のときに単語が思い出せなかったり，言いたいことが言えなかったりする（側頭葉，前頭葉）
- 行動：より引っ込み思案になったり反応が少なくなる．いつもより怒りやすくなったり疑い深くなったりする．視覚や聴覚の刺激をあやまって解釈する（前頭前野，側頭葉）
- 興味ある場所の出来事でさえ思い出せない（海馬）．約束した時間に到着できない（前頭前野）

## 正常の加齢と認知症の区別

　患者の病歴によって，いまの症状が深刻かそうでないかをとてもよく判断することができます．次のような訴えは，単純に歳をとっただけの場合によくある訴えです．

- 記憶障害を訴えるが，出来事に関しては詳細に話すことができる
- 家族よりも記憶障害を心配している
- 最近の重要な出来事や会話は覚えている
- 言葉が思い出せないことがときどきしかない
- なじみのある場所に行くときには道に迷わない
- なじみのない場所に行くときだけ道に迷う
- 一般的な機械は使うことができる
- 社交性が保たれている
- 知能テストでは異常がない

　次のような訴えは，深刻な問題を抱えている場合に本人や家族が訴えます．危険な徴候は次の通りです．

- 以前よりも誰かの助けが必要となる
- 尋ねたときにだけ記憶障害を訴える
- 最近の会話が思い出せない
- 自分自身が参加して楽しんだ出来事を思い出せない
- 最近どこに旅行したか思い出せない
- 数分後に同じ質問を繰り返す

- 家族よりも本人は記憶障害について心配していない
- いままでよりボーっとしている
- 何の理由もないのにいままで好きだったことに興味がなくなり，すぐにやめてしまう
- 会話が減ったようにみえる
- 言いたいことを正しく表現できない
- なじみのある場所に行くのに道に迷う
- リモコンなどの以前は使えていた機械が使えなくなる
- 機械を新しく買い換えたときに使い方を覚えるのにとても時間がかかる
- いままでとは全く性格が違うような振る舞いを始める
- 運転免許試験などの簡単なテストができなくなる

## うつ病と注意欠陥・多動性障害

　うつ病と成人の注意欠陥・多動性障害は，記憶力障害の重要な原因になるため，それらをどのようにみつけるかはとても重要なことです．うつ病に関しては，若い成人が悲しみや落ち込みを訴えることが多いのに対して，老人のうつ病患者は，せん妄，記憶障害，注意障害などの認知機能障害を訴えることが多く，しばしば認知症と間違えられます．さらにうつ病は認知症に合併し，症状や障害がよりいっそう重くなることもあります．まずは病歴の聴取や精神状態のテストを行うべきです．アメリカ精神医学会の『精神障害の診断と統計の手引き第4版』（DSM-IV）では，患者がほとんど毎日2週間，次のうち5つ以上の症状を訴えていた場合にうつ病と診断することになっています．そして，1.か2.の症状の少なくともどちらか一つが必要です．

1. その人自身の言明（例：悲しみまたは空虚感を感じる）か，他者の観察（例：涙を流しているように見える）によって示される，ほとんど一日中，ほとんど毎日の抑うつ気分
2. ほとんど一日中，ほとんど毎日の，すべてまたはほとんどすべての活動における興味，喜びの著しい減退（その人の言動，または他者の観察によって示される）
3. 食事療法をしていないのに，著しい体重減少あるいは体重増加（例：1か月で体重の5％以上の変化），またはほとんど毎日の，食欲の減退または増加
4. ほとんど毎日の不眠または睡眠過多
5. ほとんど毎日の精神運動性の焦燥または制止
6. ほとんど毎日の易疲労性または気力の減退
7. ほとんど毎日の無価値観または過剰であるか不適切な罪責感
8. 思考力や集中力の減退または決断困難がほとんど毎日認められる
9. 死についての反復思考（死の恐怖だけではない），特別な計画はないが反復的な自殺念慮，自殺企図，または自殺するためのはっきりとした計画

　このような症状があると社会や職場でまともに働けなくなるため，かなり悩むようになります．麻薬，健康状態の悪化，肉親に先立たれた，などの原因があるわけではなく，このような状態はずっと続き，働けなくなることから自分は価値がない人間だと考え，自殺を考えるなどの精神症状が現れます．
　脳SPECTでは認知症とうつ病を区別することができます．うつ病の患者は，脳の深部の辺縁系の活動が上昇し，前頭前野の活動が減り，と

きには側頭葉の活動性が安静時に低下します．前頭前野の活動性は集中すると改善します．認知症のなかでは前頭側頭型認知症がうつ病と似たような画像を示すことがありますが，前頭側頭型認知症の脳SPECTでは，集中しても前頭前野の活動性は上昇しません．

　注意欠陥・多動性障害は，集中力が落ち散漫になる，まとまりがなくなる，物事を先延ばしする，そしてしばしば落ち着きがなくなり，気性の変化も大きくなるなどの症状が出現する病気です．この病気では学習能力がしばしば低下し，落ち着きのない少年がよく発症するような子どもの病気と思われていました．しかし最近では，大人でもこの病気の人がいることがわかってきました．脳SPECTの結果から判断すると，注意欠陥・多動性障害の原因は，集中時に前頭前野の活動性が低下してしまうためと考えられます．つまり，患者がその部分を使おうとしても脳が拒絶するということです．精神刺激薬は，集中時の前頭前野の働きをよくするために，しばしば処方されます．長い間，慢性的に前頭前野の活動性が低下したり，働きを拒絶している状態のまま放置すると，脳にも悪影響を与え，その部位が萎縮したり小さくなったりしてしまいます．

　注意欠陥・多動性障害の『精神障害の診断と統計の手引き第4版』による診断基準は以下の通りです．次に記載してある，最初の「注意力の低下」の項目あるいは二番目の「多動性」の項目のうち，両方でそれぞれ6つ（計12項目）の特徴が当てはまると，注意欠陥・多動性障害と診断されます．注意欠陥・多動性障害の混合型は，両方の項目のうち少なくとも6つが当てはまると診断されます．老人の場合，多動に関する特徴はあまり目立たないかもしれませんが，そのような場合も小学生のときや学生時代の記録をみると，そのような症状が当てはまるかもしれません．

**注意力の低下**
1. 学業，仕事，またはその他の活動において，綿密に注意することができない．または不注意によるミス・過ちが目立つ
2. 課題・仕事または遊びの活動で注意を持続することがむずかしい．または困難である
3. 直接話しかけられたときに，聞いていないようにみえることが多い
4. 反抗的な行動または指示を理解できないということではないのに，指示に従えず，学業，用事または職場での業務をやり遂げることができない
5. 課題や活動を順序立てることが苦手・困難である
6. 学校の宿題や課題など，精神的努力の持続を要する課題に従事することをしばしば避ける，嫌うまたはいやいや行う
7. 各種の作業や課題や活動に必要なもの（おもちゃ，教材，鉛筆，本，道具など）をよくなくす
8. 外からの刺激によって容易に注意をそらされる
9. 普段の生活で忘れっぽくなる

**多動性（十代以上の人や成人は，このような行動が小学生のときにありませんでしたか？）**
1. よく手足をそわそわと動かし，または椅子に座っているときにもじもじする
2. 教室やその他座っていることを要求される状況で，席を離れることが多い
3. 不適切な状況（おとなしくしていなければいけない状況など）で，よけいに走り回ったり高い所へ上がったりする（青年または成人で

は落ち着かないように感じられるだけのときもある）
4. 静かに遊んだり余暇活動につくことができない
5. "じっとしていない（動き回る）"，または"まるでエンジンで動かされてるように"行動することが多い
6. しばしばしゃべりすぎる（おしゃべりが目立つ）
7. 質問が終わる前に出し抜けに答えたりする
8. 順番を待つことが困難・苦手である
9. 人の邪魔をしたり介入したりする傾向がある（人の会話やゲームに割り込むなど）

　うつ病も注意欠陥・多動性障害も，とても治療効果の期待できる病気です．診断して治療すれば，他の認知症性疾患にかかっていたとしても，明らかに生活レベルが改善します．

## 薬物の問題

　薬物は認知機能に対して深刻な問題を引き起こします．そのためかかりつけ医が処方した，あるいは自分で購入したすべての薬について，医師に相談してそれらが認知障害を起こす可能性があるかどうか確認することはとても大事なことです．薬局で購入可能な薬，薬草，サプリメント，処方された薬を，外来受診のときにすべて持って行ってください．
　以下に，認知機能に障害を与える可能性のある一般的な薬のリストの一部をあげます．

- 不整脈の薬：ジピリダモール，キニジン，トカイニド（日本未承認）

- 抗生物質：セファレキシン，セファロシン（日本未承認），メトロニダゾール，シプロフロキサシン，オフロキサシン
- 抗コリン薬：ベンズトロピン（日本未承認），ホマトロピン（日本未承認），スコポラミン，トリヘキシフェニジル
- 抗痙攣薬：フェニトイン，バルプロ酸，カルバマゼピン，トパマックス（日本未承認）
- 抗うつ薬：アミトリプチリン，イミプラミン，デジプラミン，トラゾドン，ドキセピン（日本未承認），それほど害はないがルボックス，デルロメール，パキシルなどのSSRI型抗うつ剤
- 制吐剤：メトロクロプラミド，プロクロルペラジン
- 抗ヒスタミン薬：ジフェンヒドラミン，プロメタジン，ヒドロキシジン
- 降圧剤：プロプラノール，メトプロロール，アテノロール，ベラパミル，メチルドーパ，プラゾシン，ニフェジピン（これらの薬剤は少量では滅多に認知機能を悪化させません）
- 抗躁薬：リチウム
- 抗がん剤：クロラムブシル，シタラビン，インターロイキン-2
- パーキンソン病の薬：レボドパ，ペルゴリド，ブロモクリプチン
- 抗精神病薬：ハロペリドール，クロルプロマジン，チオリダジン
- 強心剤：ジギタリス
- ステロイド：プレドニゾロン
- H2受容体阻害剤：シメチジン，ラニチジン
- 免疫抑制剤：シクロスポリン，インターフェロン
- 筋弛緩剤：バクロフェン，シクロペンザプリン（日本未承認），メトカルバモール
- 麻酔薬：コデイン，ハイドロコドン（日本未承認），オキシコドン，

メペリジン（日本未承認），プロポキシフェン（日本未承認）
- 鎮静剤：アルプラゾラム，ジアゼパム，ロラゼパム，フルラゼパム，クロナゼパム，フェノバルビタール，抱水クロラール

## 身体所見

　身体所見は，病気を診断するうえでとても重要で，医師は患者のすべての身体状況を大まかに把握することができます．身体所見によって医師が患者の医学的な問題があるか，あるのであればどのような問題なのかを理解し適切な治療方針を考えるのに大変役立ちます．次のような身体検査が主に行われます．

- 外見－見た目や皮膚の色など
- バイタルサイン（体温，血圧，横になったり立ち上がったときの脈拍）
- 身長と体重
- 皮膚
- 頭，目，耳，鼻
- 喉や頸部
- 肺や心臓の音も含めた胸部
- 乳房
- 腹部
- 骨や筋肉
- 神経や反射
- 直腸や生殖器

# 検　査

　医師が問題をさらにはっきりさせたいときには，血液や組織を使った検査を行います．これらの検査により，問題や病気の有無がわかります．現在では，診断するために行うことのできる検査が数百種類はありますが，最も一般的なのは血液検査と尿の検査です．

　血液検査には，様々な病気を効率よくみつけるのに適した一般的なセットがあります．血液検査はさらに，アルツハイマー病などに関連した遺伝子の存在をみつけるために行われることもあるかもしれません．

　尿の検査は，糖や蛋白などの異常をみつけるために行われます．この検査は，アルツハイマー病と似たような症状をきたしうる疾患を探すのにも役立ちます．

## 一般的な検査項目

- 尿検査：認知症をきたしうる腎疾患を検索する
- 血算：血球の数や貧血の有無を検索する
- 肝機能検査（GOT，GPT，ALP，ビリルビン）
- 葉酸値：葉酸の欠乏は神経細胞の機能を低下させる
- ホモシスチン値：ホモシスチンの上昇は脳梗塞やアルツハイマー病の危険を増し，葉酸を補給すると危険性が減る
- ビタミン$B_{12}$：小腸の吸収障害による$B_{12}$欠乏症を検索する
- 電解質と血糖値（ナトリウム，カリウム，クレアチニン，糖，カルシウム）：代謝異常や腎臓，肝臓，胆嚢，内分泌組織，血管病などの問

題を探す
- **甲状腺機能の検査**：歳をとると男性も女性も甲状腺機能異常はしばしば，もの忘れ，せん妄，無気力などの認知症に似た症状を引き起こします．甲状腺機能に異常があっても服薬によりすぐに改善します
- **梅毒検査**：梅毒が進行すると認知症を発症します．もしずっと昔に梅毒にかかり，きちんと治療していなければ病気は進行し，麻痺や認知症になります．梅毒は頻度はそれほど多くありませんが，多くの人との性交渉の既往がある場合はよく検査されます
- **エイズの検査**：患者が多くの人と性交渉がある場合，あるいはアフリカサハラ地方出身の場合
- **血沈**：炎症，感染，自己免疫疾患，血液の病気を検索する
- **アポリポ蛋白Ｅ遺伝子**：遺伝的な危険性をチェックする．前述したように，アポリポ蛋白Ｅ遺伝子は明らかにアルツハイマー病の発症率を増加させ，一般の人よりも5～10年早く症状が現れてしまいます．両親がアルツハイマー病患者の場合，子どもはアポリポ蛋白Ｅ遺伝子の検査をしてください．そうすれば，子どもは自分たちがアルツハイマー病や動脈硬化や心疾患や脳血管障害にかかりやすいかどうか知ることができます
- **脂質検査**：コレステロールやLDLコレステロール（悪玉）の上昇は，認知症の危険因子です
- 男性は75歳を過ぎたり，75歳にならなくとも疲れやすい，体力がない，おとなしくなる，性欲がなくなるなどの症状がある場合は，**テストステロンの値**を測定してください
- 閉経後の女性にとって，特にエストロゲン補充療法を行っていない場合は，**エストロゲンの値**を測定したほうがいいかもしれません
- もし睡眠障害があり原因がはっきりしない場合は，睡眠の専門家によ

り検査してもらうことが重要です．**睡眠時無呼吸症候群**はアルツハイマー病でも障害される頭頂葉に深刻な問題を与えると報告されています

## 心電図

　心電図計は，心臓の電気的な活動を記録する装置です．心臓の電気活動は，紙に表示される12個の波形によって記録され，医師は心電図から心臓の状態を判断できます．例えば，心拍数や心臓のリズム，血流が低下していたり，心臓が肥大していたり，現在あるいは過去の心筋梗塞による心臓のダメージの有無を評価することができます．アルツハイマー病とその類縁疾患をきたしうる心臓疾患がないかどうかを確認するために心電図検査を行います．

## 胸部レントゲン

　レントゲン（X線）によって，気管支炎から骨折まで様々な病態を診断することができます．胸のレントゲンで，心臓や肺や骨など胸部の器官の状態を判断します．この検査により，医師はアルツハイマー病とその類縁疾患をきたしうる病気がないかどうかを確認します．

## 脳の活動性の評価：脳SPECT，脳PET

　私たちが何度も書いてきたように，脳SPECTは脳の状態を立体的にはっきりと表示することのできる検査で，CTやMRIが脳の形しか示さないのに対して，形だけでなく脳の機能を評価することができます．脳

SPECTでは非常に少量の放射線物質を注射する必要があり，この放射線物質からの信号を特殊なカメラで撮影し，脳のいろいろな部位の血流や機能を評価します．アルツハイマー病や他の認知症性疾患ではそれぞれ特徴的な変化をきたしうるため，脳SPECTではっきりと区別できます．

　脳が萎縮する何年も前に，SPECTは脳の活動性の低下をとらえることができるという報告が最近ありました．脳の活動性の低下は，認知機能の検査の結果ととてもよく一致して，自覚症状が出る4年以上前に，SPECTで早期のアルツハイマー病とその類縁疾患による異常をとらえられることがあります．病歴，身体検査，血液検査を行った後に，脳のMRIは水頭症，脳腫瘍，認知症の原因となるような脳血管障害，アルツハイマー病でみられる海馬の萎縮，前頭側頭型認知症，レビー小体病などによる脳の特異的な場所の萎縮の有無などを検査するために行うべきです．

　もし，診断がはっきりつかなかったり，治療の前に脳の活動性の低下具合を評価しておきたい場合には，SPECTやPETにより脳を検査するべきです．SPECTがPETよりも優れている点は，大部分の認知症性疾患において，SPECTは保険適応があるけれども，PETはないということです．

（訳注；日本では，脳腫瘍，てんかんはPETの保険適応ですが，認知症は保険適応ではありません．）

　PETはSPECTと非常によく似た画像です．大きな違いは，異なった放射性物質をつかって脳の活動を測定する点ですが，PETはこれらの放射性物質からの陽電子をつかまえ，一方SPECTはガンマ線をつかまえます．PETはSPECTよりもより詳細な画像ですが，アルツハイマー病とその類縁疾患の鑑別診断，病気の経過の評価，治療の評価と何回も

使用するには経済的でなく不適切です．SPECTの維持費は，1,000ドル以下ですが，PETは1,200ドルから2,000ドルかかります．また撮影時間もSPECTは15分以下ですが，PETは30分ぐらいかかります．

## MRI

　MRIはX線を使わない代わりに大きな磁石を使って，電磁波をコンピュータで画像化する装置です．アルツハイマー病とその類縁疾患でみられる脳の構造異常，つまり脳の萎縮，腫瘍，水頭症でみられるような脳室拡大，脳血管障害の有無，脱髄の変化である神経細胞を取り巻くミエリンの消失などの所見をとらえることができます．そしてCTに比べて1,000倍ほど脳の詳しい情報を得ることができます．

　この脳の構造に異常があるかどうかは，アルツハイマー病とその類縁疾患の診断には必須です．MRIの所見が正常であるということは，認知機能障害の原因となる疾患が脳の組織を失わせるほどには進行していないということを意味します．このような場合，SPECTやPETを行うと，脳の構造異常が出る前から脳の活動性の異常をとらえることができる可能性があります．つまり最も早い段階でSPECTやPETで正しい診断をつけ治療をすることが，アルツハイマー病とその類縁疾患の治療効果を高める理想的な方法なのです．

## 神経心理学的検査

　神経心理学的検査は，その人がどのように状況を理解し，判断し，どのように振る舞うかを決めるといった，高度な役割を担っている脳の特定の部位の機能を評価する方法です．次のような検査が一般的です．

- **視覚に関する高次機能**：色を見分ける，物体の動きを追う，物体が何かを理解する，顔を見分ける，線の状態を理解する
- **聴覚に関する高次機能**：音色を聞き分ける，リズムを聞き分ける，言葉を理解する，物体の名前を言える，会話が流暢にできる，ある特定のカテゴリーに属する言葉を思い浮かべることができる
- **記憶に関する高次機能**：すぐに思い出す，数分後に思い出す，過去の出来事を思い出す，なじみのあるものの名前を思い出す，よく知っている概念の名称を思い出す
- **前頭葉に関する高次機能**：注意する，行動を変える，判断する，理由付けをする，評価する，複雑な連続する動きを行うことができる

　シャンクルが，カルフォルニア大学アルツハイマー病研究センター臨床部門の主任であったときに，高次機能評価の専門家であるディックと共に，SPECTを行った400人以上の人に高次機能検査を行いました．その研究を行っているときにディックは，高次機能検査の結果だけから判断して，脳のどの部位に障害があるか絵にして示しました．そしてSPECTでみた脳の活動性が低下している部位と比べてみました．驚いたことに，高次機能の専門化であるディックが示した脳の障害部位は，ほとんどの場合SPECTで脳の活動性の低下をとらえられた部位とぴったり一致していたのです．

　このSPECTと高次機能検査の二つの方法を組み合わせることにより，それぞれの脳の機能に対してより信頼のおける評価をすることができます．どちらの検査も，最初に症状を自覚する4年ぐらい早く脳の機能の異常をみつけることができ，早期に病気をみつけるにはとても効果的な検査です．これらの検査は，一般的な検査と同時に行ってもいいです

し，一般的な検査で異常がみつからなかった場合に行ってもいいと思います．

　SPECTに加えて，高次機能検査を行うことにより，患者の行動の異常がどの脳の部位の障害が原因なのかを，家族によりよく理解してもらうことができます．例えば，家族はよく，何も思い出す気がないのだとか，わざとしないのだとか患者を非難しますが，そのような家族に，患者は海馬の障害のため最近の出来事を記憶できないのだということを理解してもらうことができます．短期記憶の検査をすれば，本当にほんの数分前の出来事であっても忘れてしまうということを実際に確認することができるのです．

　正しい診断を追及すれば検査が多くなり医療費はかさみます．しかしながら，正しい診断ができなければ適切な治療ができないために病気はさらに進行し，家族には何千ドルもの負担がかかります．より早く，より正確な情報を得ることが，よりよいあるいはより適切な行動をとり，さらに効果的な治療を行うために重要なのです．

第 8 章

# 認知症の治療法

　最近，アメリカ神経学会は早期に認知症の診断を下すことによってどれほど経費が削減できるかどうかを報告しました．そのなかで，軽度の認知機能障害がみられた場合，認知症へ進展する危険性があるため，さらなる検査と経過を追うことの重要性が推奨され，もし進行が認められた場合，診断し治療を開始することが重要であると報告されています．
　家族の理解，薬物療法，抗酸化療法，生活スタイルの改善などを行うことで，アルツハイマー病とその類縁疾患の進行をしっかりと遅らせることが可能です．それができれば，患者や家族の生活の質が改善して，介護施設などにかかる費用，生活上の負担が軽減するのです．
　アメリカ老化研究学会の大家であるハワード・フィレ医学博士は，長期間にわたる薬物療法は，入院患者数や入院日数だけでなく，介護する

側の様々な負担を減らし，さらに合併症の発症を少なくすると報告しました[27]．アルツハイマー病治療に関する研究によれば，診断が下された時点での認知機能障害の程度が強ければ強いほど介護にかかる費用は大きく，老人介護施設に長期間入所しなければならないことがわかってきたのです．

　しかし残念ながら，アルツハイマー病とその類縁疾患患者は，中等度まで症状が進行するまで正確な診断がされていないことが多いのです．カリフォルニア大学でアルツハイマー病研究の指揮をとっているジェニファー・カミング医学博士によれば，軽度の認知機能障害の95％以上の人が，専門医による初期治療を受けていないといわれています[76]．認知症は最初の症状が出て8年ほど経過すれば中等度まで進行してしまい，その後は症状の進行が止まることはほとんどなく，進行も速いといわれています．

　軽度の認知機能障害，軽症の認知症，中等度の認知症という用語は曖昧な概念のため，医師は標準化されたスケールで認知症の重症度を評価し，「臨床認知症評価尺度（CDRS）」（表8.1）が一般的に使われます．CDRSは，6段階に分類されています．

- 0：正常
- 0.5：非常に軽度か，認知症そのものが疑われるレベル
- 1：軽度の認知症
- 2：中等度の認知症
- 3：重度の認知症
- 4：末期の認知症

**表8.1　臨床認知症評価尺度の障害レベル**

| | 正常 (0) | 疑い (0.5) | 軽度 (1) | 中等度 (2) | 高度 (3) |
|---|---|---|---|---|---|
| 記憶 | 記憶障害なしときに若干のもの忘れ | 一貫した軽いもの忘れ出来事を部分的に思い出す良性健忘 | 中等度記憶障害特に最近の出来事に対するもの日常活動に支障 | 重度記憶障害高度に学習した記憶は保持新しいものはすぐに忘れる | 重度記憶障害断片的記憶のみ残存 |
| 見当識 | 見当識障害なし | 見当識障害なしときに若干の時間の失見当 | 時間に対しての障害あり検査では場所，人物の失見当なししかしときに地理的失見当あり | 常時，時間の失見当ときに場所の失見当 | 人物への見当識のみ |
| 判断力と問題解決 | 適切な判断力問題解決 | 問題解決能力の障害が疑われる | 複雑な問題解決に関する中等度の障害社会的判断力は保持 | 重度の問題解決能力の障害社会的判断力の障害 | 判断不能問題解決不能 |
| 社会適応 | 仕事，買い物，ビジネス，金銭の取り扱い，ボランティアや社会的グループで，普通の自立した機能 | 左記の活動の軽度の障害もしくはその疑い | 左記の活動のいくつかにかかわっていても，自立した機能が果たせない | 家庭外（一般社会）では独立した機能を果たせない | 同左 |
| 家庭状況・趣味・関心 | 家での生活趣味，知的関心が保持されている | 同左，もしくは若干の障害 | 軽度の家庭生活の障害複雑な家事は障害高度の趣味・関心の喪失 | 単純な家事のみ限定された関心 | 家庭内不適応 |
| 介護状況 | 完全に自立している | 同左 | ときどき激励が必要 | 着衣，衛生管理など身の回りのことに介助が必要 | 日常生活に十分な介護を要するしばしば失禁 |

# 早期の治療：一般的に推奨される事柄

　病気の進行を遅らせ，自立した生活を維持し，家族の負担を減らすため，アルツハイマー病とその類縁疾患には適した治療法があり，推奨基準に基づいて治療が行われます．

## 運動療法

　アルツハイマー病とその類縁疾患の進行を遅らせるためには，運動療法が推奨されています．より長く認知機能を保つために，毎日20〜30分間の運動をしたほうがよいといわれています．

## 抗酸化作用をもつ薬剤

　フリーラジカル（活性酸素）は，加齢が関係する多くの脳疾患で神経細胞を自殺に追い込むスイッチを入れてしまうことがわかっています．アルツハイマー病とその類縁疾患も同様にフリーラジカルにより脳が損傷を受けています．つまり抗酸化作用のある薬剤は，フリーラジカルを抑えるために使用されるべきですが，抗酸化剤にも様々な種類があり，それぞれ特徴があります．

### αリポ酸：一日当たり300〜600mgの摂取

　糖尿病性神経障害の修復に対するαリポ酸（ALA）の研究では，一日当たり100mgでは効果がなく，600〜1,200mgで効果がみられ，1,200mg

でわずかに副作用も報告されました．αリポ酸がアルツハイマー病とその類縁疾患の進行を遅らせたとする報告もいくつかあります．αリポ酸は，アルツハイマー病とその類縁疾患において細胞内で上昇しているグルタチオンを下げる働きがあるので，効果が期待できると考えられます．

### ビタミンC：ビタミンEとともに250〜500mgを摂取

　ビタミンCには，抗酸化作用をもつビタミンEの働きを補う作用がありますが，これら二つのビタミンはアルツハイマー病によって弱くなった脳内損傷部位を保護する働きがあるといわれています．アルツハイマー病患者を対象に，一日2回1,000単位量のビタミンE（アルファトコフェロール）を与薬し，その効果をみた研究では，およそ1年病気の進行を遅らせる効果があることがわかりました．さらに，果物や野菜に含まれている混在型トコフェロールといわれるビタミンEは，一般に薬局で販売されているアルファトコフェロール型のビタミンEより効果的な抗酸化作用があります．そのため薬局でアルファトコフェロール型のビタミンEを購入するよりは，最適な食事をとることが重要です．

## ニコチン

　アルツハイマー病の疾患動物モデルにおいて，ニコチンに神経伝達物質放出を増加させる働きがあることがわかってきました．神経細胞内で，ニコチンにはグルタミン酸の放出を適度に増やし，神経の電気生理活動を増加させ，学習や記憶が改善する働きがあります．アルツハイマー病とその類縁疾患の早期には，強い短期記憶障害が現れるため，ニコチンには改善効果があるかもしれません．ニコチンは，チューイング

ガム，スプレー式点鼻薬，皮膚用パッチ剤として使用され，またアルツハイマー病の治療薬の一つであるレミニール（コリン分解酵素阻害薬）は，アセチルコリンの上昇効果に加えて，ニコチン受容体を活性化させ，作業記憶や短期記憶を改善させるといわれています．

　シャンクルは，ニコチンパッチで多くの患者を治療してきました（2週間7mgを貼付，効果が全くない場合，次の2週間は14mgに増量，さらに効果がない場合，21mgまで増量し，どうしても効果がない場合に中止）．ニコチンチューインガムを使用したこともあります．さらにレミニールも脳内のニコチンの働きを改善するために使用することができます．

　実際に，軽症の認知症患者にニコチンパッチを用い，作業記憶や短期記憶が改善する人がいることを経験しています．なかには8年間，好きだった読書ができなくなってしまった人が，ニコチン療法を行ったその2週間後には読書を再開し，さらに2年間読書をすることができるようになった人もいました．

## ナメンダ（日本未承認）

　ドイツでは塩酸メマンチン（商品名ナメンダ）がメルツ医薬品機関で開発され1990年に承認されて以来，アルツハイマー病の治療薬として使用されています（日本では未承認）．2003年，フォレスト研究所は米国でナメンダという商品名で販売する権利を得てからその名前は一般に普及し，2004年1月からアメリカ食品医薬品局（FDA）に認可され中等度以上のアルツハイマー病に使用できるようになりました．ナメンダには，アルツハイマー病とその類縁疾患を引き起こす様々な原因を改善する作用が知られており，最近では中等度から重度のアルツハイマー病と

その類縁疾患患者の症状を改善させ，進行を遅らせた何人かの症例が報告されました．

ナメンダの薬理作用は，N-メチルD-アスパラギン酸（NMDA）受容体を阻害し，神経細胞内への過剰なカルシウムイオン流入を防ぐ働きがあり，神経損傷から神経を保護する作用があることがわかっています．カルシウムは身体の様々な細胞の活動性をコントロールする重要な物質であり，細胞外より細胞内に10億倍も多く存在し，特に細胞内で様々な働きをしています．新たな情報や知識を学ぶときには，脳が刺激を受けると，NMDA受容体は神経伝達物質グルタミン酸と結合し，神経細胞内にカルシウムやナトリウムを入れます．細胞内にカルシウムやナトリウムが入ることで，神経受容体の活動電位が増え，周りの神経細胞へ信号を伝達し，それらの情報を記憶するのです．

しかし脳神経疾患の多くは，グルタミン酸やカルシウムが過剰になっていることが多く，あまりに過剰だと神経細胞を自殺させる遺伝子のスイッチを入れてしまうのです．もちろん細胞内のカルシウムのみを抑えるためには，ミルクなどのカルシウムを摂取するのをやめても効果はありません．

以上のことから，ナメンダにはグルタミン酸の過剰やカルシウム流入を抑え，その結果，細胞死を抑える働きがあるのです．これがアルツハイマー病や脳梗塞，脳血管性認知症，てんかん，前頭側頭型認知症の進行を改善させる理由です．しかし現時点では，このような改善効果を臨床試験で証明した報告はありません．

**ナメンダの臨床経験**

ナメンダをアルツハイマー病とその類縁疾患の患者に処方して，ときおり劇的な効果を体験します．ナメンダの劇的な効果の一つが痙縮を和

らげることで，アルツハイマー病とその類縁疾患の患者に生じやすいバランスのわるさ，歩行困難や易転倒性を改善する作用があります．他には，尿失禁が改善することもあります．さらに，話し方や手の器用さを改善する作用があるともいわれています．ナメンダは通常，はじめの2週間は10mg錠剤半分から開始し，徐々に増量させ，人によっては40mgまで増量する場合があり，効果があれば家族の負担は明らかに減るでしょう．

シャンクルが診ていた患者の一人であるラルフは，幼少時，ウイルス性脳炎に罹患し，協調性の運動能力，会話能力，社交性が悪化し，仕事を続けることができなくなりました．知能はある程度保たれていたのですが，学習力や記憶力もわるくなりました．SPECT検査では，小脳の活動性が極端に低下していました．判断力，衝動的になったときの感情のコントロール，集中力をつかさどる前頭前野と，読解力に関わる右側頭葉の活動性も低下していたのですが，前帯状回の脳血流はかえって上昇していて，注意力散漫や不適切な態度の原因と考えられました（図8.1-4）．3か月間ナメンダを服用した結果，協調運動障害は改善し，話し方も流暢になり，適切な態度をとれるようになりました．その患者は復職のための治療を受け，実際に復職しました．

別の症例でアルツハイマー病のエディスは，尿失禁を頻繁にきたし，歩くことと話すことが不自由でしたが，3か月間ナメンダを服用したところ，排尿機能は改善し，ゆっくりですが彼女自身で歩くことが可能となり，家族とも意思疎通がとれるようになりました．

図8.1-4 ラルフのSPECT画像．ナメンダによる治療前と後

下から見た図

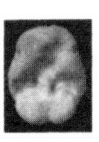

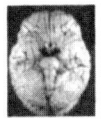

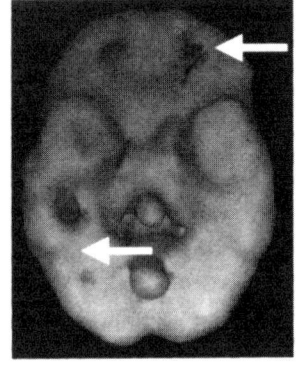

治療前 前頭前野と右の側頭葉の活動性が低下しいる

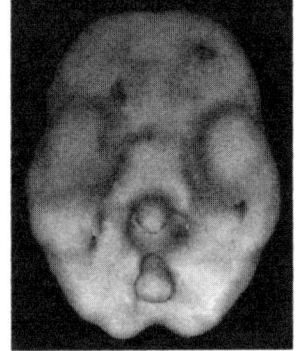

治療後 全体的に活動性が改善している

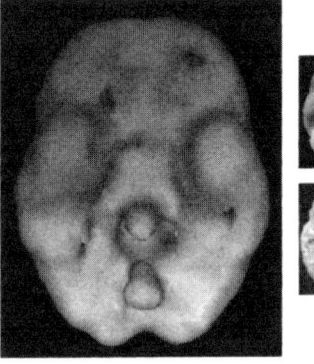

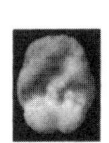

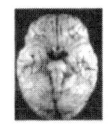

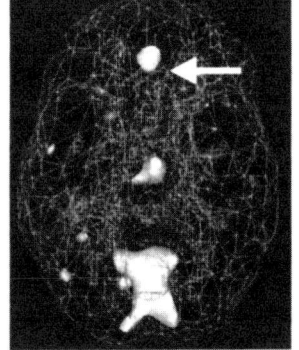

下から見た図

治療前 前帯状回の活動性が上昇している（矢印）（否定的な考えが頭から離れない状態）

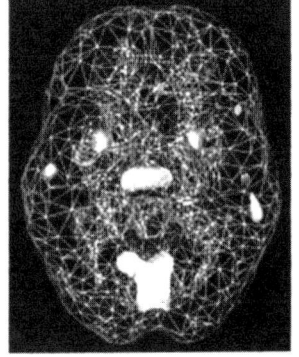

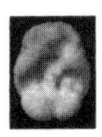

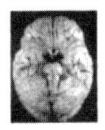

治療後 前帯状回の活動性が落ち着いている

第8章 認知症の治療法 *237*

# アルツハイマー病による軽症認知障害の治療

　シャンクルが1988年にアルツハイマー病患者を診ていたとき，有用な治療方法はないといわれていましたが，現在ではたくさんの効果的な治療手段を選べるようになりました．アルツハイマー病の進行を遅らせることについては，様々な種類の研究成果があります．この本で紹介されている治療手段は，病気が進行する病態を把握し，その病態を治療することで実際に病気の進行を和らげ，遅らせることに成功しています．現在のところ，アルツハイマー病治療の本命は，コリン分解酵素阻害薬（エクセロン，レミニール，アリセプト）と抗酸化作用薬（ビタミンC，ビタミンE，$\alpha$リポ酸）の併用といえます．

## コリン分解酵素阻害薬（エクセロン，レミニール，アリセプト）

　アルツハイマー病の病状進行を遅らせることが可能なコリン分解酵素阻害薬には，いくつかの種類があり作用も異なります．共通点は，神経伝達物質であるアセチルコリンを分解するアセチルコリンエステラーゼ（コリン分解酵素）という酵素の働きを抑え，放出されたアセチルコリンの分解を抑えて，アセチルコリンの働きを活性化させることです．アセチルコリンは大脳皮質の至るところに存在し多くの脳機能の役割を担っているため，これを活性化することによって日々の活動性を改善させるといわれ，軽症のアルツハイマー病では，注意力，短期記憶，理解力，意思疎通，人や物を認識する能力が改善するのです．
　脳障害の程度により，改善される症状の程度もまちまちになります．

ひどく障害された脳では症状の改善はほとんど期待できません．アルツハイマー病では，短期記憶障害は早期より出現しますが，症状が出現してから6か月以内であれば，コリン分解酵素阻害薬で症状の改善が期待できます．

　上記のように脳の働きをよくし症状を改善させることは重要ですが，病気そのものの進行を遅らせることも非常に重要です．下記のエクセロン，レミニール，アリセプトは進行を遅らせるためにも重要な薬剤といえます．（訳注；日本で承認されているのはアリセプトのみです）

## エクセロン（リバスティグミン）

　エクセロン，レミニール，アリセプトはすべてコリン分解酵素を阻害しますが，エクセロンはアセチルコリンを分解する酵素の一つであるブチルコリン分解酵素も阻害します[77]．正常人で，コリン分解酵素の80％はアセチルコリン分解酵素，20％はブチルコリン分解酵素です．しかし病気が進行すると，アセチルコリン分解酵素は極端に減り，ブチルコリン分解酵素と同程度になるといわれています．

　重要な点は，ブチルコリン分解酵素は，アミロイド前駆蛋白からアミロイド$\beta$42蛋白を作り出し，老人斑を形成する働きをうながしてしまうということです．つまり，アルツハイマー病の病状進行を最大限に阻止するためには，アセチルコリン分解酵素とブチルコリン分解酵素の双方を阻害する必要があります．現在，ブチルコリン分解酵素も阻害できる薬剤はエクセロンのみですので，そのような理由からアルツハイマー病の第一選択薬といえます．

## レミニール（ガランタミン）

　第二選択薬がレミニールです．レミニールにはブチルコリン分解酵素を阻害する作用はなく，エクセロンのように老人斑の形成を抑制する作用はありませんが，レミニールはニコチン受容体に結合する働きがあり，脳内の活動性に関連する様々な神経伝達物質の値を上昇させます[78]．ニコチン受容体にはプログラムされた細胞死（アポトーシス）を抑制する働きがあるといわれています．しかし，この効果は動物実験で証明されたのみで，実際のアルツハイマー病患者の脳では証明されていません．仮にレミニールにアポトーシスを抑制する働きがあれば，エクセロンとは異なった形で病気の進行を抑えることになりますが，今のところ証明されていないので第二選択薬と考えられます．あるいは，エクセロンとレミニールは作用機序が異なるので，併用療法も効果的かもしれません．今後の研究の発展が望まれています．

## アリセプト（ドネペジル）

　アルツハイマー病治療薬の第三選択はアリセプトです．皮肉にも，第三選択のアリセプトが最も広く処方されています．その理由は，エクセロンやレミニールと比較して副作用が少なく使いやすいということと，エクセロンやレミニールが一日2回の内服が必要なのに対し一日1回の服用ですむからです．さらに基礎研究では，アミロイドβ42蛋白の産生を抑制し，老人斑の形成を抑制することが確認されています．

　この薬剤は中等度のアルツハイマー病には最も有効なコリン分解酵素阻害薬といえ，使いやすさという点で初期治療には都合がよいのです

が，ある程度進行したアルツハイマー病患者には有効とはいえません．

アリセプトはエクセロンのようにブチルコリン分解酵素を阻害しませんし，レミニールのようにニコチン受容体に結合しないため，アセチルコリンの活性化以外の作用はありません．

すべての研究者がブチルコリン分解酵素とアセチルコリン分解酵素の双方を阻害することがアルツハイマー病の進行予防に有効と考えているわけではないのですが，実際にシャンクルは，アリセプトの効果が減弱してきた患者にエクセロンを服用させることで約半分の患者の症状が改善するという経験をもっています．これまでに発表された臨床研究の結果もシャンクルの印象を支持するものが多いのです．

まとめると，中等度から重症のアルツハイマー病患者は，エクセロンやレミニールで副作用が強いとき，アリセプトを用います．エクセロンは進行抑制効果が最も強く，アリセプトとレミニールどちらがよりアルツハイマー病の進行を抑制するかは判明していませんが，レミニールに関しては動物実験ではアポトーシスを抑制するといわれています．

軽症のアルツハイマー病では，エクセロンのほうがアリセプトやレミニールより効果があるかどうかはっきりとわかってはいないのですが，とにかく症状の軽い段階で，症状を改善する最も適した薬剤を選択することが大切です．

## コリン分解酵素阻害薬の副作用

エクセロンやレミニールを用いた臨床研究によれば，約11％の頻度で副作用を呈すると報告されましたが，実際の患者さんではもう少し頻度が高いようです．シャンクルは，エクセロンやレミニールでは約15％から20％副作用が出たと報告しています．アリセプトの場合は5％程度で

す.

　コリン分解酵素阻害薬の副作用で，攻撃性を帯びた精神状態になることがあります．認知機能に問題がない場合，攻撃性は，何らかの困難を乗り切るという行為につながります．別の側面では，欲求不満や攻撃的な行動を起こすことにもなります．神経化学的な解釈だと，攻撃性はノルエピネフリン，セロトニン，アセチルコリン，ギャバ，ドーパミン，アヘン，テストステロンなどのバランスを欠いたときに出現します．アルツハイマー病では，これら神経化学物質は著しく変化していて，それゆえ薬剤を用いてアセチルコリンを増加させることで，攻撃性という副作用が生じてしまうことがあるのです．しかし治療中，患者に攻撃性が増しても，家族は他のよい効果があるため治療を継続することを希望されます．このような精神症状は，抗てんかん薬や抗うつ薬で治療することがあり，服薬後2週間程度してから症状が和らぐことがあります．

　エクセロンやレミニールのその他の副作用として，嘔気，嘔吐，食欲低下，めまい，浮遊感，全身倦怠感，筋肉痛などがあります．まるで，心臓や腹部の状態がわるくなったような症状が出ることが多いのですが，これらの症状は脳幹でアセチルコリンの作用が強まったことと関係があります．脳幹には，嘔吐，呼吸，心拍，血圧，代謝などをコントロールする神経細胞が局在していて，アセチルコリンの働きが脳幹で強くなると，心拍を弱め，血圧を低下させることにより，ふらつきや浮遊感，目眩という症状が出ることがあります．命に関わるような状態ではなく，エクセロンやレミニールの服用量を減らせば，ほとんどの場合このような副作用は消失します．

　アリセプトの副作用はエクセロンやレミニールと似ていますが，頻度は低いものの特徴的な副作用の一つに"夜間せん妄"があります．夜でなく朝に薬剤を内服することで，症状が消える場合があります．

# 脳血管性認知症に対する治療法

　脳血管性認知症の治療を以下にあげますが，脳血管障害による後遺症や再発を防ぎ，脳血流の低下を回復することが目的です．

**凝固抑制による脳梗塞再発予防と脳血流回復**
　アスピリン（小児用バファリンなど）はこの目的に使用され，血小板凝集抑制作用による脳梗塞予防効果と脳血流改善効果があります．脳梗塞予防に，アスピリン内服が効果的という確かな証拠がありますが，ジピリダモール（ペルサンチン）を加えると効果がより強くなります．
　アグレノクス（日本未承認）は，アスピリンとジピリダモールの合剤で使いやすく，脳梗塞の予防効果が強く，心臓への循環血液量も増やす効果があるといわれています．アグレノクスは，一日2回の錠剤内服で，内服2週間以内に頭痛や閃光感が副作用として出現する場合があります．
　アスピリンがアレルギーや胃潰瘍で使用できない人には，プラビックス75mg（硫酸クロピドグレル）の一日1回服用が脳梗塞の発症を予防します．ある種の脳梗塞には抗凝固作用を有するワーファリンを用いることもあり，同様に脳梗塞の予防効果が得られます．ワーファリンは，(1)頸動脈内膜剥離術やステントを用いる血管拡張術など外科的治療が困難な高度狭窄病変を有する場合，(2)一過性脳虚血発作を繰り返す場合，(3)心房細動やその他の不整脈など，心臓が原因となる脳梗塞（心原性脳塞栓症）などの場合に用いられます．
（訳注：徐放性ジピリダモールとアスピリンの配合剤アグレノクスは，日本で，第3相臨床試験が実施されている段階です．2008年1月）

### 脳血管性認知症の潜在的危険性の治療

脳血管性認知症の特殊な危険因子に関しては，第3章に記載されています．脳血管障害にかかわるそれぞれの危険因子は，できるだけ的確に効果的に治療してください．

### 心臓から脳への血流改善

心臓からどの程度の血流が脳へ流れているかの尺度は，心臓からの血液が，押し出される際の心臓の収縮力の強さ，心臓が収縮したときの血流量，心臓が収縮したときに逆流する血流量を差し引いた血流量，心拍数などによって決定されます．

運動療法は，心臓の機能を高め，脳血流を増加させる最も重要な治療といえます．他の治療可能な方法として，下記のような心臓からの血流量を改善させるものがあります．

- 心臓に逆流する血流量を減らすため，弁膜症などによる心臓の弁の傷害を治療すること
- 血圧をコントロールすることで，心臓から拍出される血液抵抗を減少させること
- 安定した心拍出量を得るため，不整脈を治療すること
- 心臓や他の臓器への血液の流れをよくするため貧血を治療すること

## 症状を治療する

### コリン分解酵素阻害薬（エクセロン，レミニール，アリセプト）

3種類のコリン分解酵素阻害薬のうち，アリセプトとレミニールは軽

度から中等度の脳血管性認知症患者に対する臨床試験を行っていて，いくつかの症状を改善させました．これらの研究では，アルツハイマー病と脳血管性認知症の両方をもった患者が3分の1を占めていましたが，両方ある患者のほうが，血管病変のないアルツハイマー病患者よりも薬に対する反応性がよかった点が興味深い発見でした．

　ニコチンレセプターを刺激して脳の活動性を高めるというレミニールの性質から，私たちは脳血管性認知症に関してはレミニールを第一選択薬にしています．もし，レミニールの効果が乏しければ，アリセプトかエクセロンを試しています．レミニールがもともとアリセプトの作用に加えてニコチン受容体刺激作用をももっていることを考えると，第二選択薬はアリセプトよりもエクセロンのほうがよい可能性があります．しかしながら，現在はどちらの薬を選択するべきかという根拠となるデータはありません．

　脳血管性認知症にコリン分解酵素阻害薬を使用した際のもう一つの効果として，動物モデルでは脳血流を増加させる作用があるようです．

　（本章のこれらの薬剤の副作用の項目を参照にしてください）

**注意欠陥・多動性障害の薬剤**

　脳血管性認知症では脳の中で特に前頭葉を障害するため，集中力の低下，注意力の低下，計画力の低下，見当識障害などの主に作業記憶の障害がみられ，このような症状は注意欠陥・多動性障害患者の症状と似ています．そのため，注意欠陥・多動性障害患者に使用される，前頭葉におけるドーパミンやノルエピネフリンの活動性を高める薬剤によく反応します．つまり，アデラル（日本未承認，アンフェタミンの一種），アンフェタミン，フォカリン（日本未承認），リタリン，ストラテラ（日本未承認）などの精神刺激薬です．

このなかで心疾患をもっている人は，フォカリンが最も安全です．心疾患のない人で，疲れやすくやる気のない場合は，アデラルがより効果的な傾向があります．さらにそのような症状がなく，さらに心疾患のない人は，まずリタリンを試して最適な服用量を探りましょう．最適な服用量が決まったら，リタリンLAやコンセルタのようなリタリンの徐放錠を試して，どちらがより効果的であるか比べることもできます．朝徐放錠を内服して，午後に徐放錠でない普通の薬剤を内服すると一日を通してより効果的である場合もときどきあります．
　近時記憶障害の治療と作業記憶障害の治療は使用する薬剤がそれぞれ異なるため，症状をきちんと把握して処方することが重要です．以下のヘンリーの症例は，脳血管性認知症で運動療法の効果とともに，記憶障害の治療の効果もあったよい例です．

### ●ヘンリーの例

　79歳で，ヘンリーは軽度の脳血管性認知症の状態でした．79歳と高齢でいくつかの危険因子が脳の血流を減らしていたため，シャンクルはヘンリーに一日10分の運動から始めて徐々に30分に増やすように指導しました．数か月後には彼は運動を40分に増やし，症状が徐々に改善していることに気づきました．
　しかし不幸なことに，作業記憶の障害は残っていて，さらに名前を思い出すのも困難でした．そのため心臓への副作用の少ないメチルフェニデートの一種であるフォカリンを少量内服したところ，名前を思い出せるようになり集中力も上がりました．この治療効果は，認知機能のテストやSPECTでの脳活動をみても改善が明らかでした（図8.5-6）．

**図8.5-6 精神刺激薬であるフォカリンによる治療前と後**

下から見た図

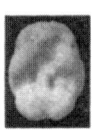

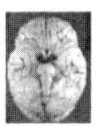

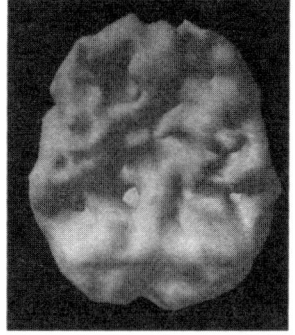

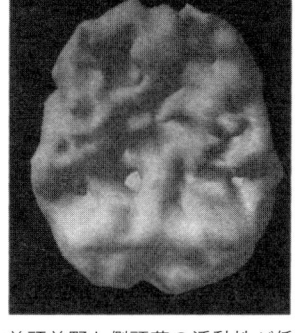

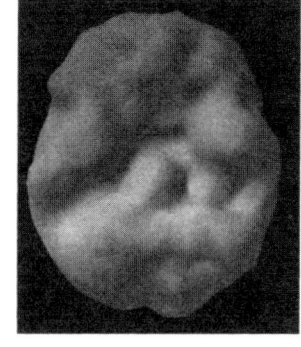

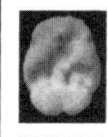

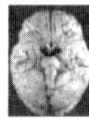

左：治療前　　　　　　　　　　　　右：治療後

前頭前野と側頭葉の活動性が低下している　　全体的に活動が改善している

---

# 軽度のレビー小体病を治療する

　脳血管性認知症のように，レビー小体病は10〜30％の割合でアルツハイマー病を合併します（第3章のレビー小体病の項目を参照）．軽度のレビー小体病の患者は，以下の症状のうち，いくつかをしばしば自覚します．

- 時間によってあるいは日によって，見当識，注意力，精神状態が大きく変動する
- 足を前に出したり，バランスをとったり，協調運動がむずかしくなる
- 会話中に反応がとても遅くなる
- 視覚異常や幻覚が強い

- レム睡眠のタイミングが強く変化して，現実のような夢や悪夢を見るようになる

　初期のレビー小体病でこれらの症状がよくみられるのは，線，色，深さなどの視覚情報を処理する後頭葉や，注意力，集中力に関わる前頭葉，手足の動きのスムーズさや意識レベルにかかわりパーキンソン病の病態の本質である脳幹の黒質の変化がよく起こるからです．

## コエンザイムQ10

　レビー小体病では，レビー小体とよばれる物質が脳に沈着することが原因と考えられていますが，この沈着を防ぐ薬は現在ありません．しかし，コエンザイムQ10が早期のパーキンソン病の進行を遅らせたという報告が最近ありました．パーキンソン病もレビー小体病も脳にレビー小体が溜まるという点は共通しているため，コエンザイムQ10はもしかしたらレビー小体病の進行も遅らせる効果があるかもしれませんが，その効果を検討した臨床試験のデータはいまのところありません．

## コリン分解酵素阻害薬

　レビー小体病の症状は，コリン分解酵素阻害薬に劇的に反応します．アリセプト，レミニール，エクセロンはすべて幻覚，注意力障害，日中の傾眠傾向，睡眠障害，歩行障害や運動障害などレビー小体病の症状を改善させます．現在までで最も積極的に臨床試験が行われたのはエクセロンです．長期間にわたる検討で，エクセロンは一時的に行動および精神機能を劇的に改善させ，2年後には効果が乏しくなりました．つまり，

エクセロンは少なくともレビー小体病の症状の悪化を2年以上防ぐことができるかもしれないということがわかります．

　アリセプトは，少数のレビー小体病患者で試験され，効果がありました．しかしながらレビー小体病では，脳内のアセチルコリンがかなり低下しているため，理論的にはアセチルコリン増加効果の高いエクセロンやレミニールのほうが効果的と推測されます．これがアリセプトは13人のレビー小体病患者のうち半数しか効果を示さなかった理由の一つかもしれません．レミニールの効果を検討する臨床試験の報告はありませんが，現在進行中です．しかしその効果は，アリセプトより高いのではないかと考えています．エクセロンとレミニールの効果を比較した研究や，レビー小体病の病態がより深く解明されるまでは，エクセロンが第一，レミニールが第二，アリセプトが第三選択薬と考えられます．

## レビー小体病の精神症状の治療

　幻覚，錯覚，妄想といった精神症状が一般的ですが，幻覚はいない人や物が見えたりする症状で，レビー小体病ではとてもよくみられます．錯覚は，見えているものの認識を間違える．例えば，影を見知らぬ人と認識するような症状です．妄想は，つじつまの合わない考えをしてしまうことで，例えば，死んだ両親といま家で一緒に暮らしていると考えてしまいます．幻覚と妄想は，物体を認識する側頭葉のアセチルコリンの伝達が低下するとともに，脳幹の黒質からドーパミンの入力を受けている基底核のドーパミン受容体の数を増やしてしまうことに関係しています．これらの変化がレビー小体病の精神症状の治療のヒントになります．

　エクセロンやアリセプトは，アセチルコリンの分解を阻害してアセチ

ルコリンの量を増やすことができます．エクセロンは，副作用が出なければとても効果的で，アリセプトは早期のレビー小体病でアセチルコリン受容体がそれほど低下していない状態ならば効果的です．

　レミニールやニコチンは，ニコチンの活性とアセチルコリンの伝達を改善させますが，いまのところレミニールの効果を検討した臨床試験はありません．

　レビー小体病の人は，神経伝達物質のドーパミンの効果を阻害すると過敏に反応してしまいます．抗精神病薬はレビー小体病の精神症状にときどき使用されますが，なかにはドーパミンを阻害する作用があるものがあり，強い固縮や昏睡といった重大な副作用を出してしまう可能性があります．そのため精神症状がある場合は，使うのであれば可能な限り少量の抗精神病薬を使用することが大切です．セロクレルは，他の抗精神病薬と比べておよそ100倍効果的なため，シャンクルはエクセロン，レミニール，アリセプトを使用しても精神症状のコントロールがむずかしい場合に使用します．もし，セロクレルでもだめな場合は，ゲオドン（日本未承認），少量のリスパダールやジプレクサが，レビー小体病の人には比較的安全に処方できます．

## レビー小体病の運動障害の治療

　パーキンソン病の固縮や震えといった運動障害に対して，ドーパミンの働きを補う治療を一般的には行いますが，残念ながらレビー小体病の運動機能障害はパーキンソン病のようには簡単に反応しません．それでもバランスがわるい，転倒する，動きが遅い，飲み込みづらいといった運動障害に対しては，ドーパミンを補う治療を試みる価値はあります．コリン分解酵素阻害薬がときどき副作用として運動機能障害を引き起こ

しますが，そのような場合もドーパミンを補う治療がときに効果的です．

　脳のドーパミンを補う方法はいくつかありますが，最も一般的なのはネオドパストン，メネシットで，脳内のドーパミンを増やすことができます．もし効果がなければ，エフピー，コムタンがドーパミンの量を保つ働きがあり，これらを追加すると効果が上がる可能性があります．

　これらのドーパミンを増やす薬剤にはいくつかの副作用があり，長い間使用していると異常な運動が出たり，ときどきあるいは突然効果がなくなったりします．さらに，ドーパミンを増やし過ぎてしまうと精神症状が悪化します．

## 軽度の前頭側頭型認知症の治療

　現在，前頭側頭型認知症の進行を遅らせる治療法はありませんが，この疾患の原因はタウ蛋白という神経細胞の骨格となっている蛋白が曲がってしまうことが原因と考えられています．そのため，この変化を減らす薬剤があれば前頭側頭型認知症の進行を遅らせることができるでしょう．このような効果があるかもしれない薬剤として，痙攣発作に使われるデパケンがありますが，臨床試験は行われていません．

　最近，アルツハイマー病の脳に大網を移植する研究（第9章参照）が行われていますが，剖検したところ，そのなかの一人が前頭側頭型認知症の一種の原発性進行性失語症だったため，前頭側頭型認知症の治療にも役立つかもしれないという結果が報告されました．その患者は，大網移植手術の1か月後に，理解力や質問やむずかしい動作に対する反応がだいぶ改善したのです．彼のSPECTでは，アルツハイマー病の患者と同

様に，脳の活動性が改善していました．はっきりとした結論を述べることはできませんが，この発見は前頭側頭型認知症の患者に期待を抱かせる研究の始まりになるかもしれません．

## 軽度の前頭側頭型認知症の治療

　前頭側頭型認知症に対しては，3種類の薬が試されます．抗うつ薬，コリン分解酵素阻害薬，ナメンダ（既出）です．

### 抗うつ薬
　前頭側頭型認知症に対して効果的なのは，セロトニン，ドーパミン，ノルエピネフリンといった神経伝達物質を増やす薬剤です．しかしながら，それほど劇的に効くわけではありません．前頭側頭型認知症に多少効果のある薬剤は，攻撃性，易怒性，無関心などの気分を制御する薬剤です．このような薬は何種類かに分類できます．

- セロトニンを活性化する薬剤：ルボックス，パキシル，ジェイゾロフト，プロザック（日本未承認），セレクサ（日本未承認），レクサプロ（日本未承認）
- ノルエピネフリンを活性化する薬剤：ノルプラミン（日本では販売中止）
- ドーパミンを活性化する薬剤：ウェルブトリン（日本未承認）
- 二つあるいは三つを活性化する薬剤：エフェクサー（日本での類似薬はトレドミン），セルゾン（日本未承認）

　これら様々なタイプの抗うつ薬は効能がすべて異なるため，どれが適

しているかを確認するためにいくつか試す価値はありますが，服薬量を多くしなければならないことがしばしばあります．

**コリン分解酵素阻害薬**

前頭側頭型認知症の患者にコリン分解酵素阻害薬を試しても，脳血管性認知症やアルツハイマー病を合併していない限り，多くの場合効果がありません．

**グルタミン酸阻害薬（ナメンダ，日本未承認）**

ナメンダを前頭側頭型認知症に与薬した報告はありませんが，シャンクルは何人かの患者に使用し，他の治療法よりも効果があるという印象をもっています．ナメンダの効果は，前頭葉と側頭葉の興奮と抑制のバランスに依存します．ナメンダは，大脳皮質の活動を全体的にあげるので，固縮，協調運動障害，連合運動障害，会話，嚥下障害，膀胱の制御異常などがある患者に適しています．

# 軽度の頭部外傷の治療

第5章で述べたように，特にアポリポ蛋白E4遺伝子をもっている人にとっては，頭部外傷はアルツハイマー病とその類縁疾患の重大な危険因子になります．私たちが脳の画像から学んだ最も大切なことの一つは，脳の障害が軽度であると多くの人が考えるような場合でも，実はより広範囲にダメージが広がっているということです．

頭部外傷は，強い頭痛，めまい，疲れ，運動障害など身体的な障害をきたしますし，記憶力障害，集中力障害，うつ症状，聴覚過敏，羞明な

どの精神障害の原因にもなります．家族が最も対処に困るのは，頭部外傷後にたとえそれが軽いものであっても精神症状が出てしまうことがよくあり，感情コントロールあるいは社交性の問題が出てしまう場合です．軽度の頭部外傷も含めて多くの人が，外傷の1年以内にうつ症状を自覚します．さらに，そのうちの一部は，薬物依存，結婚の問題，仕事の問題とともに，法律を犯してつかまってしまう場合もあるのです．

多くの人は以前頭部外傷をしたことがあるということを忘れてしまっていることが多く，診察のときに5回は頭部外傷を起こしたことがないかどうか聞くことにしています．多くの人は何回聞いても思い出せませんが，突然，転落したり，交通事故にあったりなどの出来事を思い出すことがあります．それらの既往の有無の確認が外傷によって障害された脳の治療にとって重要です．もちろん，SPECTなどで脳の機能を画像化できれば，影響を受けている脳の領域を可視化できるので，治療法の選択にも役立ちます．失見当識，注意力低下，無関心，やる気がないなどの前頭前野の問題の場合は，私たちはコンセルタやアデラルのようなアンフェタミン系の精神刺激薬を使用します．気力がないなどの問題の場合は，モダフィニル（日本未承認）やシンメトレルを使用します．気分が落ち着かない，易怒性，攻撃性など側頭葉の問題の場合は，テグレトール，デパケン，ラミクタール（日本未承認）などの抗痙攣薬を使用します．うつ症状，不安障害，心配が強いなどの辺縁系の症状の場合は，抗うつ薬をよく使います．

## うつ病による仮性認知症の治療

うつ病が認知機能を悪化させ，ときには認知症という状態を引き起こ

すことがあると紹介しましたが，よく見逃されています．うつ病は米国では最も一般的な病気で，現在約6％の人が罹患していると見積もられていて，思考と記憶にかかわる脳の領域に影響を与えます．うつ病の予防と治療は早ければ早いほど，認知機能の障害を遅らせることができるのです．

　うつ病が生体心理学的な疾患で，遺伝的，生物的な原因，精神的な原因（幼い頃の精神的ショックなど），社会的原因（仕事や経済的あるいは家庭的な慢性的ストレス）などが影響します．そのため，生体心理学的に治療する必要があります．

## うつ病の予防

　自分自身の危険性を理解しましょう．家族内でも発症します．もし遺伝的に危険性が高ければ，予防はとても重要です．運動や適切な食事は予防あるいは初期の治療に重要です．さらに，周りとのかかわり合いを改善しましょう．あなたが他の人とより仲良くしようとすれば，本当にそのように感じるようになります．精神療法の一つに，どのようにしたら他人とうまくつき合えるのかを指導する人間関係療法というものがあって，うつ病に効果があり，多くの精神科医がこの治療に精通しています．

　認知療法もまたうつ病や不安障害に効果的であることが示されています．あなたが心のなかで一所懸命考えることは，遅かれ早かれあなたの感じ方，会話，行動に影響を与えます．あなたが考えるときはいつも脳が化学物質を出し，無数の神経伝達物質が脳に放出されるので，めぐりめぐって自分で本当にそう思っていることに気づくのです．考えることは実際に，自分の感じ方や振る舞いに大きく影響を与えます．あなたが

いつも怒ったり，不親切だったり，悲しかったり，偏屈な考えをしていると，脳はマイナスの化学物質を出して辺縁系に作用し，本当に気分がわるくなります．最近怒ったときのことをよく考えてみてください．多くの人は怒ると筋肉がこわばり，心拍数が上がり，手に汗をかき，なかにはめまいを感じる人もいるかもしれません．

　よい考え，幸せな考え，希望のある考え，やさしい考えをしているときはいつでも，脳からの化学物質は辺縁系によい影響を与え，実際に体調もよくなります．最近すごく幸福だったときのことをよく思い出してください．多くの人は幸福だと，筋肉が弛緩し，心拍数が少し下がって，手は乾き，呼吸がゆっくりになります．

　マーク・ジョージ医師は，国立衛生研究所（NIH）で思考と脳の反応に関する洗練された研究を行いました．彼は10人の健康な女性に，平常の考え，幸せな考え，悲しい考えの3種類の異なった条件を与えて脳の活動を検討しました．平常の考えでは，脳の活動は変化しませんでしたが，幸せなことを考えると辺縁系の活動が落ち着き，一方悲しい考えをすると辺縁系の活動が活発になりました．

　考えることは強い影響力があり，精神状態や体調を左右します．そのため感情の起伏は，頭痛や胃の痛みなど身体的な症状を引き起こすのです．あなたの体は生態系のようなものです．生態系とは環境に必要な，水，陸地，車，人，動物，野菜，ごみ捨て場などすべてのものを含んでいます．否定的な考えはそれを汚染するようなものです．ロスアンゼルスの環境汚染が外出していた人すべてに影響を与えたように，否定的な考えは辺縁系に流れ込み，あなたの精神だけでなく体にもマイナスの影響を与えます．

　思考とは自然なものですが，いつも正しいとは限りませんし，間違っていることもあれば，うそをつくこともあります．私たちの多くは自分

の考えを信じていて，どのように考えを変えたり，より有用な考えを浮かべるのか，その方法を知りません．しかし実際に，自分の考えを肯定的で希望のあるものにする，あるいは否定的な考えにすることは可能です．一度自分にそのようなことができることに気づけば，いつでもよいことを考え体調をよくしたり，否定的なことを考えてわるくしたりできるのです．認知療法や思考療法で，どのようにして考え方を感じ方を変えればいいのか学ぶことができます．

　考え方を調節する一つの方法は，自分が否定的な考えをもっているときに，それを自覚しそれらに話しかけるのです．何もしなければその否定的な考えを信じてしまって，体調がわるくなるのですから．米国には多くの優れた認知療法士がいますので，地域の医師や療法士をウェブサイト（www.amenclinic.com）でみつけてみてください．

## 早期の治療

　うつ病の最初の治療は，原因を取り除くことです．降圧剤，抗がん剤などの薬も原因となることがときどきあります．いつごろからうつ症状を自覚したのかよく考えてみてください．もし新しい薬を始めてからであれば，代わりのものがないか医師に相談しましょう．また，うつ症状を引き起こす甲状腺機能低下症や膵臓の疾患が隠れていないかも確認してください．

　適切な食事と運動は，治療にとても効果的です．私たちはバリー・シアーの『The Zone』（既出）のダイエット法を，個人的には精神状態を改善するのにお勧めしています．さらに，激しいエアロビクスもエネルギーと同時に脳の血流を押し上げるので，うつ病の薬の代わりの治療になります．

薬やサプリメントが必要になることもあります．うつ病は単一の病気ではないということは重要なことで，認知症が様々な原因によって引き起こされるように，うつ病にも原因はたくさんあります．エイメンが最近出版した本では，うつ病や不安障害は7つの原因があると解説されていますが，それぞれの原因に応じた治療があるため，すべてのうつ病を治療できる万能薬はありません．そのため，自分に最適な治療法や薬剤の量を把握するため，医師にきちんと相談する必要があります．

精神療法は，うつ病の補助的な治療ですが，セロトニン，ノルエピネフリンなど，生物化学的に原因となる神経伝達物質をきちんと補正できるような治療をしなければ，精神療法だけでは効果がありません．

精神療法とは，心理療法，家族療法，集団療法などですが，仕事など外の活動にかかわる社会療法もまた効果的です．寂しい気持ちはうつ症状やうつ傾向をとても悪化させるので，ずっと施設に閉じこもっていると余計に悪化してしまうことがよくあります．教会，ゴルフクラブ，家族との外出など，社会とのかかわり合いは必要不可欠です．

予防戦略と早期の治療は，よりよい予防や治療法が開発されるまで認知症をできるだけ発症しないようにするにはとても重要なことなのです．

# 第9章

# 将来の治療法

(2004年 原著初版発行時)

　アルツハイマー病とその類縁疾患に対しては，実現可能な治療法の開発がいくつも進行しているため，将来は様々な治療が行えるようになるでしょう．つい最近までは，これらの疾患がどうして発症するかさえ十分わかっていなかったため，予防し治療することはかなりむずかしいことでした．つまり，治療法を開発するといっても，コンパスも持たずに海を航海するようなものだったのです．現在はこの本でもまとめられているように，アメリカ国立衛生研究所 (NIH) やアルツハイマー協会などの財団に支援された研究や大規模臨床試験を通して，遺伝的・行動的・環境的なアルツハイマー病とその類縁疾患の危険因子が発見され，見通しはだいぶ明るくなりました．昔のように行き当たりばったりの研究でなく，正確に一つ一つ真理を追求してきた成果によるものです．

脳SPECT，PET，機能的MRI，MRIなどの強力な画像化技術が使えるようになり，脳の構造や機能も正確に把握できるため，早期にアルツハイマー病とその類縁疾患の診断をつけることができるようになりました．簡単な質問表（＜付録A＞参照）と画像検査を定期的に行うことによって，症状が出る前に病気をみつけ，あなたが何もわからなくなってしまう前に，予防や治療を開始することが可能なのです．
　この章では，臨床応用が実現可能と考えられる治療法をいくつか紹介します．括弧の中が応用可能と期待される年です．

## 大網移植手術（2004年）

　私たちは，大網移植手術（OTS）のアルツハイマー病に対する効果を，何年にもわたって興味をもち積極的に検討してきました．大網とは，腹部の小腸に覆いかぶさり血液を供給し，さらに幹細胞や栄養因子をたくさん含んだとても未分化な組織です（図9.1）．この手術では大網を皮膚

**図9.1　小腸の上に覆いかぶさる大網**

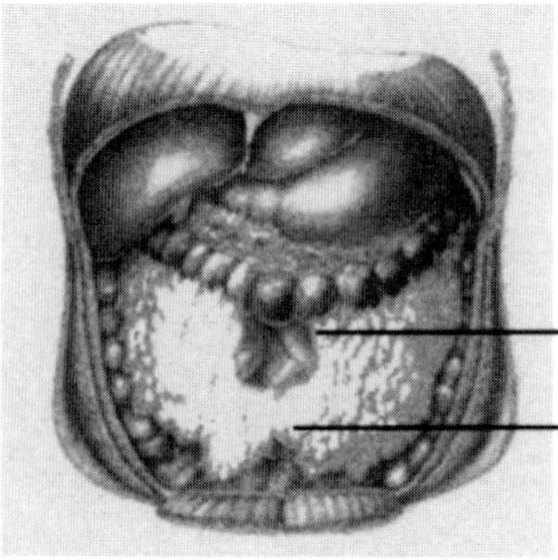

大網を切ると下には小腸と血管がある

大網

の下から取り出し，直接脳の表面に移植します．アルツハイマー病を含むいくつかの神経疾患患者に効果的でしたが，その効果は厳密には評価されていませんでした．

　この大網移植手術はゴールドスミスという外科医が始めました[79]．ゴールドスミス医師は1960年代にニューヨークの病院で働いていたときに，大網が手術患者の手術の傷跡をすばやく治す働きがあることを発見したのです．そのアイデアは，乳がんの手術後に腕がとても腫れてしまった女性を診察したときに思いつきました．その時代の乳房切除術では，乳房の切除とともに胸部の筋肉（大胸筋や小胸筋）を切除してしまうため，腕の血液の循環に重要な脇の下のリンパ組織を切除していました．そのため，大きな乳房切除術ではよく腕が腫れてしまっていたのです．彼女の腕は結局とても腫れてしまったので，肩や腕の切除が行われました．彼には乳がんの手術が脇の下の血流やリンパの流れを停滞させてしまうということがわかっていたので，この部位の循環をよくする用法が何かないか思い悩んでいました．そしてリンパ組織と血管のとても豊富な大網を使って，腫れを和らげる方法を思いついたのです．

　ゴールドスミス医師は，小腸から大網を切り離しても小腸の血流は保たれ，他の部位に移植しうることを動物実験で確認しました．他の部位に移植すると，大網は血管を新たに作り出して血流をよくし，さらに伝達物質や成長因子や幹細胞を供給する能力もあることがわかりました．また，大網の動脈はたとえ他の動脈が動脈硬化で固くなっていても，それほど固くならないという驚くべき特徴もありました．

　1970年代に，実際に脳血管障害の患者に大網移植を試みた結果，多くの人が改善したため，1980年代にはさらに多くの人にこの手術を行いました．脳梗塞から13年も経過した患者に大網移植を行った例も報告していますが，その患者の後遺症は驚くべきことに徐々によくなったようで

す．1984年には，彼は大網から分泌される血管を新しく作り出す物質を単離しました．その物質を服用すると新しい血管が作られ伸びていきます．さらに大網は脳内のアセチルコリンを作り出すときの酵素で，アルツハイマー病やレビー小体病ではとても低下するコリンアセチルトランスフェラーゼを上昇させることも発見しました．

大網は腸の働きを制御するため，脳のようにたくさんの神経線維を含んでいます．これらの神経線維は栄養の供給が不可欠で，大網は神経の成長や生存を助ける物質を作っていました．現在では，大網は栄養因子の工場とよばれています．さらにアセチルコリン，ドーパミン，ノルエピネフリン，セロトニンといった神経伝達物質も作り出したり，補強したりしています．そのことから，以下のような働きがあるかもしれません．

- 神経新生を刺激する（新しい神経細胞を作り出す[80]）
- シナプス形成を刺激する（新しい神経細胞同士のつながりを作る[81]）
- 神経伝達物質の働きをよくする[82]
- 細胞の修復を助ける
- βアミロイド蛋白を減少させる[83]
- 細胞死を防ぐ[84]

この手術では，大網は小腸から剥がされますが，腹部の血液の供給は保たれています．それから，大網を胸部や首の皮膚を切開して作ったトンネルから引っ張り出して，頭蓋骨を開けた後に直接脳の表面に置きます（図9.2）．脳に大網を置いた後に頭蓋骨をかぶせ，大網は2年以上にわたって生き残り効果を持続することができます．

大網移植手術は一般的な手術ですが，合併症としては感染の危険性や

**図9.2　大網移植手術**

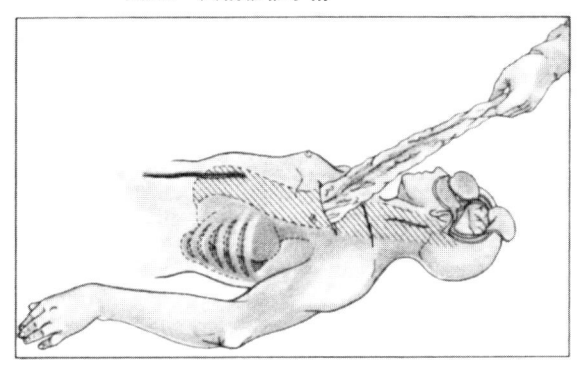

大網を腹部から注意深く引っぱりだし，脳表面に置く

脳圧の亢進などがあります．そのためこの手術は，アルツハイマー病とその類縁疾患だけれども，内臓は問題がない人々に行われるべきと考えています．

　表11.1は，いくつかの神経疾患に対して大網移植術を行った臨床研究の結果をまとめたものです．非常に良好な成績をみればわかるように，現在治療法のない，あるいは効果的な治療法のない疾患を治療するうえでとても有効な治療になる可能性があります．例えば，ほとんど治療法のない脳性麻痺では，800人以上の患者が大網移植術を中国で受けました．これらの治療を受けたほとんどの患者は，すばらしく機能が改善し，家族の負担もかなり減りました．脳梗塞に関しては，発症から2か月以上たってから手術を受けたとしても50％は臨床的な症状が改善しました．このような有望な治療法は，アルツハイマー病のみならず無酸素脳症や脳梗塞に対して，「どうして優れた効果が発揮できるのか？」というメカニズムを科学的に解明する必要があります．

　アルツハイマー病患者に大網移植手術を行った報告もあります[83]．1993年に，ゴールドスミス医師はアルツハイマー病を発症して9年も

**表11.1 大網移植手術で治療された神経疾患**

| 疾　　患 | 患者数(人) | 改善率(%) | 改善の性質 |
|---|---|---|---|
| 脳性麻痺 | 800 | 80 | 歩行，協調運動，会話 |
| ウイルス性脳炎 | 54 | 63 | 良好な改善 |
| 出生児低酸素脳症 | 125 | 94<br>76<br>68 | 複雑な技能<br>会話の速度と明確さ<br>筋力，筋緊張 |
| 発症2か月以内の脳梗塞 | 33 | 67 | 会話能力がとても改善し，一部では麻痺も改善 |
| 発症2か月以降の脳梗塞 | 22 | 50 | 会話能力がとても改善し，一部では麻痺も改善 |
| 中等度から高度のアルツハイマー病 | 22 | 80 | 臨床的には明らかな改善 |

たった患者に，大網移植術を初めて行いました．手術の10か月後にその患者は，特に判断力，せん妄，呼称，歩行能力が明らかに改善したようです．SPECTでは，大網をかぶせた直下の脳の活動性は2倍に上昇していて，反対側の脳も少し血流が上昇していました．その患者はアルツハイマー病とは関係のない原因で2.5年後に死亡しましたが，剖検の結果，脳と大網は直接繋がっており，その部位の老人斑は明らかに減少していて，その他の場所には多くの老人斑がみつかりました．この老人斑が減少するという治療効果は，ワクチン治療の効果に似ています．大網移植手術のアルツハイマー病に対する治療効果を厳密に科学的に分析できれば，手術をしなくても同等の効果が期待できる治療法を開発することが可能です．次に，アルツハイマー病に大網移植手術を行った症例を何人か紹介します．

## ●ステラの例

　ステラは，シャンクルに受診する6年前にアルツハイマー病を発症していて，発症するまでは非常に社交的な人でした．彼女は，すでにアル

ツハイマー病の中期で，家では幻覚もあり，亡くなった家族が見えると訴えていました．さらにうつ状態になり，口数は減り，夫に対してすぐに怒るようになりました．この頃は夫のことは家に入ってきた泥棒だと勘違いすることもありました．内服治療により，うつ状態，幻覚，怒りやすさは幾分改善しましたが，それに増して彼女の言動異常には大きな問題があり，デイケアに行くこともできず，夫は一日中介護士を雇わなくてはなりませんでした．アルツハイマー病中期にみられるような行動や言語の問題を別にすれば，他に体がわるいところはありませんでした．夫は，大網移植手術のことを聞きつけ，それに関する情報を調べ，ステラがこのまま徐々に悪化していくよりは手術を受けさせたいと決心しました．

　手術前のステラの脳SPECTは，側頭葉，頭頂葉後部，前頭葉の活動性が極端に低下し，特に左大脳半球でその低下が目立ちました（図9.3-4）．

　ステラの手術は順調で約5時間で終了し，その後，病院に10日間入院しました．夫は彼女につき添っていて，手術後すぐに彼女の食欲や活動性が改善したことを実感しました．そのため術後の体力の低下を防ぐために必要な点滴や経管栄養も，すぐに中止することができました．

　数か月後には，幻覚を抑えるために内服していた精神病薬も必要なくなりました．そして，気分が明るくなったため，抗うつ薬も中止しました．しかしながら，その数か月後に，彼女は再び怒りやすくなってうつ症状が出たため，抗うつ薬を再開しました．ステラは家から外に出て，デイケアに行くことができるようになり，精神的，肉体的，社会的な刺激も多くなり，夫も日中8時間はゆっくりできるようになりました．言語や記憶に関する能力はいまだ強く障害されていますが，他の人と楽しそうにあるいは友好的に話したり，家でもつき添いが数時間いなくても

図9.3-4　ステラの治療前の脳表面画像

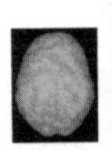

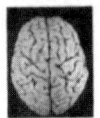

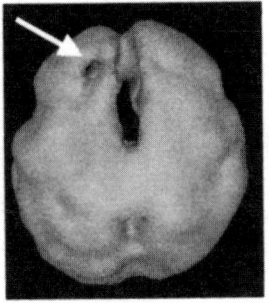

上から見た図
前頭葉と頭頂葉後部の活動性が低下している

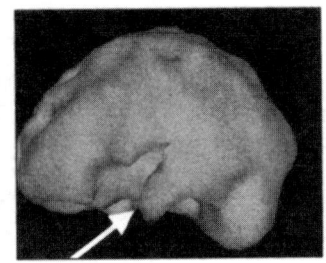

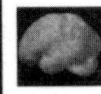

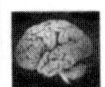

左から見た図
左前頭葉と側頭葉の活動性が低下している

問題がないようになりました．夫は，妻がまた人間らしさを取り戻したと感じたようです．

　中期あるいは進行期になってしまうと，アルツハイマー病に大網移植手術を行っても，認知機能の改善効果はそれほど望めません．しかし，行動異常や歩行異常などはより改善しやすいようです．ステラの脳に大網を移植することによって，幻覚を抑えることができ，明らかに社交性が出てきました．これらは，薬のみでは改善させることができなかったことでした．

　大網移植手術の2年後に行ったSPECTでの脳の活動性の変化は驚くべきものでした（図9.5-6）．大網移植手術の効果は単に血流を増やしただけではなかったことがはっきりとわかりました．両側の大脳は大網から離れた部位でも，最初の年に比べて2〜3割活動性が増していました．これは，アメリカ食品医薬品局によって承認されている現在処方できるどのようなアルツハイマー病治療薬でも実現不可能なことです．

　ステラはかなりのスピードで病気が進行していましたが，このように

**図9.5-6 ステラの大網移植手術後の脳表面画像**

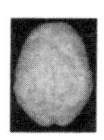

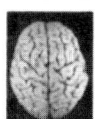

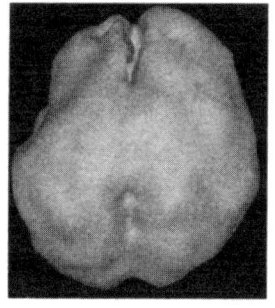

上から見た図
明らかに脳の活動性が上昇している（左のへこんでいるように見える箇所が大網を移植した場所です）

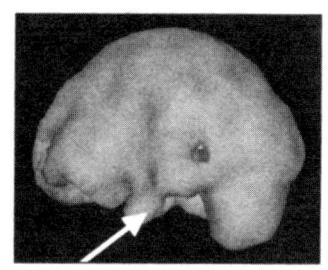

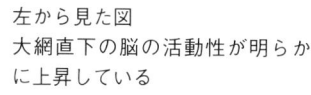

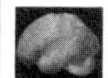

左から見た図
大網直下の脳の活動性が明らかに上昇している

進行が早い場合でも，大網移植手術はステラの病気の進行を抑えるだけでなく，明らかに症状を改善させることができたのです．

● ジミーの例

　ジミーはシェイクスピアの語り手で，シャンクルに受診する10年も前にアルツハイマー病を発症していました．彼にとって最もショックだったのは，話せなくなったことでした．彼は，多くのアルツハイマー病患者と異なり，自分の症状をかなり心配していて，手術を受ける数か月前にさらに急速に悪化し始めました．ジミーと妻は，CBSのニュース番組でゴールドスミス医師がインタビューを受けているのを見て，大網移植手術のことを知りました．ジミーは，手術のときにはある程度認知症が進んでいて，いくつかの行動異常がありましたが，それよりも言語や記憶や視覚の問題がより目立っていました．つまり，簡単な文章も理解できず，話すときもいくつかの言葉しか使うことができませんでした．数

字をいくつか見せても，その数字を理解できず，指でなぞろうとしていました．

エイメンのクリニックで行ったSPECTでは，脳の活動は言語をつかさどる左大脳半球で特に低下していたため，ジミーの大網は左大脳半球

**図9.7-8　ジミーの大網移植手術前の脳表面画像**

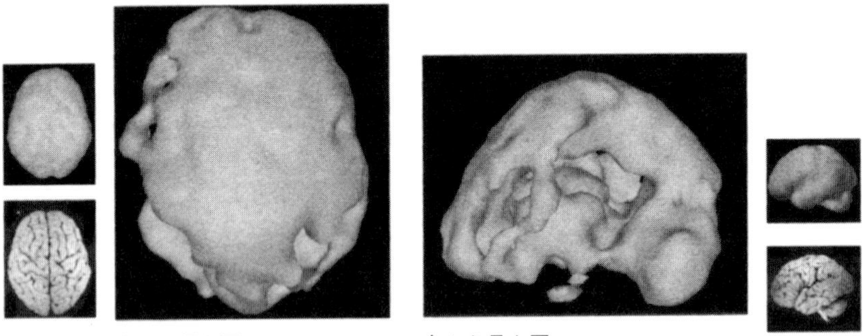

上から見た図
左前頭葉と後頭葉の活動性が高度に低下している

左から見た図
左前頭葉と後頭葉の活動性が高度に低下している

**図9.9-10　ジミーの大網移植手術後の脳表面画像**

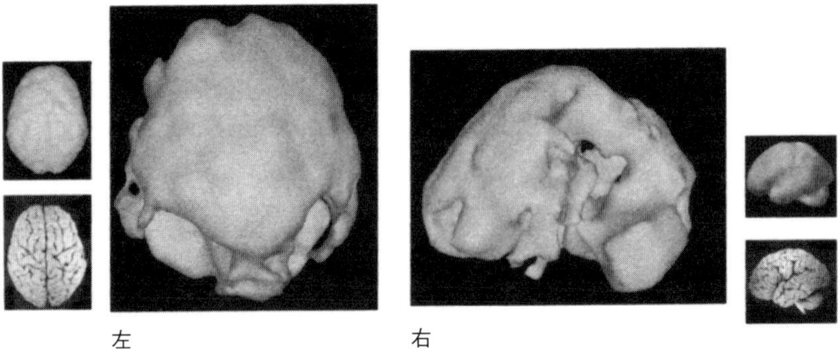

左
上から見た図
活動性が改善している

右
左から見た図
大網直下の左前頭葉と側頭葉の活動性が改善している

に移植されました．手術後の経過は大変でした．中心静脈栄養や経管栄養の合併症からいくつもの感染を繰り返し，退院するまでに1か月以上かかってしまいました．あるときには，彼は弱ってしまいベッドから起き上がることさえできなくなりました．シャンクルは，彼の体力を改善させるためにリハビリテーションを積極的に導入し，やっと退院することができました．9か月後には，ジミーの言語能力は改善し始めました．あるときには，以前のようにシェイクスピアを引用できなくなったと，長々と不満を訴えるようになりました．

　ジミーの脳SPECTを見ると，どうしてよくなったかがわかります（図9.7-8，9.9-10）．手術前の彼の脳は，特に左の側頭葉と前頭葉の活動性がとても低下していました．手術後にはその部位の活動性がかなり改善したのです．最初は大網を移植した部位の活動性がよくなりましたが，その後には大網からかなり離れた反対側（右）の脳でさえ活動性が改善していました．

　最後の受診日に，彼はシャンクルに，「コンピューターを習うことに決めました」と言いました．彼のやる気と判断力は，見た目と同様によくなったようです．

●デビッドの例

　デビッドは，原子物理学者ですが，61歳のときに会話がスムーズにできなくなり始め，何人かの医師にアルツハイマー病と診断されました．その6年後には，症状が急に進行して，彼を介護してくれる人に対しても暴力を振るうようになってしまい，娘は大変心配していました．デビッドはほとんど口を利かなくなりましたが，彼は「もし自分が何もできなくなってしまったら死にたい」と娘に訴えていました．シャンクルが診察したときには，デビッドは一般的な知能検査にどのように答えた

らいいのか全くわからない状態でした．彼のMRIとSPECTでは，特に左大脳半球の前頭葉と側頭葉に異常があることがわかりました．言語の障害の強いタイプのアルツハイマー病の亜型と診断しましたが，同様に左の前頭葉と側頭葉が障害を受けることの多い，原発性進行性失語症の可能性もありました．娘は，最後の頼みの綱として大網移植手術を受けさせることに決めました．

　手術自体は非常にうまくいったようです．手術のときにほんの少量採取した脳の標本からは，アルツハイマー病というよりは前頭側頭型認知症のようでした．手術の12日後には退院しましたが，娘によると術後1か月のうちに，いままでと比べて意識がはっきりとして口数も多くなったようです．彼の言語の理解力はそれでもかなりわるいのですが，以前は役に立たなかった触覚や視覚の手がかりを使うことにより，多くのことを理解できるようになりました．

　2か月後には，デビッドはどのように答えるのかさえわからなかった知能検査にいくつか答えることができるようになりました．さらに視覚に関する検査では，満点をとることができました．娘によると手術の1年前にはすでに住所録の使い方はわからなくなっていたのに，名前や大事なことを忘れないように住所録を使い始めたようです．毎日お気に入りの教会に歩いて通うようにもなりました．

　これらの大網移植手術の結果は，多くの希望を抱かせます．現在，認知症に対する大網移植手術療法は実験的な治療と考えられています．まだまだどうして効果があるのか完全には解明されていないため，それが解明できればさらに胸を躍らせるような治療法が開発できるかもしれません．

## シャント手術（2005年）

　脳の髄液を腹腔に排泄する方法です．髄液は透明な液体で，脳や脊髄を中や外からしっかりと包み込むことによって衝撃を和らげ，温度や電解質の濃度を一定に保ちながら脳の電気的な活動を助け，脳からの脂肪や毒素などの排泄物を捨てる働きをしています．

　この髄液は，血液が特別な血管の一種を通ることにより作られるのですが，その特殊な血管は赤血球や白血球などの大きな細胞を通さない働きをもっていて，それらをより分けているので透明な水のように見えます．しかし歳をとると髄液の入れ替わりが乏しくなって，フリーラジカルなどの毒素が排泄できずに脳に貯まってしまい，神経細胞がダメージを受けやすくなります．

　コグニシャント（認知は英語でコグニションといいます）とよばれるシャントは，脳から排泄され髄液に貯まったβアミロイド蛋白やタウ蛋白などの大きな分子を，シャントチューブでゆっくりと脳室から腹腔に排泄する目的で作られた有望なアルツハイマー病治療の候補の一つです．他のシャントと同様，感染症の危険性は10％程度です．現在はアルツハイマー病のみで研究が行われていますが，臨床試験前の研究では，アルツハイマー病の脳のβアミロイド蛋白よりもタウ蛋白を排除する作用のほうが強いと報告されました．タウ蛋白は前頭側頭型認知症の主要な原因なので，アルツハイマー病よりも前頭側頭型認知症のほうが治療のよい適応になるのかもしれません．

　2002年10月にニューロロジー誌（訳注：神経疾患の学術誌で最も信頼される雑誌の一つ）で，コグニシャント研究の最初の結果が報告されま

した．この研究によると，すべての患者は軽度から中等度のアルツハイマー病で，15人がシャント手術を受けて14人が治療をせずに1年間追跡し，その結果を比較しました．この研究の主要な目的は，まずはシャント手術の安全性を確認することでした．この手術を受けた15人の患者の合併症は，痙攣(2人)，シャントによる感染(1人)，手術中の腹部の小さな損傷(1人)，きつい頭痛(1人)，術後の痛み(8人)，吐き気(7人)，頭痛(5人)，腹痛(5人)，シャントが詰まる(3人)でした．

　神経心理学的検査が3か月ごとに行われ，治療を受けた患者は症状が安定していて，受けなかった患者は認知機能が悪化していく傾向があることがわかりました．対象となった患者の数が少ないため結論を出すことはできないけれども，とても期待のもてる結果で，さらなる研究を行う価値が十分にあります．実は，もしこのシャント手術が有効であれば，前頭側頭型認知症，レビー小体病，パーキンソン病など同様に大きな分子が脳に障害を与えている疾患に対しても効果的である可能性があります．

## 遺伝子情報の今後(2005年)

　ヒト遺伝子計画によって，すべての人の遺伝子が解読され，これらの情報は認知症を発症する危険性や，薬の反応性を判断するのに大変役立ちます．将来は，人は自分自身の危険性を調べるようになり，その病気が症状を出す前にそれらを予防するための自分に最も合った治療法を選ぶことができるようになるでしょう．

　最も単純な例でいえば，コレステロールの値は9割がた自分の遺伝子で決められています．しかし，コレステロールを制限したり，運動した

り，適切な薬を飲めばコレステロールを下げることができるのです．アルツハイマー病とその類縁疾患でも同様です（実際高コレステロール血症は，この疾患の危険因子の一つです）．

## 遺伝子検査

自分や家族が認知症の危険性が高いかどうか知りたいということは理にかなった理由なので，誰でもアポリポ蛋白E遺伝子の検査を希望すればできるようにするべきです．もし，アポリポ蛋白E4遺伝子をもっていれば，脳に障害を与えるような行動はつつしんで，より予防に力を入れて，早くから検査を始めるべきなのです．

# ワクチン（2008年）

アルツハイマー病の治療に関しての最近の進歩は，ワクチン療法が開発されたことです．昔からワクチンは，天然痘などの感染症を予防するために使われ，細菌やウイルスなどの一部から作られています．免疫系は初めて外敵に遭遇すると，危険な侵入者を攻撃して殺すための抗体を作ります．その後，あなたの免疫は決してその外敵を忘れることはありません．再び同じ外敵が体に侵入してきたときには，血液を循環しているリンパ球などの免疫細胞が，侵入者を見つけそれを殺すのに最適な抗体をすぐさま作り出します．ワクチンとはこのような免疫系の性質を応用しているのです．

理論的には，ワクチン療法は$\beta$アミロイド蛋白を脳の侵入者として免疫系に認識させることにより，アルツハイマー病の進行を抑えるという

考えです．βアミロイド蛋白をワクチンとして極小量患者に服用させると，患者の免疫系は脳からβアミロイド蛋白を攻撃して排除するために抗体を作り出す能力を獲得するのです．この治療法はアルツハイマー病モデルマウスではすでに大成功しました．

人間のアルツハイマー病に対する最初のワクチンは，エランという小さな製薬会社の神経細胞学者によってつくられた"AN-1792"とよばれるもので，βアミロイド蛋白から精製されました．1999年には動物実験が行われ，AN-1792ワクチンはアルツハイマー病モデルマウスの老人斑を減少させ，認知機能も改善させる効果があることをネイチャー誌（訳注：信頼度の高い米国の科学誌）に報告しました．

これらの有望な結果から，アメリカ食品医薬品局は人間に与薬した場合の安全性の確認を求めたため，エラン製薬会社は，軽度から中等度の100人以上のアルツハイマー病患者に対して，第1相臨床試験を行いました．ワクチンはどの患者にも目立った副作用がなく，多くはβアミロイド蛋白に対する抗体が上昇するという良好な免疫系の反応を示しました．

第1相の成功を受けて，エラン製薬会社は，2001年に第2相臨床試験に臨み，375人のアルツハイマー病患者で効果を検討しました．この試験では，300人にAN-1792ワクチンが与薬されましたが，2002年1月に4人が脳や脊髄に炎症を起こして死亡したことから，治験は中止されました．それ以外の11人にも似たような炎症が起こっていました．

おそらく，AN-1792ワクチンは，βアミロイド蛋白を攻撃する抗体だけでなく，正常な脳をも攻撃する抗体を作り，脳に炎症を引き起こし，ときには死亡させてしまったと考えられます．

クリストフ医師は，第2相臨床試験の対象者の30人を調査し，何が起こったのかさらに検討した結果を，2002年10月にネイチャー・メディシ

ン誌に報告しました．患者はAN-1792を注射された後に，しっかりと個人差はあるもののβアミロイド蛋白を認識する抗体を作っていましたが，抗体の量からすると，脳に炎症を起こすほどの量ではありませんでした．

　AN-1792の失敗から，世界中の多くの会社が正常な脳には障害を与えないβアミロイドワクチンの開発を始めました．新たな戦略としては，より効果的な免疫反応を起こすためにβアミロイド蛋白の全体でなく断片を使い，様々な大きさのワクチンを作ったり，遺伝工学により作り出した抗体を注射する方法などが考え出されました．これらの会社の一つは人間に打っても安全なワクチンを作り出しました．アルツハイマー病患者の脳からβアミロイド蛋白を排除することに成功すれば，βアミロイド蛋白がどの程度アルツハイマー病患者の脳にわるさをしているのかを理解することもできます．

　ワクチンを打てばどのような進行段階のアルツハイマー病でも，治ると考えられるわけではありません．βアミロイド蛋白が溜まって一度傷害された脳は，回復しないのです．それゆえ，高血圧，糖尿病などのようにアルツハイマー病とその類縁疾患についても，なるべく早くダメージの少ないうちにみつけるという努力が必要なのです．

## 成長因子（2008年）

　次の10年間に，成長因子による治療法は脳の疾患に対する標準的な治療になることでしょう．成長因子とは，脳を発達，成熟させ，損傷を受けたときに修復するのを手助けする働きがあり，脳疾患の患者に成長因子を与薬することにより，不可能と思われていた神経機能の回復が実現

できるかもしれません.

　大きな問題は，成長因子をどのようにすれば脳に入れることができるかということです．まずそれを飲み込んだ場合は，成長因子は血中に入る前に消化されてしまいます．血中に直接注射しても，成長因子は大きな蛋白のため血液脳関門を通ることができず，脳の中に入れません．吸入薬のように肺に服用しても同様の問題が生じます.

　しかしながら，米国アルツハイマーセンターの主任の一人であるウィリアム医師は，血液脳関門をバイパスし，効率的に成長因子やその他のアルツハイマー治療薬を脳に届ける経鼻的与薬法をみつけました．彼の研究は1970年代にさかのぼります．現在まで彼らは，エストロゲン，インスリン様成長因子1（IGF-1），線維芽細胞成長因子（FGF），血管活性腸ポリペプチド（VIP），インスリン，副腎皮質刺激ホルモン放出ホルモン（CRH）[85]など，比較的大きな分子を鼻から効率よく脳へ運ぶ方法を実証してきました．FGF-2や上皮成長因子（EGF）の経鼻与薬法は，成体マウスの脳内で新たな神経細胞を作り出す働きがあることが証明されています[86].

　神経成長因子（NGF）：1980年代に，記憶障害の出ている高齢のラットにNGFを投与すると，迷路テストで迷路を抜け出す能力が改善することが判明しました．このNGFには，アセチルコリンを産生する神経細胞の再生を促し，ダメージを受けたアセチルコリン系神経細胞の軸索や突起を伸ばして他の神経細胞ともう一度回路形成をさせる働きがあります．まさにこのアセチルコリン系神経細胞はアルツハイマー病で非常に強く障害されるため，NGFが高齢ラットの記憶力を改善させたという発見は，臨床応用できるのではないかという期待を抱かせます.

　もう一つ，ウイルスベクターで神経栄養因子を脳に運ぶ遺伝子治療の一種が考えられます．この方法でNGFを脳内のアセチルコリン系神経

細胞が密集している場所や障害が強い場所に運ぶことにより，実際にアセチルコリン系の神経細胞死を抑え，病気の進行を遅らせる働きがありました．このNGF遺伝子治療法は，人間やサルでも安全にNGFを脳に運ぶことができます．

　セレブロマイシンは，精神機能を改善する働きが立証されつつあるNGF薬で，米国以外で研究されています．最近になってこのクスリの臨床試験の研究結果がクリニカル・ドラッグ・インベスティゲーション誌に報告されました．セレブロマイシンは現在米国では使用できませんが，オーストラリアの製薬会社で作られ，28か国で使用可能です．中国の上海精神健康センターのシンフィ医師とセレブロマイシン研究グループの共同研究者は，157人の軽度から中等度のアルツハイマー病患者に対して，セレブロマイシンの効果を対象薬の効果と比較しました．

　セレブロマイシンは，1週間に5回，4週間注射することによって，精神機能の検査項目を改善させ，対象薬に比べて日常生活の機能も改善させました．この薬を与薬された患者の副作用は一時的で軽度のものですが，熱いという感じから，いらいらするような感覚まで様々な過敏反応がみられました．米国やその他の国での販売許可を得るためにさらなる臨床研究が続けられています．

　インスリン様成長因子1(IGF-1)や上皮成長因子(EGF)といった成体哺乳類の脳の神経新生を促す因子や，脳由来神経栄養因子(BDNF)，neurotrophin-3(ニューロトロフィン)といった細胞死を抑える働きのある成長因子なども，アルツハイマー病の治療に応用できる可能性があり，将来成長因子は新たな治療法として大きく発展することでしょう．

# 神経新生（2009年）

## 幹細胞とTGF-α

　脳の幹細胞治療は，ダメージを受けたり病気により失われた神経細胞を新たに作り出すとても応用範囲の広い方法として期待されています．現在，生物学の最も有望な成長株の一つと考えられていて，幹細胞研究が発展すれば，アルツハイマー病のみならずパーキンソン病，糖尿病，心疾患，脳血管障害，脊髄損傷などに対して延命効果のある治療法が開発されるでしょう．幹細胞研究は始まったばかりで，幹細胞の供給源の候補の一つは中絶胎児であり賛否両論があります．いくつかの中絶反対団体は，幹細胞は中絶胎児から作られるものなので，倫理的に許されるべきではないとよびかけています．しかしながら，現在では人の胎児を必要としない様々な方法で幹細胞を作り出す技術が開発されています．ジェーオン社の個人財団の基金を主に使って数年間研究していた科学者は，中絶胎児や不妊治療で使用されなかった胚をつかって，幹細胞を単離しました．彼らは研究室でそれらを増やすことに成功して，研究目的で供給することができるようにしました．米国の医学研究で最も資金を提供することのできる米国の医学系政府機関である国立衛生研究所（NIH）は，このような研究室で育てられた幹細胞から胎児を作り出すことはできないと考えているため，合法的にこれらの細胞を使用する研究に対して資金を供給しています．

　幹細胞とは人間のどの組織や器官よりも原始的な細胞ですが，それ自体が育って人間になることはできません．ただし，どのようなスイッチ

を入れればそれらの未分化な細胞がいろいろな器官や組織を作り出すのかを解明することができれば，心臓を再生させるための心筋細胞や，糖尿病を治療するためのインスリン産生細胞や，神経精神疾患を治療するための脳細胞を作り出すことができます．

　ヒトES細胞（胚性幹細胞）は再生治療の重要な資源です．受精卵は，数日で分裂して8つの細胞になり，さらに分裂を繰り返して胚盤胞へと分化します．この胚盤胞の一層の細胞で形成された栄養膜は将来胎盤を形成しますが，胚胞の内部に存在する細胞は内部細胞塊（inner cell mass）として知られていて，これが体の全臓器へと分化します．ES細胞は，この内部細胞塊から作り出されていて，心臓，骨，軟骨，肝臓，さらには脳といった200種類以上の臓器へと分化する能力（万能性）をもっています．

　この幹細胞に様々な成長因子を加えることで，特定の組織の細胞へと分化させることに成功していますが，疾患の治療に本当に役立たせるためには，まず幹細胞が特定の臓器の細胞に分化するときに，どのようなメカニズムで分化し生存するのかということをきちんと解明するべきです．

　幹細胞を使った病気の治療はとても大きな能力を秘めていますが，実際に臨床の現場で使うにはいくつかの大きな問題があります．治療に十分な量の細胞の確保がむずかしいことに加え，それらは脆弱で容易に汚染されます．さらに，これらの細胞は自己の細胞でないため体の免疫系が移植した細胞を拒絶して殺してしまうかもしれません．遺伝子操作を加えられた細胞は，DNA変異がたくさんあり，がん細胞になる可能性もあります．幹細胞を外科的に使用するのはむずかしいかもしれません．本当に死んだ細胞だけを新しい細胞に置き換えるための方法を開発するのはとても長い道のりです．

しかし，進歩はしています．シグナルマガジンのブルース・ゴールドマンと，ステムセル社の最高経営責任者であるマーティン・マックギレンの記事によると，「われわれは中枢神経系の幹細胞をすでに同定し，精製し，増殖させ，移植した．そしてその細胞は，脳内でも生き残り，主な3種類の脳細胞へと分化した」と発表しています．さらに1,000匹以上のマウスを使ったが腫瘍を形成しなかったと，マックギレンはいっています．

他には私たちの同僚もこの領域の研究に貢献しています．カリフォルニア大学の神経解剖学者であるジェームス・ファーロン医師は，小腸や血管などの組織から"TGF-$\alpha$"とよばれるアミノ酸を同定しました．このTGF-$\alpha$は，血管内皮細胞で作られいて，胎生期の発達にとても重要な役割を担っています．「これは使いやすく，すべての人が使える栄養因子だ」とファーロン医師はいっています．病期の進んだパーキンソン病患者の病巣では，TGF-$\alpha$が上昇していることからも，TGF-$\alpha$が組織の修復や細胞置換に関与していることを示唆しています．

このようにTGF-$\alpha$はほとんどすべての脳の領域に存在していて，死んでしまった細胞を新しい細胞に置き換えています．アルツハイマー病の脳において実際に神経細胞が減っているのは海馬と嗅内皮質が中心であるという事実は，この領域は死んでしまった細胞を簡単には新生できない場所で，そのために神経細胞の数が徐々に減ってしまうという可能性を示しています．このような病態ではTGF-$\alpha$による治療が有効な可能性があります．いくつかの会社が他の幹細胞や成長因子の臨床治験を行いましたけれどもうまくいきませんでしたが，ファーロンはTGF-$\alpha$は違うといいます．「他の成長因子はTGF-$\alpha$ほどの効果をもっていない．あなたは，他の成長因子である程度の細胞を得ることができるかもしれませんが，その効果は一過性でとても小さなものです．障害を受け

た脳にTGF-αを与薬することで，いままでのどの因子よりも効果が得られます．何百万もの細胞を得ることができるのです」TGF-αはとても大きな効果が期待できるかもしれません．
(訳注：2007年11月21日，京都大学再生医科学研究所の山中伸弥教授・高橋和利助教らは人間の大人の皮膚由来の細胞に4種類の遺伝子を入れるだけでES細胞に似た万能性をもつ人工多能性幹(iPS)細胞を生成する技術を開発・発表した．同日，米国ウイスコンシン大学ジェームズ・トムソン教授もiPS細胞の生成論文を発表．今後，幹細胞研究が一気に進む気配があります)

以上のように，将来は本当にたくさんの効果的な新しい治療法が，アルツハイマー病，認知症，加齢の領域で開発されます．これらの新しい治療は，早期発見できた人にはより大きな治療効果が期待できますし，脳が病気によって重大な損傷を受ける前なら被害を最小限にとどめることができます．

第10章

# 介護者の方々へ

　認知症は家族の問題です．その人だけでなく，配偶者，子ども，孫，隣人，友人にまで影響を与える問題なのです．家族が感じるストレスは並大抵のことではなく，介護する人は，自分の健康や慢性的な病気には無関心になってしまい，認知症患者よりも先に亡くなってしまうこともよくあります．

## まずは自分に酸素マスクを装着しましょう

　家族が最も心配することの一つは，自分が認知症になる危険性がどの程度かということです．多くのアルツハイマー病とその類縁疾患は強い

遺伝的要素をもっているため，一般的にはその家族には危険性が高いといえます．そして，そのような危険な状態にもかかわらず慢性的なストレスがあったり，自分自身の健康に気を使わなかったとしたら，さらに危険性は高くなってしまいます．自分自身のケアをすることが，認知症患者の介護をするためにはとても重要なことで，客室乗務員が離陸前に飛行機で言う言葉に似ています．「機内の気圧が下がると，酸素マスクが落ちてくるので，他の方に装着してあげる前にまずは自分自身に装着してください」．家族の介護に最善を尽くしたいのであれば，まずは自分自身の世話が十分でないと不可能です．

　配偶者が介護をしている場合，自分自身の健康状態に関してはおろそかになりがちで，15％以上の人は同じように認知機能障害があるのに治療されていないといわれています．自分の危険性をきちんと把握して，なるべく早く予防してください．もし介護者までもが認知症になってしまったら，時間通りに薬を飲ませることも，きちんとした食事をつくることも，衛生状態をよくすることも，いらいらする気持ちをコントロールすることも，患者に適度な刺激を与えることもできなくなるのですから，理想的な介護は不可能になります．介護者自身も外来に定期的に受診し，適度な運動をしてサプリメントをとり，必要な薬は内服し，ストレスを発散させる話し相手をつくるなど，介護だけに溺れることがないようにしましょう．<u>自分自身の世話をすることに罪悪感を感じてはいけません</u>．これが，家族の介護をきちんとするにはとても大切なことなのです．

● サムとパティーの例

　サムとパティーは，それぞれ74歳と71歳のときにエイメンのクリニックを受診しました．パティーは糖尿病をもっていて，昨年は脳梗塞にな

り後遺症が残って記憶力が落ちたことを気にしていました．夫のサムは48年間彼女と暮らしていて，最近はパティーの食事や糖尿病の管理，薬の管理，外来受診のつき添い，リハビリテーションなどの介護をしていました．サムはこれらの管理がむずかしくなって，感情も抑えられず，パティーに対していつもいらいらしていました．彼らは，もともとはパティーの問題について相談するために受診したのですが，サムもまた娘の強い希望で検査することになりました．娘は，母の介護が雑になっていることが気になっていたのです．

驚いたことに，サムの脳はパティーよりも強く障害されているようにみえました．パティーの脳は，右の後方の脳にはっきりと脳梗塞が認められるものの，その他の部分の活動性は良好でした（図10.1-2）．サムの脳は，あらゆるところの活動性がところどころ高度に低下していたのです（図10.3-4）．彼は学生時代にサッカーをしていて，40歳代までは大酒家だったようです．この両方が認知症の原因になりえます．パ

**図10.1-2　パティーの画像・右大脳半球の脳梗塞**

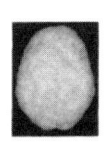

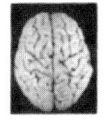

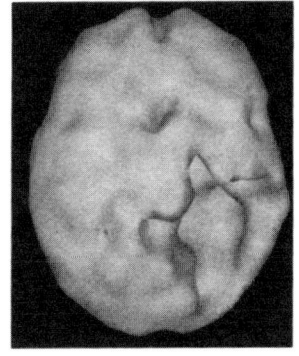

上から見た図
右大脳半球の活動性が低下している

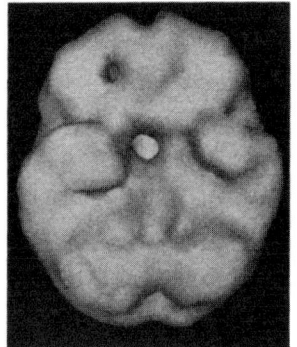

下から見た図
左側頭葉の活動性が低下している

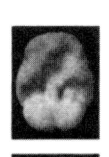

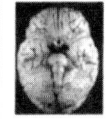

**図10.3-4. サムの画像. 全体的に活動性が低下している**

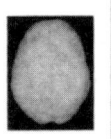

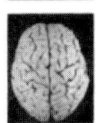

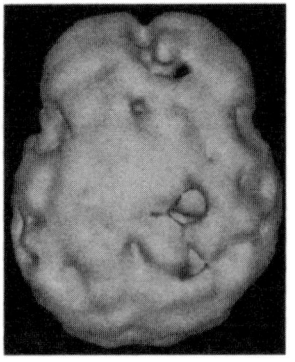

上から見た図
全体的に脳の活動性が低下している

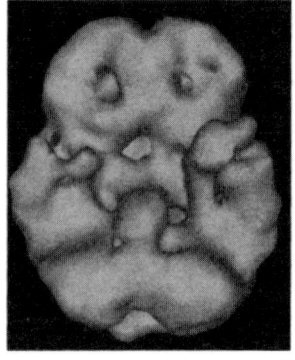

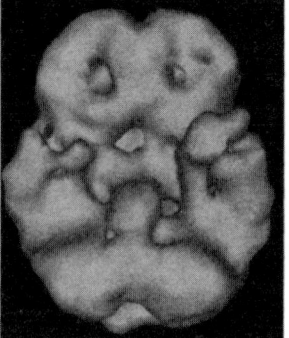

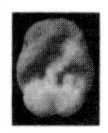

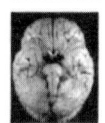

下から見た図
前頭葉と側頭葉の活動性が低下している

　ティーは脳血管性認知症で，サムはサッカーで脳を痛めたこととアルコールを飲みすぎたことが影響した認知症のようでした．

　私たちは，パティーの脳血管性認知症に関しては，糖尿病を厳格にコントロールして，レミニール，αリポ酸，ビタミンC,ビタミンEの服薬を開始しながら，アスピリンは継続させて治療しました．サムの頭部外傷とアルコールによる認知症に関しては，αリポ酸，ビタミンC，ビタミンEに加えて，メマンチンを処方し治療を行いました．数か月以内に，二人ともだいぶよくなりました．

　経済的な面を心配して，介護する人は，明らかに症状のある人の治療にばかりお金を使うことが多く，自分自身にはほとんど使わないのですが，上記の例を読めばわかるように，これは間違った考えです．愛する家族の世話をするためには自分自身がまず健康でなければならないですし，自分自身のことを考えないのは家族にとっても悪影響を及ぼします．持てる資産の範囲で，介護している人と自分自身，それぞれが必要

なことをバランスよく行いましょう．

　家族への介護は，平均すると一日12時間，週84時間もしていますので，介護する人がうつ病や不安などの症状をよく自覚してしまうのも当然です．フルタイムの仕事をして全くお金にはならない状態でストレスを感じない人がいるでしょうか？　シャンクルのオンライン版の『うつ状態チェックテスト』（＜付録A＞参照）で，介護者のうつ的状態をチェックすると，実に介護者の80%はうつ病の診断基準に当てはまるのです．介護する人は，家での介護のために仕事を止め，患者からお礼を言われることもなく，お金もかかり，自分の時間もなくなるなど，本当に多くのものを失います．患者の人格が失われるのもとてもショックで，「彼（彼女）は前とは違った人になってしまった」と訴える人も少なくありません．"不安"も介護する人にとってとても頻度の高い問題です．患者に関する心配事，自分自身に対する心配事などがずっと続くのが，不安の大きな原因なのです．

　うつ病や不安を治療すれば，介護者と介護されている人両方の健康状態を大きく改善させます．いつも悲しい感じがする，よく眠れない，パニック発作，食欲が変わり体重が増え過ぎたり減り過ぎたりする，抑うつ気分を取り除けないなど，これらすべては治療が可能なのです．医師やカウンセラーに必ず評価してもらってください．カウンセリングや薬物治療は，このような状態のときには大きな効果があります．

　仕事でキャリアをつむ一方で，子育てとともに認知症の両親の介護もしなくてはならない世代を「サンドイッチの世代」といいます．この責任感のある人たちは，多くのことからプレッシャーを感じていて，感じる必要のない罪の意識や抑うつ症状，不安，憤りや怒りを患います．彼らは自分自身のことを考えることができず，結婚の機会を失い，ときには離婚したり，交友関係もおざなりになってしまいます．

そのため中年になる頃に，家族や親友が亡くなり，自分自身の死を現実的に感じ，大きな危機感を抱くかもしれません．この中年期の危機感は多くの疑問を抱かせます．例えば，「これが自分の余生でやりたいことなのか？」．もし人生に満足していなくて，両親には常に注意が必要な状態だと感情のコントロールが効かなくなり，余計に家族を心配させてしまうことになるのです．

## 認知症の人を介護する

　認知症に関する知識をできるだけ身につけてください．アメリカ精神科学会の以前の会長であるロバート医師は，対処法としては，情報，自己尊重，そしてコントロールするセンスの3つが重要であるといいました．認知症に対処するうえでまずしなければならない大切なことは，正確な情報を知ることなのです．正確な知識を身につければ身につけるほど，最適な介護ができるようになります．国立アルツハイマー協会のウェブサイトで，とても有益な情報を得られます(www.alz.org)．シャンクルのウェブサイト(www.PreventAD.org)には，認知症の様々な原因に対するより実践的なノウハウが紹介されていて，介護する人は自分が対処しなくてはならないことが何かをよりよく理解できるはずです．

　自分自身，家族，患者のサポートをすることは非常に重要です．多くの介護者は孤独感を感じています．同様の問題を抱えている他の人のことを知ることで，このような気分は和らぎます．さらには，実際に認知症の介護をしている家族と交流することで，いろいろな状況をどのように切り抜けていくかという工夫を知ることができるでしょう．アルツハ

イマー病とその類縁疾患に対する感情面での手助けの方法はたくさんあり，アルツハイマー協会はそのとてもよい情報源です．そこでは会議に参加したり，情報を得たり，最新の情報をうることのできる場所も紹介されています．

　介護者自身も手助けが必要です．以下に，予防，治療，アルツハイマー病とその類縁疾患の人の介護に対する知識を学ぶための情報源を紹介します．

## 団体，組織

　アルツハイマー病と関連疾患に関する有用な情報を提供する団体はいくつかあります．サポート団体，サービス，研究，その他の出版物などを知るためには，以下の団体に連絡を取ってください．（訳注：以下の例は，米国の場合です）

### アルツハイマー協会

　　Alzheimer's Association
　　225 North Michigan Avenue, fl. 17
　　Chicago, IL 60611-1676
　　1-800-272-3900
　　ウェブサイト：www.alz.org

　この非営利団体は，アルツハイマー病とその類縁疾患患者の家族や介護者をサポートしています．全米におよそ300もの支部があり，その地域で活用できる情報，サービス，スポンサー，教育プログラムを紹介し

ています．インターネット上で，その出版物を見ることができ，『アルツハイマー病介護マニュアル』は日本語訳（日本評論社）されています．

**社団法人認知症の人と家族の会**（訳注：日本）
　　Alzheimer's Association Japan
　　〒602-8143　京都市上京区堀川丸太町下ル　京都社会福祉会館内
　　TEL.075-811-8195　FAX.075-811-8188
　　E-メール：office@alzheimer.or.jp

　1980年京都で発足した認知症に関わる当事者を中心とした全国的な唯一の民間団体．全国42都道府県に支部をもち，国際アルツハイマー病協会に加盟．認知症の人を介護している家族，認知症の介護に携わっている専門職，認知症に関わる医療職や研究者，認知症に関心のある人，ボランティアなどが会員．会報発行，電話相談，調査研究，啓発活動など展開．…家族の会ホームページより

**アルツハイマー病教育・相談センター**
　　Alzheimer's Disease Education and Referral (ADEAR) Center
　　P.O. Box 8250
　　Silver Spring, MD, 20907-8250
　　1-800-438-4380
　　301-587-4352 (Fax)
　　ウェブサイト：www.alzheimers.org

　これは，国立老化研究所のサービスで，連邦政府から資金を得ています．診断，治療，介護，介護に必要なもの，長期の介護，教育とトレー

ニング，アルツハイマー病に関する研究結果など様々な情報や出版物を提供しています．スタッフは，電話や質問用紙へ答えてくれますし，地域のあるいは国立の情報を紹介してくれます．ウェブサイトからあるいは，事務所から出版物やビデオを注文することができます．

上記組織とは全く異なりますが，日本では「認知症を知るホームページ（www.e-65.net）」で，同様の情報が閲覧可能です．

## 両親を介護するための成人した子ども用サイト

  Children of Aging Parents
  1609 Woodbourne Road, Suite 302A
  Levittown, PA 19057-1511
  1-800-227-7294
  ウェブサイト：www.caps4caregivers.org

　この非営利団体は，成人した子ども用に両親を介護するための情報や材料を提供しています．アルツハイマー病の患者の介護者もこのサイトの情報は役に立つことでしょう．

　日本での介護情報は，「介護110番（www.kaigo110.co.jp）」の情報が充実しています．

## 高齢者医療検索サイト

  Eldercare Locator
  1-800-677-1116
  ウェブサイト：www.eldercare.gov

　老人や介護者を直接手助けする全国的な組織で，高齢者に対してその

地域でサポートやリソースを提供します．高齢庁（Administration on Aging；AoA））から資金を得ていて，この高齢庁は『介護するために―介護者用ガイド』とよばれる情報資源を提供しています．高齢庁のアルツハイマー病情報資源ルームには，家族，介護者，アルツハイマー病の専門家，アルツハイマー病の患者への介護サービスを提供する人向けの情報があり，そこで援助を依頼できます．

### 家族介護同盟

  Family Caregiver Alliance (FCA)
  690 Market Street, Suite 600
  San Francisco, CA 94104
  415-434-3388
  ウェブサイト：www.caregiver.org

 これは，地域密着型の非営利団体で，アルツハイマー病，脳血管障害，頭部外傷，その他の認知機能障害の患者の介護をしている人向けの手助けサービスを提供しています．このサービスには，家族介護同盟の出版物の提供も含まれます．

### 国立老化研究所情報センター

  National Institute on Aging (NIA) Information Center
  P.O. Box 8057
  Gaithersburg, Maryland 20898-8057
  1-800-222-2225
  301-589-3014 (fax)
  ウェブサイト：www.nia.nih.gov

国立老化研究所は老化と健康に関する様々な情報を提供しています．Age Pageシリーズ，80頁にもわたる運動に関するガイド（国立老化研究所エクササイズキット），48分もの字幕つきビデオなどといったものです．介護者は多くのAge Pageシリーズをウェブサイト上でみつけることができます．

　日本の認知症ケア学会（www.chihoucare.org），日本老年精神医学会（www.rounen.org）のウェブサイトも参照ください．

## シモン・コンチネンス基金

　　The Simon Foundation for Continence
　　Box 815
　　Wilmette, IL 60091
　　1-800-237-4666
　　ウェブサイト：www.simonfoundation.org

　この団体は尿失禁で困っている個人，その家族のためのものです．専門家が介護サービスを提供しています．また，この団体も書籍，パンフレット，支援団体などを提供しています．

　日本コンチネンス協会のウェブサイト（www.jcas.or.jp）も参照ください．

## 慢性疾患をもつ夫妻支援

　　Well Spouse Foundation
　　63 W. Main Street, Suite H
　　Freehold, NJ 07728

1-800-838-0879

ウェブサイト：www.wellspouse.org

　Well Spouseは，慢性疾患や後遺症をもった患者の妻や夫を手助けする非営利団体で，隔月で『Mainstay』というニュースレターを出版しています．

**国際アルツハイマー予防基金**

Alzheimer's Prevention Foundation International

2420 N. Pantano Road

Tucson, AZ 85715

520-749-8374

ウェブサイト：www.AlzheimersPrevention.org

　アルツハイマー病の研究を行うとともに，教育プログラムを提供しています．

**アルツハイマー病をさらに深く，広く研究するには**

1) The 36-hour Day：A Family Guide to Caring for Persons with Alzheimer Disease, Related Dementing Illnesses and Memory Loss in Later Life.　by Nancy L. Mace and Peter V. Rabins. Warner Books, 2001.
　　認知症患者のいる家族向けの介護の方法を解説．
2) Change Your Brain, Change Your Life.　by Daniel G. Amen. Three Rivers Press, 2000.
　　エイメンが執筆した思考と身体の改善方法を解説した本．

3）Elder Rage, or Take My Father... Please!：How to Survive Caring for Aging Parents.　by Jacqueline Marcell. Impressive Press, 2001.

　　介護方法を解説した本．

4）Mayo Clinic on Alzheimer's Disease.　Ronald C. Petersen M.D., editor. Kensington, 2002.

　　アルツハイマー病の診断，治療を解説．

5）The Memory Bible：An Innovative for Keeping Your Brain Young.　by Gary Small. Hyperion, 2002.

　　脳のあるいは記憶力の若返りを図る方法．

6）Saving Your Brain：The Revolutionary Plan to Boost Brain Power, Improve Memory, and Protect yourself Against Aging and Alzheimer's.　by Jeff Victoroff. Doubleday, 2002.

　　記憶力を改善させ，老化やアルツハイマー病を防ぐ方法を解説．

7）The Omega Diet；The Lifesaving Nutritional Program Based on the Diet of the Island of Crete. by Artemis P. Simpopoulos, M.D., and Jo Robinson, Petennial, 1999.

　　本書でも紹介しているオメガダイエットの解説．

8）The Zone and The Omega Rx Zone.　by Barry Sears. Regan Books, 2003.

　　本書の二人の著者が薦めている食事療法の解説（日本語版は廣谷光一郎監訳『食事革命4・3・3ダイエット』草思社）．

付録 A

# PreventAD.com

　シャンクル博士と妻の順子は，7年間も無給の状態で，アルツハイマー病とその類縁疾患の有効な予防と治療手段の構築に打ち込みました．彼らと共に，コンピュータ，医学研究，医療，事業の各専門家チーム，さらに認知症患者とその家族の協力によって，アルツハイマー病とその類縁疾患を防ぎ，あるいは6～7年進行を遅らせ，10万～30万ドルのコスト削減のできる手段を確立させました．この手段はすでに何千人ものアルツハイマー病とその類縁疾患の患者およびその家族の手助けとなっており，ウェブサイト（www.PreventAD.org）にもその情報を掲載しています．さらに医療関係者用の情報は，www.mccare.comで閲覧可能です（訳注：メディカル・ケア・コーポレーションによる日本語の頁もあります）．

そのサイトにある「認知度チェックテスト」「もの忘れ度チェックテスト」「うつ状態チェックテスト」「健康状態テスト」などは，アルツハイマー協会の資金援助で開発されました．そのため，わかりやすく簡単に行えるテストであるにもかかわらず信頼性があり，正確で，患者や家族だけでなく医師にとっても重要な報告書の作成が可能です．

　「認知度チェックテスト」は，一人一人の記憶力，注意力，判断力，言語能力など，精神的な能力を10分間で評価できるテストで，一般的な方法で診断されるよりも8年も早く初期のアルツハイマー病とその類縁疾患と正常の老化を97％の精度で判別します．このテストの方法は，上記のサイトからオンラインで練習して数分で理解できます．もちろん神経精神病の専門医師が施行しても，病院の事務の方が行っても正確さは全く変わりがありません．病院での結果を再確認するために，家族が試してみてもいいでしょう．
　「もの忘れ度チェックテスト」は，記憶力，思考力，精神状態などを確認するための質問集ですが，NASAが宇宙飛行士に行うようなコンピュータを使って，最も初期のアルツハイマー病とその類縁疾患があるかないかを確認する方法です．その本人をよく知っている人がその質問に答えた場合がいちばん正確ですが，自分自身の状態に正しく答えられるならば，本人が質問に答えてもかまいません．上記の「認知度チェックテスト」と組み合わせると，症状がどんどんわるくなるのか落ち着いているのかが判断できます．また，アルツハイマー病を心配してテストを受けたくない人の状況を把握するのにも役立ちます．
　「うつ状態チェックテスト」は，アメリカ精神科学会の診断基準に沿って，うつ病のある・なしを判断するための質問集です．このテストは，抗うつ薬がよく効いているか，他の薬も試したほうがいいかなども

評価できます．「認知度チェックテスト」で認知力の低下はうつ病が原因と判断されたら，このテストで確認しましょう．このテストも本人でなく，よくその人の状況を知っている人が答えることもできます．

「健康状態テスト」は，アルツハイマー病とその類縁疾患やその他の脳の病気をよく引き起こすような危険因子を探し出すために行います．もちろん，隠れた病気をみつけることもできるため一般の医師にも役立ち，忙しい診療の合間にも効率的に病状を判断することができます．

これらのテストに興味のある方は，www.PreventAD.orgあるいは，www.mccare.comのサイトからお問い合わせください（訳注：後者のサイトは，右上の日本語という文字をクリックすると日本語の頁に移動します）．

付録 B

# 必要な情報のみつけ方

**記憶障害で専門家に相談するのはいつ頃がよいのですか？**

　私たちは，何か問題があるのであれば専門家に受診するべきと考えています．早く診てもらえば，より効果的な予防対策が行えるからです．

　もし一日中記憶障害があったり家族の誰かが気づくような状態なら，のんびりしている暇はありません，明日にでも受診しましょう．誰もがまさか自分が病気だなんて信じられないと思うかもしれませんが，そのような考えが手遅れの原因となるのです．

　早めに相談していただければ，脳の能力を完全に戻すような最適なアドバイスが可能です．

## 家族が受診を奨めても拒否するのですが？

　多くの人は認知症の症状が軽いときはあまり重大と考えていません．知的能力が低いとか障害者とみられたくないとか，本当に症状が強く出るまで受診したくないといっている人は，手遅れになります．特に男性は職場や家族に指摘されても受診しようとしない人が目立ちます．そのため，受診したときにはすでに手遅れのことが多いのです．

　エイメンにも自分自身の親類にそのような人がいます．その親戚はウィリアムという68歳の男性ですが，飲酒量が多く頭部外傷歴があり，糖尿病にもかかっています．約束を忘れたり，言葉が思い浮かばなかったり，運転中に道に迷ったりという症状が出てきましたが，誰かがそのことを指摘しても怒りだすだけで，低血糖だ，寝不足だなどと言い訳をすることもよくありました．エイメンは，その家族に呼ばれて話を聴き，実際にウィリアムの前に座って，「本当の病気だから脳SPECTを受けましょう」となんとか説得しました．SPECTの結果は，特に側頭葉，頭頂葉，前頭前葉の活動性がとても低下していました．実際にその画像を見せるとウィリアムは治療する気になり，アリセプト，ウェルブトリン，精神刺激薬，イチョウ葉エキス，ビタミンCとE，それからアスピリンも内服した結果，とてもよくなりました．

　症状を本気にしていなかったり，受診を拒否している人に対して，どのように対処したらよいのか，いくつか助言があります．

① まずアドバイスする：気になる人にまずはっきりとアドバイスしてください．その問題はおそらく脳が不具合を起こしているのだからチューンナップしましょう．いい方法があります．病気を治すとい

うのではなく，脳の機能を最適にするのです．このようにアドバイスしてください

② 情報を与える：気にしている症状に関する本，ビデオ，新聞記事などはとても役立ちます．多くの人は，本で読んだとか，テレビで観たとか，新聞を読んだといってよく相談に来ます．もちろん，それらの情報は治療すればよくなるという，肯定的な情報のほうが役に立ちます

③ 種をまく：あなたが直接言っても，よい情報を提供しても，まだ受診を拒んでいるのであれば，種に定期的に水をあげましょう．ときどき心配している症状に関するアドバイスをしたり，記事や情報を見せてあげましょう．あまりにしつこいと拒絶されてしまいますので，適度に種をまいてください

④ 関係を良好に：普通は信頼している人の言うことは聞くものです．そのため，信頼されるように努力すれば，あなたの意見をよく聞くようになるでしょう．その人の医学的問題点や，病院に行くということだけを話してはいけません．その人のあらゆることに共感するようにしてください

⑤ 希望を与える：問題を抱える多くの人は解決しようと考えてはいるのですが，うまくいかないうちに病状が悪化しているのです．そのような人には，新たな診断方法が開発されていて，新たな治療法も使えるようになっていることを教えてあげましょう

## 新しい知識に精通している専門家をどのようにして探すのですか？

　私たちは，この本に書いてあるような治療をしてくれる優秀な専門家を，どのように探したらいいのかという電話やファックスやメールを，

週に何回も世界中の人からいただいています．この本の方針は，信頼のおける最新の知識を応用することで治療に役立てることですから，そのような専門家をみつけるのはなかなかむずかしいことです．しかし，やはりしっかり予防・治療するためには専門家をみつけなければなりません．よい専門家はあなたをよい方向に導いてくれるでしょうし，不適切な専門家は病状を悪化させてしまうこともあります．あなたにとって最良の専門家を探すためのいくつかの方法をあげます．

① 最も信頼できる医師を探す努力をする：病気の治療は長くかかるものです．よい治療は経費もそれほどかからないだけでなく，余計な痛みも少ない傾向にあります．あなたの身の回りにいる人だけに頼らず，とにかく最善の人を探す努力をしてください．自分の保険と契約している医師が最善ですが，保険のことだけを気にするのも問題です（訳注；アメリカでは加入している保険プランにより受診できる医師が決まっています）

② 専門家に相談する：認知症の診断や治療に関する分野は目を見張る速度で進化しています．つまり，専門家はその分野を中心に情報を把握すればいいのですが，一般内科医はあらゆる疾患の情報を把握しなければなりません．だから，もし不整脈があるのであれば，一般内科医よりも心臓疾患専門医に受診するように，認知症の場合も，やはり数千人の患者を治療した経験のある専門家に受診するべきと考えます

③ もし信頼できそうな専門家をみつけることができたら，その医師の履歴をみてみましょう．ほとんどの人は医師の履歴には注意を払いませんが，特にどの分野の専門医資格をもっているかという情報は重要です．このような専門医になるためには，医師免許だけでなく

その分野の専門知識を確認するテスト（研修）や面接に合格しなければならないので，多くの研鑽を積まなければならないのです
④ 本当にその専門家が信頼おけそうかどうかを確認するために，一度受診してみましょう．受診するのにお金はかかりますが，百聞は一見にしかずです
⑤ もし可能なら，その専門家の業績を調べたり講演を聴きましょう．専門家であればたいてい論文や教科書を執筆していますし，学会や講演会で講演をしています．それらを調べたり聴いたりすることで，その人の興味のある分野を知ったり，人となりを感じることもできるでしょう．その専門家の能力もある程度知ることができるかもしれません
⑥ 周りの意見に耳を傾け，常に新たな知識を学ぼうとしている人を探しましょう
⑦ あなたの気持ちを尊重して治療してくれる専門家を探しましょう．あなたの言うことをよく聴いてくれ，あなたの必要なことを理解してくれ，互いに尊重して協力し合って治療できる関係が理想的です

　これらの条件がすべて揃い，かつ神経科学にも精通した専門医をみつけるのはかなりむずかしいことですが，不可能ではありません．いつでもそのような専門医は存在しますし，その専門医こそが本物の治療をすることが可能なのです．
　アルツハイマー協会はとても参考になる資料を提供していて，地域の専門医を探すのに参考になることでしょう．

付録 C

# 脳SPECT画像に関する
# よくある質問

**脳SPECTで認知症の診断は可能ですか？**

　いいえ．脳SPECTのみで診断することはできません．SPECTは，脳の機能を医師が理解するための検査です．それぞれの脳には個性があり，また治療に対する反応性も異なります．そのため病気の診断は，病歴，診察，家族からの情報，質問表，SPECT，神経心理検査などすべてを総合して判断します．つまり，医師が患者を診察せずに診断するこ

とは不可能です．

## なぜ脳SPECTが行われるのですか？

　主な理由は以下の通りです．

① 記憶の問題や認知症を評価したり，認知症なのかうつ病などによる偽の認知症なのかを区別することができる
② 脳がてんかんの活動をもっているか判断できる
③ 脳梗塞などの血管病を評価できる
④ 軽度から重症まで，幅広い程度の頭部外傷の脳に対する影響を評価できる
⑤ てんかんによる行動異常，出産時の外傷，毒素への暴露などによる脳の傷害があるかどうかを評価できる
⑥ 非典型的あるいは治療困難な攻撃的な行動の原因を検索できる
⑦ 薬剤やアルコールが脳に与えている障害範囲を確認できる
⑧ 不安障害，うつ病，注意欠陥・多動性障害の区別ができるため，臨床診断の参考になる

## 脳SPECTの前に，薬を止める必要がありますか？

　この質問は，かかりつけ医が判断するべきです．一般論をいえば，この検査のときには服薬を止めたほうがいいのですが，あまり現実的ではありません．薬を止めずに行うときは，放射線技師に伝えてもらえれば，読影医は薬の影響を加味してSPECTの結果を判断します．ただし，精神刺激薬は，検査の4日前から翌日の2回目の検査まで止めることを

お薦めしています．一方で，プロザック（SSRI型抗うつ薬）などの薬は，中止しても4～6週間体内に残るので中止する意味はほとんどありません．自分自身の状況を医師に相談してください．

## 検査の当日は何をすればいいのですか？

カフェインの摂取を減らして，風邪薬やアスピリンも服用しないでください（もし，服用してしまったらきちんと伝えてください）．食事はいつもと同様で，食止めの必要はありません．

## 脳SPECTには副作用がありますか？

造影剤は使わないのでアレルギーの副作用はほとんどないのですが，ごくまれに軽度の発疹，発熱，浮腫，一過性の血圧上昇などを起こすことがあります．SPECTの放射線暴露の量は，胸のX線検査と同程度です．

## どのように検査が行われるのですか？

とても静かな部屋で点滴を受けます．約10分間，目を開いたまま安静にして精神状態を落ち着かせてから，検査に必要な物質を注射します．その後，横になった状態で頭の周りをカメラが周り，およそ15分間で終了します．もし集中しているときの画像が必要であれば，もう一度別の日に来なくてはなりません．

## 代わりの検査はありますか？

　私たちはSPECTが脳機能を評価するのに最も有用と考えているのですが，脳波，PET，機能的（ファンクショナル）MRIなども候補にあがります．このなかで，PETと機能的MRIは経費が高く，今のところ研究で用いられることがほとんどで，脳波は脳の表面のみの情報なので十分な情報が得られないと考えています．

## 脳SPECTは保険でカバーされますか？

　日本ではカバーされます．

## 医学会でSPECTの使用は許されているのですか？

　もちろんです．脳SPECTは，てんかん，脳血管障害，認知症，頭部外傷などの疾患における脳機能の役に立つ評価手段として広く認識されています．さらに，何百もの研究論文がありますし，私たちのクリニックでも10年以上経験を積み，精神疾患を評価できるように検査法を改善してきました．まだまだSPECTの有効的な利用ができる医師は少なく，そのような医師はSPECTは研究用といったりするのですが，すでに350人以上のアメリカ国内の医師が私たちにSPECTの依頼をしています．

# 参考文献

1. Shankle R, Rafii, MS, Landing BH. Functional relationships associated with pattern of developing in developing human cerebral cortex. Concepts in Neuroscience 4, 1: 77-87, 1993.
2. Shankle WR, Landing BH, Rafii MS, Schiano AVR, Chen JM, Hara J. Numbers of neurons per column in the developing human cerebral cortex from birth to 72 months: Evidence for an apparent post-natal increase in neuron numbers. J Theor Biol 191 : 115-40, 1998.
3. Erikkson PS, Bjork-Eriksson T, Alborn AM, Nordborg C, Peterson DA, Gage FH, Perfilieva E. Neurogenesis in the adult human hippocampus. Nat Med 4: 1313-7, 1998.
4. Sano M. A controlled trial of selegiline, alpha-tocopherol, or both as treatment for Alzheimer's disease. New Eng J Med 336: 1216-22, 1997.
5. Engelhart MJ, Geerlings MI, RuitenbergA, van Swieten JC, Hofman A, Witteman JC, Breteler MM. Dietary intake of antioxidants and risk of Alzheimer's disease. JAMA 287: 3261-3, 2002.
6. Le Bars PL, Katz MM, Berman N, Itil TM, Freedman AM, Schatzberg AF. A placebo-controlled, double-blind, randomized trial of an extract of Ginkgo biloba for dementia. North American EGb Study Group. JAMA 278: 1327-32, 1997.
7. Van Dongen MC, van Rossum E, Kessels AG, Sielhorst HJ, Knipschild PG. The efficacy of ginkgo for elderly people with dementia and age-associated memory impairment: New results of a randomized clinical trial. J Am Geriatr Soc 48: 1183-94, 2000.
8. Hager K. Marahrens A, Kenklies M, Riederer P, Munch G. Alphalipoic acid as a new treatment option for Alzheimer type dementia. Arch Gerontol Geriatr 32: 275-82, 2001.
9. Reisberg B, Doody R, Stomer A, Ferris S, Mobius HJ. Memantine in moderate-to-severe Alzheimer's disease. Memantine Study Group. N EnglJ Med 348: 1333-41,2003.

10. Auriacombe S, Pere JJ, Loria-Kanza Y, Vellas B. Efficacy and safety of rivastigmine in patients with Alzheimer's disease who failed to benefit from treatment with donepezil. Curr Med Res Opin 18: 129-38,2002.
11. Andersen K, Ott A, Hoes AW, Launer LJ, Breiteler MB, Hofman A. Do nonsteroidal anti-inflammatory drugs decrease the risk of Alzheimer's disease? Neurology 45: 1441-5, 1995.
12. Breitner JC, Gau BA, Welsh KA. Inverse association of anti-inflammatory treatments and Alzheimer's disease: Initial results of a co-twin control study. Neurology 44: 227-32, 1994.
13. Stewart WE. Risk of Alzheimer's disease and duration of NSAID use. Neurology 48: 626-32, 1997.
14. McGeer PL, McGeer E, Rogers J. Anti-inflammatory drugs and Alzheimer's disease. Lancet 335: 1037, 1990.
15. Bernhardt T, Maurer K, Frolich L. Effect of daily living-related cognitive training on attention and memory performance of persons with dementia. Z Gerontol Geriatr 35: 32-8, 2002.
16. Clare L, Wilson BA, Carter G, Roth I, Hodges JR. Relearning face name associations in early Alzheimer's disease. Neuropsychology 16: 538-47, 2002.
17. Bergsneider M, Hovda DA, McArthur DL, Etchepare M, Huang SC, Sehati N, Satz P, Phelps ME, Becker DP. Metabolic recovery following human traumatic brain injury based on FDG-PET: Time course and relationship to neurological disability. J Head Trauma Rehabil 16: 135-48, 2001.
18. Laurin D, Verreault R, Lindsay J, MacPherson K, Rockwood K. Physical activity and risk of cognitive impairment and dementia in elderly persons. Arch Neurol 58: 498-504, 2001.
19. Rozzini R, Ferrucci L, Losonczy K, Havlik RJ, Guralnik JM. Protective effect of chronic NSAID use on cognitive decline in older persons. J Am Geriatr Soc 44: 1025-9, 1996.
20. Ma Q, Wang J, Liu HT, Chao FH. [Attentuation of chronic stressinduced hippocampal damages following physical exercise]. Sheng Li Xue Bao 54: 427-30, 2002.
21. Murialdo G, Barreca A, Nobili F, Rollero A, Timossi G, Gianelli MY, Copello F, Rodriguez G, Polleri A. Relationships between cortisol, dehydroepiandrosterone sulphate and insulin-like growth factor-I system in dementia. J Endocrinol Invest 24: 139-46, 2001.
22. Launer LJ, Masaki K, Petrovitch H, Foley D, Havlik RJ. The association between midlife blood pressure levels and late-life cognitive function. The Honolulu-Asia Aging Study. JAMA 274: 1846-51, 1995.
23. Cotman Cw, Berchtold NC. Exercise: a behavioral intervention to enhance brain health and plasticity. Trends Neurosci 25: 295-301, 2002.
24. Broe GA, Creasey H, Jorm AF, Bennett Hp, Casey B, Waite LM, Grayson DA, Cullen J. Health habits and risk of cognitive impairment and dementia in old age: A prospective study on the effects of exercise, smoking and alcohol consumption. Aust N Z J Public Health 22: 621-3, 1998.
25. Wilson RS, Bienias JL, Berry-Kravis E, Evans DA, Bennett DA. The apolipoprotein E varepsilon 2 allele and decline in episodic memory. J Neurol Neurosurg Psychiatry 73: 672-7, 2002.
26. Braak H, Braak E. Evolution of the neuropathology of Alzheimer's disease. Acta Neurol Scand Suppl165: 3-12, 1996.
27. Fillit H. Treating Alzheimer's disease and the economic impact on managed care. Clinical Geriatrics 10-3, 2001.

28. Landing BH, Shankle WR. Considerations of quantitative data on organ sizes and cell numbers and sizes in Down syndrome. Progress in Clinical and Biological Research 393: 177-91, 1995.
29. Hansen LAea. Neocortical morphometry, lesion counts, and choline acetyltransferase levels in the age spectrum of Alzheimer's disease. Neurology 38: 48-54, 1988.
30. Braak E, Griffing K, Arai K, Bohl J, Bratzke H, Braak H. Neuropathology of Alzheimer's disease: What is new since A. Alzheimer? Eur Arch Psychiatry Clin Neurosci 249 Suppl 3: 14-22, 1999.
31. Consensus panel. Vascular dementia: The basics with case presentations. National Stroke Association, 2002.
32. Tang MX, Maestre G, Tsai WY, Liu XH, Feng L, Chung WY, Chun M, Schofield P, Stern Y, Tycko B, Mayeux R. Effect of age, ethnicity, and head injury on the association between APOE genotypes and Alzheimer's disease. Ann NY Acad Sci 802: 6-15, 1996.
33. Truelson T. Amount and type of alcohol and risk of dementia: The Copenhagen City Heart Study. Neurology 59:1313-9, 2002.
34. Nazy Z, Hindley NJ, Braak H, Braak E, Yilmazer-Hanke DM, Schultz C, Barnetson L, Jobst KA, Smith AD. Relationship between clinical and radiological diagnostic criteria for Alzheimer's disease and the extent of neuropathology as reflected by "stages": A prospective study. Dement Geriatr Cogn Disord 10: 109-14, 1999.
35. Ibid.
36. Corbo RM, Scacchi R. Apolipoprotein E (APOE) allele distribution in the world. Is APOE4 a "thrifty" allele? Ann Hum Genet 63: 301-10, 1999.
37. Bird TD. Clinical genetics of familial Alzheimer Disease. In: Terry RD, Katzman R, Bick KL, Sisson RA, eds. Alzheimer Disease. Philadelphia: Lippincott Williams & Wilkins, 57-67, 1999.
38. Selkoe DJ. AD: genotypes, phenotype and treatment. Science 275: 630-1, 1997.
39. Papadakis JA, Ganotakis ES, Mikhailidis DP. Beneficial effect of moderate alcohol consumption on vascular disease: Myth or reality? J R Soc Health 120: 11-5, 2000.
40. Van Dam FS, Schagen SB, Muller MJ, Boogerd W, van de Wall E, Droogleever Fortuyn ME, Rodenhuis S. Impairment of cognitive function in women receiving adjuvant treatment for high-risk breast cancer: High-dose versus standard-dose chemotherapy. J Natl Cancer Inst 90: 210-8, 1998.
41. Kosunen O, Talasniemi S, Lehtovirta M, Heinonen O, Helisalmi S, Mannermaa A, Paljarvi L, Ryynanen M, Riekkinen PJ, Sr., Soininen H. Relation of coronary atherosclerosis and apolipoprotein E genotypes in Alzheimer patients. Stroke 26: 743-8, 1995.
42. Rockwood K, Kirkland S, Hogan DB, MacKnight C, Merry H, Verreault R, Wolfson C, McDowell 1. Use of lipid-lowering agents, indication bias, and the risk of dementia in community-dwelling elderly people. Arch Neurol 59: 223-7, 2002.
43. Van Kooten F, Bots ML, Breteler MM, Haverkate F, van Swieten JC, Grobbee DE, Koudstaal PJ, Kluft C. The Dutch Vascular Factors in Dementia Study: Rationale and design. J Neurol 245: 32-9,1998.
44. Yaffe K, Lui LY, Grady D, Stone K, Morin P. Estrogen receptor 1 polymorphisms and risk of cognitive impairment in older women. Biol Psychiatry 51: 677-82, 2002.

45. Kalmijn S, Foley D, White L, Burchfiel CM, Curb JD, Petrovitch H, Ross GW, Havlik RJ, Launer LJ. Metabolic cardiovascular syndrome and risk of dementia in Japanese-American elderly men. The Honolulu-Asia Aging Study. Arterioscler Thromb Vasc Biol 20: 2255-60, 2000.
46. Menku A, Koc RK, Tayfur V, Saraymen R, Narin F, Akdemir H. Effects of mexiletine, ginkgo biloba extyract (EGb 761), and their combination on experimental head injury. Neurosurg Rev 2003.
47. Weggen S, Eriksen JL, Das P, Sagi SA, Wang R, Pietrzik CU, Findlay KA, Smith TE, Murphy MP, BulterT, Kang DE, Marquez-Sterling N, Golde TE, Koo EH. A subset of NSAIDs lower amyloidogenic Abeta42 independently of cyclooxygenase activity. Nature 414: 212-6, 2001.
48. Jacobs B, Schall M, Scheibel AB. A quantitative dendritic analysis of Wernicke's area in humans. II. Gender, hemispheric, and environmental factors. J Comp Neurol 327: 97-111, 1993.
49. Seshadri S, Beiser A, Selhub J, Jacques PF, Rosenberg IH, D'Agostino RB, Wilson PW, Wolf PA. Plasma homocysteine as a risk factor for dementia and Alzheimer's disease. N Engl J Med 346: 476-83, 2002.
50. Schnyder G, Roffi M, Pin R, Flammer Y, Lange H, Eberli FR, Meier B, Turi ZG, Hess OM. Decreased rate of coronary restenosis after lowering of plasma homocysteine levels. N Engl J Med 345: 1593-1600, 2001.
51. Kawas C, Resnick S, Morrison A, Brookmeyer R, Corrada M, Zonderman A, Bacal C, Lingle DD, Metter E. A prospective study of estrogen replacement therapy and the risk of developing Alzheimer's disease: The Baltimore Longitudinal Study of Aging. Neurology 48: 1517-21, 1997.
52. McCleary R, Mulnard RA, Shankle WR. Reproductive health risks in dementia: Evidence from the 1986 National Mortality Followback Survey. Alzheimer's Research 2: 181-4, 1996.
53. Ficker JH, Feistel H, Moller C, Merkl M, Dertinger S, Siegfried W, Hahn EG. [Changes in regional CNS perfusion in obstructive sleep apnea syndrome: Initial SPECT studies with injected nocturnal 99mTc-HMPAO]. Pneumologie 51: 926-30, 1997.
54. Brooks JO, Yesavage JA, Carta A, Bravi D. Acetyl L-carnitine slows decline in younger patients with Alzheimer's disease: A reanalysis of a double-blind, placebo-controlled study using the trilinear approach. Int Psychogeriatr 10: 193-203, 1998.
55. Di Castelnuovo A, Rotondo S, Iacoviello L, Donati MB, De Gaetano G. Meta-analysis of wine and beer consumption in relation to vascular risk. Circulation 105: 2836-44, 2002.
56. Ruitenberg A, van Swieten JC, Witteman JC, Mehta KM, van Duijn CM, Hofman A, Breteler MM. Alcohol consumption and risk of dementia: The Rotterdam Study. Lancet 359: 281-6, 2002.
57. Zhang L, Xing GQ, Barker JL, Chang Y, Maric D, Ma W; Li BS, Rubinow DR. Alpha-lipoic acid protects rat coritcal neurons against cell death induced by amyloid and hydrogen peroxide through the Akt signalling pathway. Neurosci Lett 312: 125-8, 2001.
58. Clark WM, Rinker LG, Lessov NS, Lowery SL, Cipolla MJ. Efficacy of antioxidant therapies in transient focal ischemia in mice. Stroke 32: 1000-4, 2001.
59. Kawas C, Katzman R. Epidemiolotgy of dementia and Alzheimer's disease. In: Terry RD, Katzman R, Bick KL, Sisson RA, eds. Alzheimer Disease. Philadelphia: Lippincott Williams

& Wilkins, 95-117, 1999.
60. Shults CW, Oakes D, Kieburtz K, Beal MF, Haas R, Plumb S, Juncos JL, NuttJ, Shoulson I, Carter J, Kompoliti K, Perlmutter JS, Reich S, Stern M, Watts RL, Kurlan R, Molho E, Harrison M, Lew M. Effects of coenzymeQ10 in early Parkinson disease: Evidence of slowing of the functional decline. Arch Neurol 59: 1541-50, 2002.
61. Luchsinger JA, Tang MX, Shea S, Mayeux R. Caloric intake and the risk of Alzheimer's disease. Arch Neurol 59: 1258-63, 2002.
62. Conquer JA, Tierney MC, Zecevic J, Bettger WJ, Fisher RH. Fatty acid analysis of blood plasma of patients with Alzheimer's disease, other types of dementia, and cognitive impairment. Lipids 35: 1305-12, 2000.
63. Morris MC, Evans DA, Bienias JL, Tangney CC, Wilson RS. Vitamin E and cognitive decline in older persons. Arch Neurol 59: 1125-32, 2002.
64. Sweeney MI, Kalt W; MacKinnon SL, Ashby J, Gottschall-Pass KT. Feeding rats diets enriched in lowbush blueberries for six weeks decreases ischemia-induced brain damage. Nutr Neurosci 5: 427-31, 2002.
65. Nelson HD, Humphrey LL, Nygren P, Teutsch SM, Allan JD. Postmenopausal hormone replacement therapy: Scientific review. JAMA 288: 872-81, 2002.
66. Farrag AK, Khedr EM. Effect of surgical menopause on cognitive functions. Dement Ceriatr Cogn Disord 13: 193-8, 2002.
67. Kabuto M, Akiba S, Stevens RG, Neriishi K, Land CE. A prospective study of estradiol and breast cancer in Japanese women. Cancer Epidemiol Biomarkers Prev 9: 575-9, 2000.
68. Wettstein A. Cholinesterase inhibitors and Ginkgo extracts-are they comparable in the treatment of dementia? Comparison of published placebo-controlled efficacy studies of at least six months' duration. Phytomedicine 6: 393-401, 2000.
69. Sasaki Y, Noguchi T, Yamamoto E, Giddings JC, Ikeda K, Yamori Y, Yamamoto J. Effects of Ginkgo biloba extract (EGb 761) on cerebral thrombosis and blood pressure in stroke-prone spontaneously hypertensive rats. Clin Exp Pharmacol Physiol 29: 963-7, 2002.
70. Wilson RS, Mendes De Leon CF, Barnes LL, Schneider JA, Bienias JL, Evans DA, Bennett DA. Participation in cognitively stimulating activities and risk of incident Alzheimer disease. JAMA 287: 742-8, 2002.
71. Jantzen P'T, Connor KE, DiCarlo G, Wenk GL, Wallace JL, Rojiani AM, Coppola D, Morgan D, Gordon MN. Microglial activation and beta-amyloid deposit reduction caused by a nitric oxide-releasing nonsteroidal anti-inflammatory drug in amyloid precursor protein plus presenilin-l transgenic mice. J Neurosci 22: 2246-54, 2002.
72. Newton AC, Keranen LM. Phosphatidyl-L-serine is necessary for protein kinase C's high-affinity interaction with diacylglycerol-containing membranes. Biochemistry 33: 6651-8, 1994.
73. Heiss WD, Szelies B, Kessler J, Herholz K. Abnormalities of energy metabolism in Alzheimer's disease studied with PET. Ann NY Acad Sci 640: 65-71, 1991.
74. Rimm EB, Willett We, Hu FB, Sampson L, Colditz GA, Manson JE, Hennekens C, Stampfer MJ. Folate and vitamin B6 from diet and supplements in relation to risk of coronary heart disease among women. JAMA 279: 359-64, 1998.
75. Valcour VG, Masaki KH, Curb JD, Blanchette PL. The detection of dementia in the primary care setting. Arch Intern Med 160: 2964-8, 2000.

76. Gifford DR, Cummings JL. Rating dementia screening tests: methodologic standards to rate their performance. Neurology 52: 224-7, 1999.
77. Darreh-Shori T, Almkvist O, Guan ZZ, Garlind A, Strandberg B, Svensson Al, Soreq H, Hellstrom-Lindahl E, Nordberg A. Sustained cholinesterase inhibition in AD patients receiving rivastigmine for 12 months. Neurology 59: 563-72, 2002.
78. Santos MD, Alkondon M, Pereira EF, Aracava Y, Eisenberg HM, Maelick A, Albuquerque EX. The nicotinic allosteric potentiating ligand galantamine facilitates synaptic transmission in the mammalian central nervous system. Mol Pharmacol 61: 1222-34, 2004.
79. Goldsmith HS. The Omentum: Application to Brain and Spinal Cord. Wilton, CT: Forefront, 2000.
80. Bikfalvi A, Alterio J. Basic fibroblast growth factor expression in human omental microvascular endothelial cells and the effect of phorbol ester. J Cellular Physiol 144: 151-8, 1990.
81. Siek GC, Marquis JK. Experimental studies of omentum-derived neurotrophic factors. In: H. S. Goldsmith, ed. The Omentum: Research and Clinical Applications. New York: Springer-Verlag, 1990, pp. 83-95.
82. Goldsmith HS, Marquis JK. Choline acetyltransferase activity in omental tissue. Br J Neurosurg 1: 463-6, 1987.
83. Relkin NR, Edgar MA, Gouras GK, Gandy SE, Goldsmith HS. Decreased senile plaque density in Alzheimer neocortex adjacent to an omental transposition. Neurol Res 18: 291-6, 1996.
84. Zhang QX, Magovern CJ. Vascular endothelial growth factor is the major angiogenic factor in omentum: Mechanism for the omentummediated angiogenesis. J Surg Res 67: 147-54, 1997.
85. Frey WH. Intranasal delivery: Bypassing the blood-brain barrier to deliver therapeutic agents to the brain and spinal cord. Drug Delivery Technology 2: 46-9, 2002.
86. Jin K, Xie L, Childs J, Sun Y, Mao XO, Logvinova A, Greenberg DA. Cerebral neurogenesis is induced by intranasal administration of growth factors. Ann Neurol 53: 405-9, 2003.
87. Miller III ER, Pastor-Barriuso R, Dalal D, Riemersma RA, Appel LJ, Guallar E. Meta-Analysis: High-dose Vitamin E supplementation may increase all-cause mortality. Annals of Internal Medicine 142 (1), 2004.

# 用語集

アセチルコリン　　記憶の形成を担う興奮性の神経伝達物質で，アルツハイマー病，学習障害などで低下します．

アセチル-L-カルニチン（ALC）　　エネルギーを作り出すために脂肪酸を細胞内のミトコンドリアに運搬する働きを担うアミノ酸です．脳梗塞や心筋梗塞を予防する働きがあります．

アポリポ蛋白E遺伝子　　神経細胞の発達，成熟，修復にかかわっている遺伝子で，神経細胞膜のコレステロールや中性脂肪の量を適切に調節しています．アポリポ蛋白E遺伝子には，E2, E3, E4の三種類がありますが，E4をもっていると，アルツハイマー病の危険性が上がります．

アミロイド前駆蛋白（APP）　脳の発達や修復に必要な正常な脳の蛋白質です．使い終わると37個のアミノ酸の断片に分解され，再びアミロイド前駆蛋白を作るために再利用されます．しかし，βセクレターゼやγセクレターゼによってβアミロイドという蛋白に分解されてしまうことがあり，これがアルツハイマー病の主な原因と考えられています．

アルツハイマー病（AD）　正式にはアルツハイマー型認知症といいます．認知症（痴呆）の最も多い原因で，βアミロイドの蓄積（老人斑）や神経原線維変化が原因といわれています．

アルツハイマー病とその類縁疾患（ADRD）　アルツハイマー病，脳血管性認知症，前頭側頭型認知症，レビー小体病などの認知症の主な原因となる病気の総称で使用しています．

αリポ酸（アルファリポさん）　たくさんの抗酸化剤の効果を上げることのできる強力な抗酸化剤です．

αシヌクレイン遺伝子（アルファシヌクレインいでんし）　4番染色体にあり，パーキンソン病を引き起こす原因になります．

一過性脳虚血発作（いっかせいのうきょけつほっさ）　一時的に脳梗塞の症状が出て，24時間以内にその症状が消失する状態です．

ヴィンポセチン　ツルニチソウという植物から抽出した物質で，脳内の動脈や毛細血管を拡張させる作用から脳血流をよくします．アルツ

ハイマー病，脳血管性認知症，心血管病に有効である可能性があります．

ATP（エイティーピー）　細胞内で使われるエネルギーです．

エビデンス・ベースト・メディスン（EBM）　報告された論文の結果がどれほど信頼できるか確認，スコア化して実際に臨床応用するときの信頼度を決める方法です．
　　EBMレベル1：最も信頼できる集団研究
　　EBMレベル2：2番目に信頼できる症例対照研究
　　EBMレベル3：3番目に信頼できる症例研究
　　EBMレベル4：4番目に信頼できる動物実験の結果
　　EBMレベル5：最も信頼性の低い細胞を使用した結果

エムアールアイ（MRI；核磁気共鳴画像）　強力な磁気を使って脳の断面をきれいに画像化する方法です．

NMDA（エヌエムディーエー；N-メチル-D-アスパラギン酸）　グルタミン酸受容体の一種で，神経細胞を殺す働きがあります．

海馬（かいば）　側頭葉の内側にあり，記憶を作り出すことができる部位です．

活動電位（かつどうでんい）　神経細胞が信号を伝えるときに起こる電気的活動．

γセクレターゼ（ガンマセクレターゼ）　アミロイド前駆蛋白を分解する酵素で，βアミロイド蛋白を作り出してしまいます．こうして作られたβアミロイド蛋白が，アルツハイマー病の主要な原因と考えられています．

幹細胞（かんさいぼう）　人間のすべての器官の細胞に分化することのできる能力をもった未分化な細胞で，適切な条件で，心筋細胞，骨の細胞，軟骨の細胞，肝臓の細胞，脳の細胞など200種類以上の細胞に分化させることができます．（281頁訳注参照）

嗅内皮質（きゅうないひしつ）　側頭葉の内側にあって，記憶をするために学んだことを海馬に送る働きがあります．

ギャバ（GABA）　脳の機能を抑制する方向に働く神経伝達物質です．障害されると，てんかん，躁うつ病，不安障害，痛みが引き起こされます．

キャッツクロー　南米で栽培されている植物で，βアミロイド形成を阻害する働きがあり，コンゴブレンドという名前で市販されています．

グルタミン酸　興奮性の神経伝達物質です．

グルタミン酸受容体阻害薬　グルタミン酸による細胞障害を抑えるために，グルタミン酸の受容体を阻害する薬です．

クロイッツフェルト・ヤコブ病と狂牛病　総称してプリオン病といわれています．認知症の原因としてはまれですが，すでに感染した人からの輸血，角膜移植，硬膜移植などによってプリオンが感染して発症します．さらにまれですが，牛や羊などの動物から感染することもあります．

頸部雑音（けいぶざつおん）　首の動脈（頸動脈）が細くなっているときに聞かれる血管の雑音です．

高脂血症（脂質異常症に改称）　コレステロール，LDLコレステロール（悪玉），中性脂肪が高い状態です．

コエンザイムQ10　細胞のミトコンドリアにある酵素で，酸素からATPとよばれるエネルギーを作り出します．

抗酸化剤（こうさんかざい）　フリーラジカルからの細胞障害を防ぐことのできる物質です．

後シナプス膜（こうシナプスまく）　軸索の終末（最末端）にある前シナプスから放出された神経伝達物質を受け取る受容体をもった神経細胞の樹状突起の先端の構造です．

黒質（こくしつ）　脳幹にある基底核の一種で，ドーパミンという神経伝達物質を作り出す細胞が集まっています．パーキンソン病ではこの部位がまず傷害を受けます．

コグニシャント　認知症に対する効果を検討されているシャントの名前です．

コリン作動性神経細胞（コリンさくどうせいしんけいさいぼう）　アセチルコリンという神経伝達物質を作り出す神経細胞です．

軸索（じくさく）　神経細胞から長くのびた線維で，他の神経細胞と繋がり信号を伝えています．

樹状突起（じゅじょうとっき）　他の神経細胞から信号を受け取る働きがあって，神経細胞からたくさんの枝を伸ばしています．

神経栄養因子（しんけいえいよういんし）　脳のいくつかある栄養因子の一つで，傷害された神経細胞が再生する働きを助けます．

神経原繊維変化（しんけいげんせんいへんか）　17番染色体の遺伝子変異によって，神経細胞の骨格であるタウ蛋白がねじれて，神経細胞内の物質輸送ができなくなり，細胞が死んでしまった状態です．

神経細胞（しんけいさいぼう）　脳内で無数のネットワークを構成していて，電気信号を伝え合っている細胞のことです．

神経新生（しんけいしんせい）　新しい神経細胞が作り出されることです．

神経伝達物質（しんけいでんたつぶっしつ）　神経細胞のシナプスか

ら放出される化学物質で，放出された神経伝達物質は次の神経細胞の受容体に結合して連絡を伝えます．アセチルコリン，セロトニン，ドーパミン，ノルエピネフリンなどいくつかの種類があります．

シナプス　神経細胞同士が，軸索の前シナプス膜と樹状突起の後シナプス膜で繋がっている場所です．

シナプス可塑性（シナプスかそせい）　他の神経細胞との連絡の効率が増すようなシナプスの変化のことです．

心房細動（しんぼうさいどう）　心臓の不整脈の一種です．心臓内に血の塊ができやすくなったり，うまく血液を全身に送れなくなります．

髄鞘形成（ずいしょうけいせい）　ミエリンが神経細胞の周りに巻き付く現象のことです．

スタチン　コレステロールを下げる薬剤です．

スペクト（SPECT）　脳の形だけでなく，脳血流や脳の活動性を調べることのできる画像化装置です．

正常圧水頭症（せいじょうあつすいとうしょう）　髄液がたくさん作られることによって，歩行障害，尿失禁，認知機能障害をきたす病気です．

青斑核（せいはんかく）　脳幹にあり，ノルエピネフリンという神経伝達物質を作り出す神経細胞が集まっています．

セレブロマイシン　神経成長因子の一つで，薬剤として開発されています．

セロトニン　気分，柔軟性，集中力に関与する神経伝達物質で，うつ病，強迫神経症，睡眠障害，痛みなどの原因となります．

前シナプス膜（ぜんシナプスまく）　神経細胞から伸びる軸索の終末で，神経伝達物質を放出します．

前頭側頭型認知症（ぜんとうそくとうがたにんちしょう）　前頭葉と側頭葉が萎縮する病気で，無気力，判断力の低下，記憶力障害などの症状が出る，認知症をきたす病気の一つです．

大網移植術（たいもういしょくじゅつ）　腸に覆いかぶさっている大網を，腹部を切開して取り出し，脳の表面に直接移植する手術です．アルツハイマー病にも効果があるといわれています．

タウ蛋白（タウたんぱく）　神経細胞の骨格で形を保つのに使われます．このタウ蛋白が異常を起こすと，神経原繊維変化をきたして神経細胞が死んでしまい，アルツハイマー病を引き起こします．

ダウン症候群　21番染色体が普通は2つなのに，3つあることで発症する先天性の病気です．特徴的な顔つき，精神発育遅滞，早期発症ア

ルツハイマー病を引き起こします．

**中枢神経系（ちゅうすうしんけいけい）**　脊髄，脳，脳幹，小脳などで構成されている神経系の器官で，末梢神経系とともに働きます．

**長期増強現象（LTP）**　長い間仕事を行ったり繰り返し行ったりすると，実際に神経細胞やシナプスに変化が起こる現象のことです．

**動脈硬化（どうみゃくこうか）**　脂肪がたくさん動脈の壁に溜まって，動脈が硬くなった状態を指します．

**ドーパミン**　注意力，運動機能，やる気などに関与する神経伝達物質で，障害されるとパーキンソン病，注意欠陥・多動性障害，うつ病，統合失調症などを発症します．

**トランスフォーミング成長因子アルファ（TGF-α；ティージーエフアルファ）**　神経幹細胞を増やす働きのある成長因子です．

**ニューロトロフィン-3**　実験的にアルツハイマー病の治療に使われている栄養因子です．

**脳血管性認知症（のうけっかんせいにんちしょう）**　認知症をきたす原因として頻度が高く，脳の血流低下が原因になります．

**脳由来神経栄養因子（BDNF；ビーディーエヌエフ）**　実験的にアルツハイマー病を治療する目的で使用されている神経成長因子です．

ノルエピネフリン　　気分，集中力，やる気などに関与している神経伝達物質で，注意力障害，うつ病，不安障害などに関係していると考えられています．

パーキンソン病　　ドーパミンという神経伝達物質を作る脳幹にある神経細胞が減ることによって引き起こされる病気で，震え，動きの遅さ，固縮などの症状が出ます．認知機能障害も引き起こすことがあります．

非ステロイド系抗炎症製剤（NSAIDs；エヌセイド）　　炎症を抑える働きがあり，痛み止めに使われます．いくつかの非ステロイド系抗炎症剤には$\beta$アミロイド蛋白の産生を抑える働きがあります．

ファンクショナルMRI（fMRI）　　脳の形だけでなく，脳血流や脳の活動性を捉えることのできる脳のMRI（エムアールアイ，核磁気共鳴画像）です．

フリーラジカル　　他の分子が結合することにより強い毒性をもった酸素で細胞を殺してしまいます．抗酸化剤によって中和されます．

プレセレニン1遺伝子　　14番染色体にある遺伝子で，$\beta$アミロイド蛋白をたくさん作り出してしまい，35～65歳でアルツハイマー病を発症させてしまいます．

プレセレニン2遺伝子　　1番染色体にある遺伝子で，$\beta$アミロイド蛋

白をたくさん作り出してしまい，40〜65歳でアルツハイマー病を発症させてしまいます．プレセレニン1遺伝子よりはまれな遺伝子異常です．

ペット（PET）　脳の糖代謝，活動性を評価することのできる画像化装置です．

βアミロイド蛋白（ベータアミロイドたんぱく）　塩と水と結合してアルツハイマー病の原因となる老人斑を作り出す蛋白質です．特に毒性の高いアミロイドβ蛋白42という言葉も本文中で使用されています．

βアミロイド斑（ベータアミロイドはん）　βアミロイド蛋白の塊で，神経の伝達を阻害します．

βセクレターゼ（ベータセクレターゼ）　アミロイド前駆蛋白を分解する酵素で，βアミロイド蛋白を作り出してしまいます．こうして作られたβアミロイド蛋白が，アルツハイマー病の主要な原因と考えられています．

ホモシスチン　アルツハイマー病などで上昇しているアミノ酸です．

末梢神経系（まっしょうしんけいけい）　脳の外で，皮膚，筋肉，目，耳，鼻，舌などに分布して，刺激を感じる受容体ももっています．

慢性疲労症候群（まんせいひろうしょうこうぐん）　免疫力が低下し

て，何種類かのウィルスが感染することによって引き起こされる病気で，認知機能の低下，無気力，うつ症状などを引き起こします．

ミエリン　神経細胞の周りを取り囲んでいて，神経細胞の信号がこれによってとても早く伝わります．

メマンチン(商品名はナメンダ)　グルタミン酸がたくさん作られて，脳にダメージを与えないようにグルタミン酸の受容体の一種をブロックする薬です．

メラトニン　体内にあるホルモンで，睡眠，覚醒をコントロールしています．

ラクナー梗塞　小さい脳梗塞のことです．

レビー小体病　レビー小体が脳に溜まることによって起こる病気で，認知症の頻度の高い原因となる疾患です．

# 予防治療情報への
# ネットワーク

## メディカル・ケア・コーポレーション：
### 進行を遅らせることによる発症予防

　メディカル・ケア・コーポレーション（MCC）では，アルツハイマー病とその類縁疾患に関する，予防，早期発見，正確な診断，効果的な治療法の支援ツールを提供しています．

　メディカル・ケア・コーポレーションのツールは，最も早い時期に認知症を発見し，治療を可能にするための先進的な数学的アルゴリズムを使用しています．医師がこの支援ツールを使うことで，アルツハイマー病の治療成績が上がり，アルツハイマー病は想像以上に進行予防や治療

が可能なんだということが一般に知れわたることと思います．
　メディカル・ケア・コーポレーションのもう一つのサイト，www.PreventAD.comには，予防，早期発見，治療について興味をもった本書の読者のような人が，誰でも閲覧することができ，疑問を解決する情報が掲載してあります．もちろんこのサイトからも，メディカル・ケア・コーポレーションの「認知度チェックテスト」「もの忘れ度チェックテスト」「うつ状態チェックテスト」へリンクしていますので，ご自身やご家族でそれらを使って認知症のチェックが可能です．治療の鍵を握るのは早期の発見ですが，これらのテストを使って97％の確率で，正常の老化と認知機能障害を区別することができます．さらには，認知症に関する情報，家族や介護者向けの情報も見ることができます．

　　メディカル・ケア・コーポレーション（MCC）
　　19782 Macarthur Blvd., Suite 310
　　Irvine, CA 92612
　　www.mccare.com（日本語のサイトは，japan.mccare.com）

## シャンクル　クリニック

　シャンクルは，カリフォルニア大学のアルツハイマー医療センターで，認知症の診断や治療に関して多くの賞や助成金を受賞していて，そこでの10年以上にわたる部長の経験を還元しようと，1997年にシャンクルクリニックを開院しました．
　シャンクルクリニックは，非常に早い段階の認知症を発見し，治療，経過観察を行う専門病院で，患者だけでなく家族や介護者に対しても，予防や介護の方法などについて相談にのっています．すでに何千人もの

認知症の患者さんが来院されています．

The Shankle Clinic
19782 Macarthur Blvd., Suite 310
Irvine, CA 92612
949-833-2383
www.ShankleClinic.com

## エイメン　クリニック

エイメンは，学習や感情の問題など様々な行動異常の診断と治療の専門家で，1989年よりエイメンクリニックを開院して治療を行っています．このクリニックは脳SPECTを積極的に取り入れていて，注意欠陥・多動性障害，うつ病，不安障害，頭部外傷，強迫性障害，認知障害，アルコールや薬剤による脳障害など，様々な精神行動のSPECT画像の世界で最も大きなデータベースをもっていることでも有名です．ここ12年だけでも，すでに20,000以上のSPECTを行っています．医師，精神科医，ソーシャルワーカー，家族療法士，アルコールカウンセラーなど，クリニックに情報収集に来てくださることも歓迎します．

Amen Clinic,Inc., Newport Beach
4019 Westerly Place, Suite 100
Newport Beach, CA 92660
949-266-3700

Amen Clinic,Inc., Fairfield
350 Chadbourne Road
Fairfield, CA 94585
707-429-7181

Amen Clinic,Inc.,Northwest
3315 South 23rd Street
Tacoma, WA
253-779-HOPE

Amen Clinic,Inc.,D.C.
1875 Campus Commons Drive, Suite 101
Reston, VA 20191
703-860-5600
ウェブサイト：www.amenclinic.com

## Brainplace.com（ブレインプレース　サイト）

エイメンの「ブレインプレース」というサイトは，精神科医，医師，教育者，学生，さらに一般の方向けに，脳の機能をわかりやすく紹介しているので，みなさんが脳について勉強するときに参考になるでしょう．300種類以上の脳SPECT，SPECTに関する何百もの学術誌の要約，脳のパズルなど様々な情報を紹介していて，脳SPECTに関しては以下のような疾患のものが用意されています．

認知症
脳梗塞
てんかん
頭部外傷
うつ病
注意欠陥・多動性障害
不安障害
強迫性障害
アルコールや薬剤による脳障害

# 予防に役立つ製品

## 魚油(フィッシュオイル)

コロメガ(Coromega):欧州のイーアールビーエル社(ERBL)で作られていて,日本でもAmazon.co.jpなどの通信販売で購入可能です.
Nature's Mighty Bites(ネイチャー・マイティー・バイト):たくさんのオメガ-3脂肪酸が入っているのに,とても美味しいアイスクリームです.
ウェブサイト:www.kidsneedusnow.org
NORDIC NATURALS(ノルディックナチュラルズ):ノルウェーで作られていますが,日本で購入可能です.

## その他の製品

赤米酵母：コレステロールを下げることのできるサプリメントです．ロバスタチンが含まれていますのでコレステロールが低下しますが，日本においてはこのような医薬品や未承認の薬物を含む製品は食品に該当せず，コレステロールを下げる場合は，医師に相談し適切なスタチン製剤を処方してもらってください．

ロウ・プレッシャー・シャント（コグニシャント）：認知症に関するシャント術は，日本ではほとんど行われていません．米国での治療に関しては以下の情報を参照してください．

  E-メール：info@eunoe-inc.com

  電話：888-469-6463

# 索 引

## あ

赤米酵母　196, 336
悪性脂肪　173
悪性腫瘍　66
悪性腫瘍（がん）　111
アスピリン　10, 161, 243
アセチル -L- カルニチン　157, 317
アセチルコリン　164, 317
アポトーシス　32, 39, 44
アポリポ蛋白 E 遺伝子　104, 317
　──E4 遺伝子　68, 96, 104, 120, 133
　──E4 遺伝子の血液検査　135
アミロイド前駆蛋白　318
　──β 42　44, 103
　──β 42 複合体　44
アメリカ国立衛生研究所　259
アメリカ食品医薬品局　99

アリセプト　9, 239, 241, 244
アルコール　79, 107, 158
　──関連認知症　78
　──関連認知症状　79
　──性認知症　81
　──摂取　158
　──中毒　81, 108
アルツハイマー　41
　──型認知症　3
　──協会　259, 289
　──病　3, 39, 41, 161, 318
　──病教育・相談センター　290
　──病とその類縁疾患　4, 36, 318
　──病に関する費用　4
　──病の診断　47
　──病の早期症状　45
α シヌクレイン　50
　──遺伝子　318
α リポ酸　9, 136, 159, 232, 318

## い

EBMの指標　97
──レベル1　97
──レベル2　98
──レベル3　99
──レベル4　99
──レベル5　100
イチョウ葉エキス　9, 184
一過性脳虚血発作　124, 318
一般的な原因　38
一般的な検査　222
遺伝因子　96
遺伝子検査　273
遺伝子情報　272
遺伝的危険因子　102
いびき　149
イブプロフェン　10
インドメタシン　10

## う

ウイルス　72
ヴィンポセチン　197, 318
うっ血性心不全　118
うつ状態チェックテスト　298
うつ病　85, 125, 215
──の診断　215
──の治療　257
──の予防　255
運動　10, 26, 127, 131, 181, 183
──障害の治療　250
──不足　130
──療法　182, 232

## え

エイズウイルス　160
H2受容体阻害剤　220

エイメン　4
エイメン　クリニック　331
エクセロン　9, 239, 239, 244
エストラジオール欠乏　180
エストラジオール　142
エストロゲン　177, 141
──減少症　141
──の作用と副作用　179
──療法　177
エビデンス・ベースト・メディスン　319
エムアールアイ　319
LDLコレステロール　119
塩酸メマンチン　234

## お

オメガ3脂肪酸　167, 170
オメガブライト　174

## か

介護者　284
海馬　21, 319
仮性認知症　85, 255
風邪様症状　74
画像検査　48
家族　87, 283
──に認知症　87
──の問題　283
家族介護同盟　292
活性酸素　8
活動電位　18, 319
家庭医　209
ガランタミン　240
加齢と認知症の区別　214
カロリー制限　168
がん　66, 142, 160
──の危険性　111
感覚　22

環境的危険因子　106
幹細胞　278, 320
感染症　43, 73
感染や免疫が関与する認知機能障害　72
冠動脈疾患　119
冠動脈バイパス　63
γセクレターゼ　319

## き

記憶[力]障害　21, 25, 37, 301
危険因子　151
喫煙　98, 150
キャッツクロー　163, 320
ギャバ　19, 320
嗅内皮質　7, 21, 46, 320
教育　128
──期間　128
強心剤　220
胸部レントゲン　224
魚油　335
筋委縮性側索硬化症　57
ギンコゴールド　185
ギンコバ　185
筋弛緩剤　220
近時記憶障害　8, 46

## く

グルタオチン　160
グルタミン酸　8, 19, 320
──受容体阻害薬　320
──阻害薬　253
クロイッツフェルト・ヤコブ病と狂牛病　320

## け

軽度認知障害　35, 42
──の治療　238

頸部雑音　117, 321
傾眠　51
血糖　127
血流改善　244
ケト原性ダイエット　148
幻覚　50
健康状態テスト　299
検査　222
原発性進行性失語症　56

## こ

降圧剤　220
抗うつ薬　220, 252
抗炎症薬　11
高オメガ3脂肪酸　172
──6脂肪酸　173
抗がん剤　67, 220
抗痙攣薬　220
高血圧　27, 121
抗コリン薬　220
高コレステロール血症　119
抗酸化剤　321
抗酸化作用　160, 176
──をもつ薬剤　232
──物質　136
高次機能検査　227
高脂血症　119, 321
後シナプス膜　321
抗精神病薬　220
抗生物質　220
抗躁薬　220
抗てんかん薬　147
後頭葉　19, 23
行動療法　108
更年期　141
抗ヒスタミン薬　220
高ホモシスチン血症　138
高齢者医療検索サイト　291

索引　339

コエンザイムQ10　145, 164, 248, 321
ゴールドスミス　261
国際アルツハイマー予防基金　294
黒質　321
コグニシャント　271, 321, 336
国立老化研究所情報センター　292
コリン　163
――作動性神経細胞　321
――分解酵素阻害薬　9, 238, 244, 248, 253
――の副作用　241
コルチゾールホルモン　26
コレステロール　119, 169, 195
コロメガ　174, 335

## さ

最初の症状　37
魚　169
――の摂取　168
作業達成困難　64
錯乱　51
雑音　117
酸化ストレス　175

## し

CDRSの分類　230
視覚情報　23
子宮摘出術　143
軸索　18, 322
刺激　25
脂質異常症　321
脂質代謝異常症　119
失行症　58
失語症　58
シナプス　18, 322
――可塑性　323
シモン・コンチネンス基金　293

社会的交流　30
社交性の欠如　58
シャンクル　4, 8
シャンクル　クリニック　330
シャンクル-エイメン認知症早期発見質問表　88
シャント手術　271
集団研究　97
重度のアルツハイマー病　234
樹状突起　18, 322
受診拒否　302
常同行動　58
小児用バファリン　125, 162
症例研究　99
――対象研究　98
職業　129
食習慣　167
食事療法　109
神経　7
――栄養因子　322
――原線維変化　41, 45, 322
――細胞　7, 18, 31, 322
――新生　27, 31, 278, 322
――心理学的検査　226
――成長因子　276
――伝達物質　19, 322
心血管病　114
進行を遅らせることによる発症予防　5
心疾患　159, 171
人種　102
身体運動　26
身体検査　221
心電図　224
心房細動　115, 323

## す

髄鞘形成　323
睡眠時無呼吸症候群　149

睡眠障害　　51, 186
スタチン　　195, 323
ステージ1　　41
――2　　42
――3　　42
――4　　42
――5　　43
ステロイド　　220
――ホルモン　　166
スペクト　　323
スポーツ　　134
スリンダク　　10

## せ

生活習慣と遺伝との関係　　40
正常圧水頭症　　323
正常脳のSPECT画像　　13
精神運動　　28, 187
生体自己制御法　　121
成長因子　　275
制吐剤　　220
青斑核　　323
性別　　102
セレブロマイシン　　277, 323
セロトニン　　323
潜在的危険性の治療　　244
前シナプス膜　　324
前頭前野　　20
前頭側頭型認知症　　55, 324
――の早期症状　　57
――の治療　　251
前頭葉　　19, 20
専門家　　210, 303
前立腺がん　　144

## そ

早期診断　　12, 88, 232
側頭葉　　19, 20

――てんかん　　75

## た

代謝異常　　83
――性脳症の早期症状　　84
――性脳症の評価　　84
大脳皮質　　19
大網移植手術　　260, 324
――の治療　　261
タウ蛋白　　9, 324
――の異常　　56
――のねじれ　　45
ダウン症候群　　105, 324
多動性　　218
他人の手徴候　　58
多発性硬化症　　74

## ち

地誌的感覚　　22
注意欠陥・多動性障害　　217
――の薬剤　　245
注意力の低下　　218
中枢神経系　　324
長期増強現象　　25, 324
鎮静剤　　221

## つ

ツルニチソウ　　197

## て

デオキシリボ核酸　　31
テストステロン減少　　144
デヒドロエピアンドロステロン　　166
テレビを観る　　190
てんかん　　146

## と

頭頂葉　　19, 22

索引　341

糖尿病　126, 160
頭部外傷　68, 133
――による認知機能障害の早期症状　70
――の治療　253
動物実験　99
動脈硬化　114, 324
ドーパミン　145, 324
毒素　78
トコフェロール　203
ドネペジル　240
トランスフォーミング成長因子アルファ　325

## な

ナメンダ　234, 253

## に

ニコチン　153, 233
ニューロトロフィン・3　325
認知症　3, 36, 42
――の危険因子　88
――の人と家族の会　290
――の人を介護すること　288
――の予防法　155
――を防ぐ方法　95
認知度チェックテスト　298

## ね

ネイチャー・マイティー・バイト　174, 335
燃料　23
年齢　100
年齢・性別・遺伝的危険因子　100

## の

脳　17
――の機能　17

――PET　224
――SPECT　148, 224, 307
――SPECT画像　7
脳機能　24
――の障害　32
脳血管障害　122, 159
脳血管性認知症　60, 325
――の原因　61
――の診断　65
――の治療　243
――の発症メカニズム　61
脳血流回復　243
――シンチグラフィ　7
脳梗塞　122, 160
――再発予防　243
脳卒中　122
脳変性疾患　39
脳由来神経栄養因子　325
ノルエピネフリン　325
ノルディックナチュラルズ　335

## は

パーキンソン病　53, 145, 165, 25
――と認知症　53
――の薬　220
――の早期症状　53
バイオフィードバック　121

## ひ

引き金となる症状　213
皮質下性脳血管性認知症　62
――の早期症状　64
皮質下の血流　63
皮質基底核変性症　57
非ステロイド系抗炎症製剤　10, 137, 161, 190, 326
ビタミン　175, 199
ビタミンB　198

ビタミンC　　*175, 233*
ビタミンC（アスコルビン酸）　*200*
ビタミンE　　*9, 175, 201, 233*
──の効果　*202*
ヒトES細胞　*279*
ヒト成長ホルモン　*185*
病歴　*211*

### ふ

ファンクショナルMRI　*326*
フィッシュオイル　*335*
不器用　*65*
不整脈　*116*
──の薬　*219*
フリーラジカル　*8, 39, 326*
プリオン　*72*
プレセレニン遺伝子　*106*
プレセレニン1遺伝子　*326*
プレセレニン2遺伝子　*326*
フレッド・ゲージ　*8*

### へ

閉塞性睡眠時無呼吸症候群　*149*
βアミロイド　*103, 163*
──蛋白　*3, 8, 274, 326*
──蛋白の蓄積　*43*
──斑　*327*
βAPP遺伝子　*105*
βセクレターゼ　*327*
ペット　*326*
扁桃体　*21*

### ほ

歩行障害　*64*
ホスファチジルセリン　*193, 194*
ホモシスチン　*138, 327*
ホルモン　*140*
──補充療法　*143*

### ま

麻酔薬　*220*
末梢神経系　*327*
慢性疾患をもつ夫妻支援　*293*
慢性疲労症候群　*74, 327*
──の診断　*75*
──の早期症状　*74*

### み

ミエリン　*18, 327*
ミトコンドリア　*157, 165*

### む

無気力　*57*

### め

メディカル・ケア・コーポレーション　*329*
メマンチン　*327*
メラトニン　*186, 327*
免疫能力の低下　*74*
免疫抑制剤　*220*

### も

盲視　*23*
もの忘れ度チェックテスト　*298*

### や

薬物　*219*
──治療　*109*
──乱用　*107*

### よ

予防　*36*
──薬　*204*

索引　343

## ら

ラーナー　29
ラクナ―梗塞　122, 328
卵巣　177

## り

リバスティグミン　239
両親を介護するための成人した子ども用サイト　291
良性脂肪　172
臨床認知症評価尺度　231

## れ

レシチン　163
レビー　50
レビー小体病　23, 50, 165, 247, 249, 328
　――の早期の症状　50
レミニール　9, 238, 240, 244

## ろ

老人斑　41, 44

## わ

ワクチン　273
　――療法　273

## 欧文

AD　3, 41, 318
ADRD　4, 318
Alois Alzheimer　41
AN-1792　274
ATP　319
Brainplace.com　332
CFIDS　74
DNA　31
EBG761　184
EBM　319
FDA　99
F. H. Lewy　50
FTLD　55
Gingkoba　185
Ginkgold　185
HDL　114
HGH　185
japan.mccare.com　330
LBD　50
LDL　114
MCC　329
MCI　35
MRI　226, 319
NGF　276
NIH　259
NMDA　319
NSAIDs　191
OTS　260
PD　53
PET　326
PS1　106
PS2　106
SPECT　307, 323
TGF-α　278, 280
TIA　124
VD　60
www.mccare.com　297
www.PreventAD.com　330
www.PreventAD.org　297

# 謝　辞

　医師にとっての最良の師は，患者の方々です．まず，私たちは患者の皆様に感謝いたします．さらに，エイメンクリニックのスタッフと，私たちのニュアンスが異なる文章を編集し出版にこぎつけてくださった出版社の方々に感謝いたします．エイメンクリニックの研究員であるリサには，校正だけでなく脳の図の作成に多くの時間を費やしていただきました．クリニックの助手マリアンとアンジェラは，たくさんの脳SPECT画像を用意してくださいました．また，ルクリーシア，デイビッド，キャサリン，スティーブ，サラ，ドロシー，イスマエルなど多くの方々に原稿を読んでいただき，貴重なアドバイスをいただきました．

　シャンクルの妻である原淳子は，常に私たちを激励し続け，校正はもちろんのこと，心のこもった食事を準備してくれました．彼女の様々な知識（出版，技術，経済，介護や日本の学会）を十二分に活用し，メディカル・ケア・コーポレーション（MCC）を名実ともに全世界への情報提供機関に育てることができました．

　シャンクルクリニックの事務員であるマリソルは，認知症の患者を多く扱ってくれ，患者の方々，患者の家族の悩みを取り除いてくれました．メディカル・ケア・コーポレーションの技術スタッフである，ジェームス，ティモシー，シャンノンは，医療情報を発信する新しい方法を開

発してくれました．デニスは，メディカル・ケア・コーポレーションの代表取締役ですが，精力的にこの方法を社会および専門家に配信してくれました．メディカル・ケア・コーポレーションおよびシャンクルクリニックの後援者である，ケネス，ジェイソン，シャロン，マーティン，アンソニー医師，サム医師は，アルツハイマー病患者と家族の生活を改善させるよう努力してくれました．

　故ベンジャミン医師は，どんぐりの実をたくさん作るような樫の木のような方です．彼の影響がなければ，シャンクルは医師にならず，メディカル・ケア・コーポレーションもこの世に存在しなかったでしょう．すばらしい遺伝子を伝えてくれたシャンクルの母にも感謝しております．

　本書の編集スタッフに感謝申し上げます．とりわけ編集の代理人フェイスは，言葉では言い表せないほどすばらしい方ですが，あえて表現すれば愛情，努力のかたまりのような方です．最後に患者のみなさま，編集者の方々に再度心より感謝申し上げます．

# 著者紹介

## William Rodman Shankle医師（シャンクル医師）

　シャンクル医師は，スタンフォード大学，ブラウン大学，ハーバード大学，南カルフォルニア大学で学び，クックカウンティ病院およびロスアンゼルスのコーク病院で，内科，神経内科の臨床経験を積みました．神経内科医だけでなく統計学者でもあり，7,000人を超える認知症患者の診断，治療，介護にたずさわってきました．彼の関心は脳が正常のときあるいは病気のときにどのように働くかということでした．彼は，この知識を応用してアルツハイマー病とその類縁疾患の発症や進行を遅らせ，介護施設に入ることのないように，家族の負担を極力減らすような手段を開発してきました．

　1988年に，シャンクル医師はカルフォルニア大学アーバイン校のアルツハイマー研究センターの設立にたずさわり，その医療部門の部長を10年間勤めました．この間にアルツハイマー研究センターは，カルフォルニアアルツハイマー医療センターという名称になり，国立老化研究所（アメリカ政府組織）がアルツハイマー病研究の共同体を作るときにそのメンバーの一つに選ばれました．

　1997年にシャンクル医師は，最先端の医療情報をより多くの人に知っ

てもらうために，地域密着型のアルツハイマー病とその類縁疾患プログラムを開始しました．彼は日本においても，アルツハイマー病とその類縁疾患の治療プログラムを立ち上げるためのアドバイザーになっています．

2000年4月に，ニューヨークタイムズ誌は，シャンクル医師の成果である，人の脳でも生まれた後に神経細胞が新たに生まれるという発見に対して，最も重大な発見をした研究者の一人として取り上げました．この発見は，脳内で作られている新しい神経細胞で神経疾患を治療できるのではないか（神経再生治療）という，新しい治療方法の開発に繋がりました．

最近では，症状が出る前にアルツハイマー病とその類縁疾患をみつけ出すことのできるツールを開発したことで，アルツハイマー協会から最高賞の一つであるZenith Pioneer賞を受賞しました．シャンクル医師のチームは，一般的に認知症として診断されるよりも8年ほど早く正確に診断できる検査を，すでにウェブサイト（www.PreventAD.com）で紹介しています．神経科学学会でもこのツールは報道されています．さらに，アルツハイマー病とその類縁疾患の医療向上を目指して，モリーン・レーガンさん（訳註：アルツハイマー病を患ったレーガン前米大統領の長女）の協力で広く一般に情報を配信しました．シャンクル医師は講演で，全米のみならず世界中を飛び回り，ときにテレビやラジオにも出演しています．彼はすでに50以上の学術誌に業績を発表しています．

## Daniel G. Amen医師（エイメン医師）

エイメン医師は，臨床神経内科医，精神科医で，カルフォルニア，ニューポートビーチ，ワシントンD.C.など全米6か所にあるエイメンク

リニックの医院長です．彼は，脳と精神行動の分野で国民的に知られた専門家で，何千人もの精神科医，神経内科医，精神療法士などに毎年講義を行っています．また，精神科の領域に脳SPECTを日常臨床の検査として取り入れた草分け的な存在で，彼のクリニックは，世界最大級の脳の画像データベースを持っています．また，脳とその行動に関連した画期的な研究を国際的に発表しています．

エイメン医師は，精神科のトレーニングをワシントンD.C.のウォルターリード陸軍病院で行い，アメリカ精神科学会，アメリカ陸軍などから表彰されています．彼は様々な専門家向け，一般向け，十代向けの本やビデオを刊行していて，さらに12の言語に訳され世界中に配信されています．例えば，『Change Your Brain』『Change Your Life』（ニューヨークタイムズ紙のベストセラー）『Healing ADD』『Healing the Hardware of the Soul』『Healing Anxiety and Depression』などです．エイメン医師は臨床家であると同時に，現在カルフォルニア大学医学部の精神行動医学の准教授です．

# 訳者あとがき

　本書は,「William Rodman Shankle & Daniel G. Amen：Preventing Alzheimer's. Penguin Group, 2004」の全訳である．著者のWilliam Rodman Shankle（シャンクル）医師は，スタンフォード大学をはじめ4つの大学で学んだ後，神経内科医となったが，統計学を駆使する研究報告は医学界にあっても注目を浴びている．シャンクル医師の名が全世界に広まったのは「神経細胞は新たに生まれる」という画期的な研究成果のためである．

　また，最近ではアルツハイマー病を早期に発見するツールを開発し，テレビやラジオへの出演だけでなく，世界中で講演活動を行うなど行動派の研究者として活躍している．また，共著者のDaniel G. Amen（エイメン）医師は，現在カルフォルニア大学医学部准教授で，ニューヨークタイムズ紙でベストセラーに挙げられた『あなたの生活を変えなさい』をはじめとして，多くの専門家向けの著書のみならず，一般向けの啓蒙書も出版している研究者である．エイメン医師はシャンクル医師と同様，研究だけに没頭する医師ではなく，臨床家として脳と精神行動の分野で医師の研修に携わりながら，脳の画像データベースではまさに世界一のクリニックを経営している．

　本書の特徴点は以下の3つである．

1. アルツハイマー型認知症（アルツハイマー病）だけでなく，あらゆる認知症性疾患の症状と対処法が示されている
2. すべての認知症疾患に対する，科学的根拠をもった予防法・治療法をわかりやすく説明している
3. 読んでわかりやすいように，実際の患者の脳画像（脳SPECT）をたくさん示し，疾患の科学的な根拠を提示している

　本書を手にした読者は幸運である．もしあなたがシャンクル医師やエイメン医師の教えを実行するならば，あなたは認知症に対する何の不安もなくなり，仕事や家事や老後の生活に集中できるでしょう．ぜひとも最後まで読み進んでいただきたい．
　訳者の一人である石橋哲は，2006年度から本書でもよく登場する米国の国立衛生研究所（NIH）で脳神経科学の研究活動を行っているが，偶然にも全米一と呼び名の高かった本書を手にしたとき，時間が過ぎるのを忘れ一気に読み終えた．その瞬間に，この本を翻訳してぜひとも日本のみなさんに紹介したいと決意し，翻訳の許可がおりるのを今か今かと待ち続けた．
　共訳者として協力を得た大谷良先生も，NIHで研究活動をしているという幸運にも恵まれた．先生の全面的協力なくしては本書を世に送り出すことはできなかったかもしれない．心から感謝を申し上げたい．
　シャンクル医師のよき理解者であり，研究・技術開発のビジネスプランナーでもある奥様の原淳子博士からは，翻訳・校正に関するさまざまなアドバイスをいただいた．また多忙のなか，本書の日本語版へのご挨拶を寄せてくださった．博士には感謝の申し上げようもない．
　NIHで研究活動に入ったときには息子が1歳2か月であったが，このころはやっと歩ける程度であった．翻訳が終わるころには英語はしゃべれ

るし，日本語でも十分に意思疎通ができるようになっていた．研究活動に身が入ったのも，翻訳が意外とスムーズに進んだのも息子の順調な成長のおかげであった．

　麻酔科医である妻は，われわれの翻訳作業の手助けをし，毎日のお弁当やおいしい夕食の準備してくれただけではなく，週末にはテニスの相手もしてくれた．こうした家族の絆があってこそ，翻訳という地道な作業もなんら苦にならず終了できたことに感謝している．

　最後に遠隔地の作業を順調に進めていただいた医歯薬出版株式会社に感謝を申し上げたい．特に，担当者の岸本舜晴氏は献身的に翻訳権の取得から，出版への作業を努めていただいたことを記して，感謝の気持ちにかえたい．

2008年1月1日
ワシントンD.C.にて，訳者を代表して

石橋　哲

【訳者略歴】

石橋　哲（いしばし　さとる）

医学博士，神経内科専門医，内科専門医
1972年生まれ．群馬大学医学部卒業．東京医科歯科大学およびその関連病院で内科学，臨床神経内科学，神経科学を学び，東京医科歯科大学大学院で博士課程修了後，現在米国国立衛生研究所（NIH）博士研究員

大谷　良（おおたに　りょう）

医学博士，神経内科専門医，脳卒中専門医
大阪医科大学卒業．京都大学および国立循環器病センターなどで内科学，神経内科学，神経病理学を学び，京都大学大学院で博士課程修了後，京都医療センターのスタッフを経て，現在米国国立衛生研究所（NIH）博士研究員

---

アルツハイマー病が予防できる　　　ISBN 978-4-263-71936-7
2008年3月10日　第1版第1刷発行

訳　者　石　橋　　　哲
　　　　大　谷　　　良
発行者　大　畑　秀　穂
発行所　医歯薬出版株式会社

〒113-8612　東京都文京区本駒込1-7-10
TEL.（03）5395－7627（編集）・7610（販売）
FAX.（03）5395－7609（編集）・7611（販売）
http://www.ishiyaku.co.jp/
郵便振替番号　00190-5-13816

乱丁，落丁の際はお取り替えいたします　　印刷・永和印刷／製本・愛千製本
© Ishiyaku Publishers, Inc., 2008. Printed in Japan ［検印廃止］

本書の複製権・翻訳権・上映権・譲渡権・貸与権・公衆送信権（送信可能化権を含む）は，医歯薬出版(株)が保有します．

JCLS ＜日本著作出版権管理システム委託出版物＞
本書の無断複写は，著作権法上での例外を除き禁じられています．複写される場合は，そのつど事前に日本著作出版権管理システム（FAX.03-3815-8199）の許諾を得てください．

別冊「医学のあゆみ」

# Alzheimer病
## 基礎・臨床研究の最新動向

編集／岩坪 威 東京大学大学院医学系研究科脳神経医学専攻

- Alzheimer病の患者数の増加は，介護体制をも脅かしかねない現実があり，早期克服の根本的予防・治療法の実現が期待されている．
- Alzheimer病の早期診断と治療をめざして軽度認知障害の概念が生まれ，アミロイドイメージングの実用化により発症前段階での非侵襲的（病理学的）診断が可能となりつつある．
- 本別冊では，わが国を代表するエキスパートによるAlzheimer病の基礎と臨床研究の最新情報を紹介．

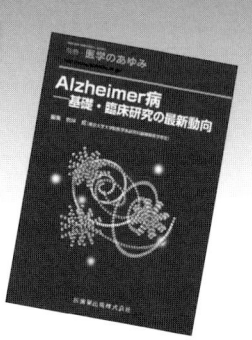

B5判・140頁
定価3,570円
（本体3,400円＋税5％）

## 内容目次

### 基礎研究
- ◇Alzheimer病の病理―あらたな展開
- ◇APPの機能と代謝
- ◇γセクレターゼの作用機構と阻害剤
  ―Alzheimer病治療薬開発のターゲットとして
- ◇βアミロイドの凝集とその抑制薬
- ◇アミロイドβペプチド代謝とAlzheimer病
- ◇βアミロイドの脳外排出と末梢分解機構
- ◇タウとAlzheimer病
- ◇Alzheimer病における神経細胞死機構

### 診断・治療
- ◇Alzheimer病の地域縦断臨床研究
  ―今日の疫学研究の動向
- ◇MRIによるAlzheimer病の診断
  ―画像統計解析法を用いて
- ◇FDG-PETによるAlzheimer病の診断
- ◇病理像を画像化する分子神経イメージング法によるAlzheimer病の早期診断
  ―日本でのBF-227の開発と臨床応用
- ◇Alzheimer病のバイオマーカー
- ◇MCIの臨床と病理
- ◇Alzheimer病の神経心理学
- ◇Alzheimer病の疫学
- ◇アポEとAlzheimer病
  ―アポEの分子病態と疾患発症機構
- ◇コレステロールとAlzheimer病
  ―Cholesterol paradoxを紐解く―考察
- ◇Alzheimer病に対する創薬の方向性
- ◇Alzheimer病に対するAβ免疫療法
- ◇Alzheimer病：介護の現状と問題点
  ―認知症介護における医師の役割

### 付 録
- ◇Alzheimer病の理解に必要な最新基礎知識

●弊社の全出版物の情報はホームページでご覧いただけます．http://www.ishiyaku.co.jp/

医歯薬出版株式会社 〒113-8612 東京都文京区本駒込1-7-10 TEL.03-5395-7610 FAX.03-5395-7611

2008年2月作成 TP

別冊「総合ケア」
# 認知症ケアの本質

◆山敷祐亮（元滋賀県医師会長）監修
　琵琶湖長寿科学シンポジウム実行委員会　編
◆B5判　140頁　定価2,730円（本体2,600円 税5%）

- 本書は，認知症の人へのかかわりからみえてくるケアの本質について，病気になっても，障害があっても，一人ひとりの生き方や生活を大切にしあえる地域づくりについて，最新の指標と実践をまとめた．
- 認知症ケアのめざす方向性，認知症の診断・早期発見と対応，パーソンセンタードケアの意味，認知症患者の家族へのアプローチ，認知症ケアへの取り組みやまちづくりの実践例など，医療，福祉，行政などからさまざまな視点を展開．
- 認知症の人へのケアに携わる医師，看護師，介護福祉士，ケアマネジャー必読の1冊．

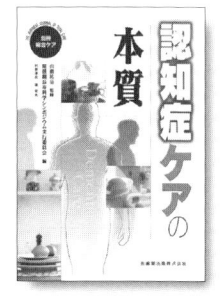

## ◆本書の目次

### ■第Ⅰ編　認知症ケアの本質　理論編
■わが国の認知症ケアのめざす方向──制度設計者としての思想
　　◆中井川 誠（元厚生労働省老健局計画課認知症対策推進室長）
■認知症の診断，早期発見と対応──地域ケアの実践者が知っておきたいこと
　　◆繁信和恵（浅香山病院老人性認知症センター／医師）
■パーソンセンタードの意味を考え直す──一人ひとりの生きかたが尊重されるケア
　　◆加藤伸司（認知症介護研究・研修仙台センター長／東北福祉大学教授）
■認知症患者の家族へのアプローチ──ケアする人をケアする専門職の役割と手法
　　◆森山美知子（広島大学大学院保健学研究科教授）

### ■第Ⅱ編　認知症ケアの本質　実践編
■地域における認知症の治療とケア──取り組みと今後の課題
　　◆藤本直規（藤本クリニック理事長／医師）
　　◆奥村典子（藤本クリニックデイサービスセンター所長／看護師）
■認知症とともに，認知症を超えて──誰もが安心して暮らせる町づくりへのチャレンジ
　　◆大谷るみ子（東翔会グループホームふぁみりえホーム長／大牟田市認知症ケア研究会代表）
■まちの匂い，人の暮らし，生きる楽しみに満ちたケア
　　◆嶋田由美子（特別養護老人ホームアゼリー江戸川・地域包括支援センター主任相談員）
■笑って長生き ― 笑いと長寿の健康科学
　　◆昇 幹夫（日本笑い学会副会長／医師）

●弊社の全出版物の情報はホームページでご覧いただけます．http://www.ishiyaku.co.jp/

医歯薬出版株式会社　〒113-8612 東京都文京区本駒込1-7-10
TEL.03-5395-7610
FAX.03-5395-7611

脳と体をバランスよく働かせる，脳リハビリによる認知症状態の改善・予防法を具体的に紹介．

## 脳リハビリテーションの実際
# 早期認知症の予防と改善プログラム

編集　**金子満雄**
　　　金子クリニック院長
　　　**杉田フミエ**
　　　脳リハビリセンター所長

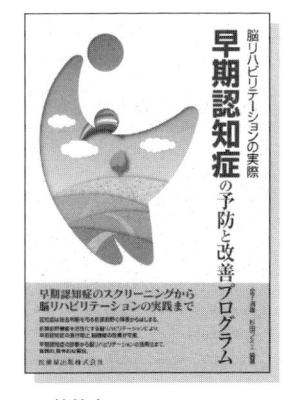

- ●「金子式脳リハビリシステム」として著者が提唱・実践し，大きな成果をあげている脳リハビリによる認知症状態の改善・予防法について紹介．
- ●リハビリメニューをはじめ，看護師・介護福祉士らがきめ細かいリハビリプランを立て実施し，各認知症対応施設でどのように関わればよいかの実際を具体的に提示．
- ●各家庭での関わりについてもわかりやすく解説．
- ●認知症関連施設職員（老健施設，特養ホーム，デイケアなど），医師，看護師，保健師，介護福祉士，臨床心理士，ケースワーカーの先生方に必携の実践ガイドブック．

### ●本書のおもな目次

**I** 認知症（痴呆）とは—早期認知症の病因と診断
**II** 脳リハビリテーションの理論と方法
　1 （金子式）脳リハビリテーションとは
　2 （金子式）脳リハビリテーションプログラムとは
　3 やさしい早期認知症診断法の実際—浜松二段階方式における神経心理機能テストの活用法
　　◇かなひろいテスト　◇MMS（Mini-Mental State）
　　◇浜松二段階方式認知症診断法の要点
　　◇そのほかの神経心理テスト　◇最後に
**III** 脳リハビリテーションの実際
　1 早期認知症対応施設における実践
　　◇合宿型脳リハビリセンター
　　◇認知症対応型共同生活介護（グループホーム）
　　◇デイサービスにおける脳リハビリ活用法
　　◇日本人高齢者向きの音楽療法とは
　2 家庭における脳リハビリテーションの継続
**IV** 地域における早期認知症対策とネットワーク
　1 浜松早期認知症対策ネットワーク—その理念と目標
　2 全国早期認知症対策実務研修会
　3 浜松早期認知症研究所

**執筆者**
奥山惠理子，金子俊一
金子満雄，木村　功
佐原陽子，清水孝俊
志村孚城，杉田フミエ
鈴木敏子，渕上　哲

A4判　120頁
定価2,310円（本体2,200円　税5％）
ISBN978-4-263-23496-9

●弊社の全出版物の情報はホームページでご覧いただけます．**http://www.ishiyaku.co.jp/**

**医歯薬出版株式会社**／☎113-8612 東京都文京区本駒込1-7-10
TEL. 03-5395-7610
FAX. 03-5395-7611

2008年2月作成.IS

● 認知症高齢者と家族を含めた認知症看護の体系化を目指し，広く認知症ケアに携わる人々が必須知識を理解し，ケアの質の向上を目指した活動に生かすための好評実践書！

# 認知症高齢者の看護

◆ 中島紀恵子（新潟県立看護大学学長）責任編集
太田喜久子（慶應義塾大学看護医療学部教授）
奥野 茂代（京都橘大学看護学部教授）
水谷 信子（兵庫県立大学看護学部教授）編集

◆ B5判 184頁 定価3,150円（本体3,000円 税5%）

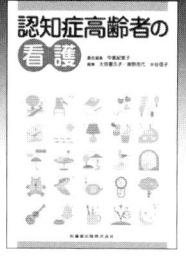

ISBN978-4-263-23492-1

## ◆本書の主な特徴

● 各執筆者が認知症高齢者の看護実践や大学での教育・研究活動の経験を踏まえ，看護専門家としてのそれぞれの専門性を生かしながら，認知症高齢者の発症から終末期に至る病状管理と療養生活環境の提供と，そのケアにおける倫理性を担保とした知識と技術，マネージメント能力の向上に役立つ内容を多角的に解説．

● 前半の総論編に続き，その内容を踏まえた後半の各論編では具体的な事例も取り入れ，最後に全体を統合する章を設けた内容構成とし，全編に読みやすい視覚的な工夫もしている．

## ◆本書の主な目次

Ⅰ 認知症高齢者の看護
認知症の概念と定義　認知症高齢者の理解　認知症高齢者の理解と対応の歴史　統計的視点からみた認知症　認知症高齢者の看護

Ⅱ 認知症高齢者看護における倫理
認知症高齢者に生じる二重の困難さ　認知症高齢者の困難さへの対応　倫理とは　認知症高齢者自身からのアピール　アドボカシー　倫理的ジレンマの分析と対応　認知症高齢者の生命の重み

Ⅲ 認知症の病態・治療と看護
認知症の病因　加齢によるもの忘れと認知症との違い　認知症の症状　認知症の診断　認知症の原因疾患と治療　認知症と看護

Ⅳ 認知症高齢者に関連する保健・医療・福祉制度
認知症高齢者に関連する社会保障　認知症高齢者の人権と生活を支える制度

Ⅴ 認知症高齢者とのコミュニケーション
コミュニケーションの基本　認知症高齢者のコミュニケーションの特徴　コミュニケーション能力のアセスメント　コミュニケーションに対する支持的環境　コミュニケーションへの援助

Ⅵ 認知症高齢者の看護援助
＜認知症高齢者のアセスメント＞
アセスメントの目的　ケアマネジメントに求められるアセスメントの視点　観察とアセスメント　認知機能障害の評価　日常生活動作能力の障害の評価　認知症に伴う精神症状・行動障害の評価　検査の施行にあたっての留意点　認知症の人のためのケアマネジメントセンター方式（センター方式）

＜認知症高齢者の生活環境づくり＞
プロ（専門職）としての生活環境づくりに向けて　認知症高齢者を取り巻く"環境"のとらえ方　環境が認知症高齢者に及ぼす影響　認知症高齢者の視点で考える生活環境づくり　認知症高齢者が生活・療養する場の特徴　認知症高齢者の生活環境づくりを実践するための指針と活用法　認知症高齢者の生活環境づくりの実際—食環境づくりを例に

＜認知症高齢者のケアマネジメント＞：❶予防と早期対応　認知症予防について　認知症予防に関する介入プログラム　❷認知症の進行時期に対応した日常生活機能への看護ケア　認知症高齢者の生活と看護援助　認知症の進行経過と看護　認知症の進行による入浴行動の変化と看護ケア　進行度別の入浴行動の事例　❸終末期における諸問題と支援　認知症高齢者の生活と看護援助　認知症高齢者の終末期ケアにおける困難さ　よりよい旅立ちに向けてのコーディネート　家族とケア・家族もケア　認知症高齢者の終末期にかかわるスタッフへのケア　事例紹介　❹QOL—自立維持，在宅生活の継続　認知症高齢者の日常生活能力の変化と評価の視点について　日常生活の各行動における認知症の特徴とアセスメント

Ⅶ 認知症高齢者ケアにおける連携システムづくり
認知症の人とともに"居る"ことへの誠意ーケアが連携されるということ　生活モデルに基づく連携活動の原理　社会資源と連携の関係　チームケアを進めよう　連携システムを安定させ発達させるコーディネーションの機能

● 弊社の全出版物の情報はホームページでご覧いただけます．http://www.ishiyaku.co.jp/

医歯薬出版株式会社 〒113-8612 東京都文京区本駒込1-7-10　TEL.03-5395-7610　FAX.03-5395-7611

2008年2月作成 TP

# 認知症と食べる障害
## 食の評価・食の実践
### Feeding and Swallowing Disorders in Dementia

Jacqueline Kindell 著／金子芳洋 訳
■A4判／154頁 ■2色刷 ■定価4,725円（本体4,500円+税5%）
ISBN978-4-263-44203-6

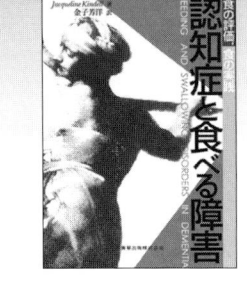

**認知症における摂食・嚥下障害の諸問題と対処法をまとめた世界で唯一の本！**

- 認知症の人の摂食・嚥下障害にどう対応したらよいのか──施設，病院，家庭での食べることの評価と介助について，エビデンスに基づきながら具体的にまとめた世界の定本「Feeding and Swallowing Disorders in Dementia」の完訳版！
- 本書で示されている個々の認知症の状態に即した「摂食のための具体的実践方法」「アセスメント」などは，今後，この問題を語るときの基本となるものです．
- 認知症の人をかかえる家庭から寄せられた多くの質問・疑問・悩みにもズバリ答えた「役立つ本」！

## CONTENTS

**1章 認知症**
認知症と急性錯乱状態の鑑別診断　認知症と食べる動作の変化　アルツハイマー病　脳血管性認知症（多発脳梗塞性認知症）　レヴィー小体［型］認知症　前頭側頭［型］認知症（ピック病）

**2章 本書に示した評価表，マネージメント・チェックリストの作成と使用法**

**3章 病歴収集摂食・嚥下の諸問題**
摂食・嚥下に最初に問題が発生したのはいつだったのか？　その問題は徐々に始まったのか，あるいは急に起こったのか？　その問題は悪化傾向にあるのか？もしそうならば，その悪化は緩徐なものか，あるいは急速な性質のものか？　過去1年間に肺の感染を繰り返した経験があるか？　体重は増加してきているか，それとも低下してきているか？　糖尿病を患っているか？そのコントロールやモニターはどのようにされているか？　ほか

**4章 摂食・嚥下の評価とマネージメント法**
Part1 感覚障害と歯の状態に関連する評価とマネージメントの問題
Part2 精神状態と行動に関連する評価とマネージメントの問題
Part3 摂食状況と摂食の巧みさに関連する評価とマネージメントの問題
Part4 食物，飲物と摂食・嚥下に関連する評価とマネージメントの問題
Part5 重症な嚥下障害に関連する評価とマネージメントの問題

**5章 評価表**
＜認知症における摂食・嚥下障害の評価＞
評価表　フォーマットA
（摂食・嚥下障害に関する病歴　食事時間における観察評価表（フォーマットA））
評価表　フォーマットB
（摂食・嚥下障害に関する病歴　食事時間における観察評価表（フォーマットB））

**6章 摂食・嚥下障害のマネージメント方策─チェックリスト**
＜マネージメント方策の計画・作成＞
Part1 感覚障害と歯の状態
Part2 精神状態と行動
Part3 摂食状況と摂食の巧みさ
Part4 食物，飲物と摂食・嚥下に関連する問題
Part5 重症な嚥下障害の諸問題

● 弊社の全出版物の情報はホームページでご覧いただけます．http://www.ishiyaku.co.jp/

医歯薬出版株式会社　☎113-8612 東京都文京区本駒込1-7-10　TEL.03-5395-7630　FAX.03-5395-7633

2008年2月作成 TP

## リハビリテーションスタッフ待望の新臨床シリーズ！
## 高次脳機能障害マエストロシリーズ 全4冊
好評発売中

### 高次脳機能障害マエストロシリーズ ❶
### 基礎知識のエッセンス
◆山鳥 重／早川裕子／博野信次／三村 將／先崎 章 著
■B5判　112頁　2色　定価2,730円（本体2,600円 税5％）

- 高次脳機能障害にかかわる医療スタッフが知っておくべき基礎知識の「エッセンス」が第一線の執筆陣により入門的にまとめられています．
- 臨床で何を目指すか，どこに焦点をあてるか，何のための介入かなどを振りかえる原点となる一冊です．

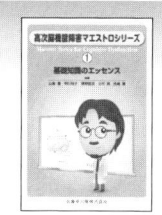

ISBN978-4-263-21561-6

### 高次脳機能障害マエストロシリーズ ❷
### 画像の見かた・使いかた
◆三村 將／早川裕子／石原健司／浦野雅世 著
■B5判　144頁　2〜4色　定価2,940円（本体2,800円 税5％）

- 豊富な画像を収載し，基本的な見かた，検証の進めかたを解説しています．
- 事例編は，症候から→病巣を推測する「種明かし的」な構成．
- 臨床に結びつけて読み進めていくことにより，画像読解のコツが学べます．

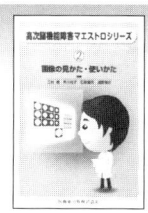

ISBN978-4-263-21562-3

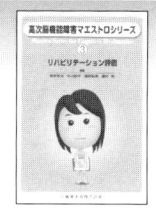

### 高次脳機能障害マエストロシリーズ ❸
### リハビリテーション評価
◆鈴木孝治／早川裕子／種村留美／種村 純 編
■B5判　160頁　2色　定価2,730円（本体2,600円 税5％）

- 評価のkeyである「患者さんの観察と生活評価」に重点をおき，これまでにない"泥臭い臨床"をとらえています．
- 15の障害を取り上げ，概説および実例を通した評価の実際をまとめています．

ISBN978-4-263-21563-0

### 高次脳機能障害マエストロシリーズ ❹
### リハビリテーション介入
◆鈴木孝治／早川裕子／種村留美／種村 純 編
■B5判　152頁　2色　定価2,730円（本体2,600円 税5％）

- 豊富な症例を通して自ら考え，臨床力を身につけることを目指しています．
- 現段階で示しうる訓練法のモデルとその理論を提示しています．
- 長期的なフォローを捉え，職場復帰，施設・地域での支援のありかたまで紹介しています．

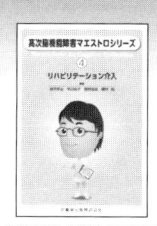

ISBN978-4-263-21564-7

●弊社の全出版物の情報はホームページでご覧いただけます．http://www.ishiyaku.co.jp/

医歯薬出版株式会社／℡113-8612 東京都文京区本駒込1-7-10／TEL. 03-5395-7610　FAX. 03-5395-7611

2008年2月作成.IS

# 医歯薬出版の介護関連好評図書一覧

## ISBN978-4-263-23347-4
### よくわかる 介護保険制度イラストレイテッド 第3版
澤田信子・島津　淳・戸栗栄次　ほか著
B5判　230頁　定価2,730円（本体2,600円 税5%）

介護予防や地域包括支援センターなど，制度改正の重要なポイントも詳しく紹介．制度導入と改正の背景，制度の仕組み，そして制度の柱となるケアマネジメントの展開方法に至るまで，豊富なイラストを用いてわかりやすく解説した好評書の全面改訂第3版．

## ISBN978-4-263-71927-5
### 在宅医療実践マニュアル 第2版
地域ケアをつくる仲間たちへ
在宅ケアを支える診療所・市民全国ネットワーク　編著
B5判　304頁　定価4,410円（本体4,200円 税5%）

いかに地域に密着した医療が提供できるか，また，より患者の生活に溶け込ませた在宅医療が実践できるかを，在宅ケアを担う医師，歯科医師，看護師，理学療法士，作業療法士，薬剤師，栄養士，歯科衛生士，介護スタッフへのメッセージとしてまとめた重宝な実践マニュアル．

## ISBN978-4-263-23494-5
### 在宅療養支援診療所連携ガイドブック
24時間ケア・ターミナルケアを実現するために
斉木和夫・松田栄子　編
B5判　160頁　定価3,360円（本体3,200円 税5%）

地域において在宅医療を支えるネットワークをどうつくり，どう連携すれば無理なく確実に対応できるか，事例を交えて具体的に提示．24時間対応，ターミナルケアなどの在宅療養支援診療所に不可欠な取り組みについても詳述．ネットワークづくりのノウハウが満載です．

## ISBN978-4-263-71928-2
### 新・介護認定審査会委員ハンドブック 第2版
一次判定・二次判定　CD-ROM付
遠藤英俊・見平　隆・川島圭司　著
A4判　218頁　定価6,300円（本体6,000円 税5%）

2006年4月から施行された改定介護保険法に基づく介護認定審査基準を詳細に解説．新予防給付（介護予防）や認知症などの認定審査における重要ポイントに完全対応．また，審査事例から7段階の要介護認定の詳細が理解できるように解説．

## ISBN978-4-263-24210-0
### 要介護3・4・5の人のための 在宅リハビリ
やる気がでる簡単リハビリのすすめ
飯島　治　著
A5判　270頁　定価3,360円（本体3,200円 税5%）

本書は在宅でのリハビリを理解，実践していただけるように図表やイラストを多く取り入れて，在宅リハビリ最大のテーマである「やる気をだすにはどうしたらよいか？」について，解決法を追求した．訪問看護師，PT，OTほかの在宅スタッフの皆さんにすぐ役立つ必読書．

## ISBN978-4-263-23480-8
### 訪問看護の極意　ハート＆アート
紅林みつ子・栗栖真理　編著
A4判変　128頁　定価2,940円（本体2,800円 税5%）

訪問看護の現状と問題点を客観的に見直し，訪問ナースの能力を高めるための知識とスキルアップを目指して，看護の極意とそのエビデンスを簡潔明解にまとめた．またこれから訪問看護ステーションとしての成長を目指すための知っておくべき事項を網羅し詳細に解説した．

## ISBN978-4-263-71932-9
### 介護福祉学習事典 第2版
吉田宏岳　監修
A5判　1,122頁　定価5,250円（本体5,000円 税5%）

介護福祉に携わる人に必要な全領域の用語と概念を網羅した，わが国初の介護福祉関連の最新版用語解説事典．第2版収載の索引項目は約8,800語．事項解説事典として収載した目次の見出しは150項目．最新・最詳の用語解説とデータを収載し，介護福祉士国家試験にも完全対応．

## ISBN978-4-263-23493-8
### ヘルスケア・ワーカーのための
こころのエネルギーを高める対人関係情動論
"わかる"から"できる"へ
五十嵐透子　著
B5判　178頁　定価2,940円（本体2,800円 税5%）

ヘルスケア・ワーカー，学生生活をスタートした人，最初の壁にぶつかった人，自分や対人関係を見つめ直したい人，あるいは教育・福祉分野で活躍するすべての対人援助職のために贈る，対人関係コミニュケーションの入門書．"わかり，できる"ヒントが満載されている．

● 弊社の全出版物の情報はホームページでご覧いただけます．http://www.ishiyaku.co.jp/

医歯薬出版株式会社　☎113-8612 東京都文京区本駒込1-7-10
TEL.03-5395-7610
FAX.03-5395-7611